实用泪器病学

主　编　陶　海

审　阅　马志中

副主编　杨代慧　叶　琳　李明武　范金鲁　白　芳　冯慧萍

编　者　（按姓氏笔画为序）

王　朋	王　菲	王　媛	王文静	王立华	王秀丽
王海彬	王婷婷	叶　琳	白　芳	冯慧萍	朱　彬
乔丽萍	刘建巨	李月月	李明武	杨　华	杨代慧
杨美娜	杨晓钊	肖　凡	余伟群	张　钦	张灵凤
张敬先	陈琳琳	范　钰	范金鲁	周希彬	郑　莎
单秀水	郝尚臣	柳　川	钟建光	耿　爽	莫　亚
贾宝云	晏艳霜	徐文双	徐朝阳	郭　慧	郭伟玲
陶　海	黄　波	彭　云			

人民卫生出版社

图书在版编目（CIP）数据

实用泪器病学 / 陶海主编 . —北京：人民卫生出版社，2019

ISBN 978-7-117-28739-5

Ⅰ. ①实… Ⅱ. ①陶… Ⅲ. ①眼泪器疾病－诊疗

Ⅳ. ①R777.2

中国版本图书馆 CIP 数据核字（2019）第 152840 号

人卫智网	www.ipmph.com	医学教育、学术、考试、健康，购书智慧智能综合服务平台
人卫官网	www.pmph.com	人卫官方资讯发布平台

实用泪器病学

主　　编：陶　海

出版发行：人民卫生出版社（中继线 010-59780011）

地　　址：北京市朝阳区潘家园南里 19 号

邮　　编：100021

E - mail：pmph @ pmph.com

购书热线：010-59787592　010-59787584　010-65264830

印　　刷：北京顶佳世纪印刷有限公司

经　　销：新华书店

开　　本：787 × 1092　1/16　印张：14

字　　数：341 千字

版　　次：2019 年 8 月第 1 版　2019 年 8 月第 1 版第 1 次印刷

标准书号：ISBN 978-7-117-28739-5

定　　价：180.00 元

打击盗版举报电话：010-59787491　E-mail：WQ @ pmph.com

（凡属印装质量问题请与本社市场营销中心联系退换）

编审人员及工作单位

（以姓氏笔画为序）

马志中	北京大学第三医院	张　钦	北京大学人民医院
王　朋	中国人民解放军总医院第三医学中心	张灵风	中国人民解放军总医院第三医学中心
王　菲	中国人民解放军总医院第三医学中心	张敬先	暨南大学附属深圳眼科医院
王　媛	暨南大学附属深圳眼科医院	陈琳琳	沈阳市第四人民医院
王文静	中国人民解放军总医院第三医学中心	范　钰	南京爱尔眼科医院
王立华	中国人民解放军总医院第三医学中心	范金鲁	南京爱尔眼科医院
王秀丽	烟台爱尔眼科医院	周希彬	中国人民解放军总医院第三医学中心
王海彬	承德医学院附属医院	郑　莎	陆军军医大学第一附属医院
王婷婷	徐州市第一人民医院	单秀水	河北省唐山眼科医院
叶　琳	暨南大学附属深圳眼科医院	郝尚臣	郑州大学第一附属医院
白　芳	中国人民解放军总医院第三医学中心	柳　川	中国人民解放军总医院第三医学中心
冯慧萍	中国人民解放军总医院第三医学中心	钟建光	杭州市第一人民医院
朱　彬	太原爱尔眼科医院	耿　爽	北京协和医院
乔丽萍	武警后勤学院附属医院	莫　亚	成都中医药大学附属医院
刘建巨	哈尔滨医科大学附属第一医院	贾宝云	大理大学附属医院
李月月	中国人民解放军总医院第三医学中心	晏艳霜	广州爱尔眼科医院
李明武	北京大学国际医院	徐文双	齐齐哈尔市五官医院
杨　华	陕西省眼科研究所	徐朝阳	福建中医药大学附属人民医院
杨代慧	南京医科大学第二附属医院	郭　慧	暨南大学附属深圳眼科医院
杨美娜	暨南大学附属深圳眼科医院	郭伟玲	中国人民解放军总医院第三医学中心
杨晓钊	陕西省眼科研究所	陶　海	中国人民解放军总医院第三医学中心
肖　凡	沈阳市第四人民医院	黄　波	北京中医药大学深圳医院
余伟群	中国人民解放军总医院第三医学中心	彭　云	暨南大学附属深圳眼科医院

主编简介

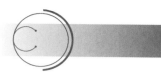

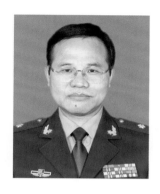

　　陶海，医学博士，中国人民解放军总医院第三医学中心眼三科主任、泪器病中心主任，主任医师，教授，研究生导师，中央保健专家，"全国十佳好医生"，军队优秀人才岗位津贴获得者。中国医师协会眼科泪器病专业委员会主任委员，中国中西医结合泪器病学组组长，中华医学会眼科分会青年委员，中国医师协会眼外伤专业委员会委员，《中华眼科杂志》等十余种核心期刊的编委。主要研究泪器病诊治和严重眼外伤救治，是我国最先开展内镜微创泪道手术和微创玻璃体视网膜手术的专家之一。

审阅者简介

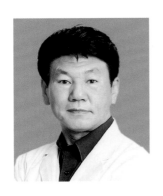

　　马志中，著名眼科专家，北京大学眼科中心学科带头人，北京大学国际医院眼科主任，北京大学第三医院眼科中心原主任，教授，博士研究生导师，中央保健专家及北京市保健专家，享受国务院政府特殊津贴。中华医学会眼科分会眼外伤学组名誉组长，中国微循环学会眼微循环专业委员会理事、国际眼外伤学会中国代表、亚太玻璃体视网膜学会理事。主要研究眼外伤和玻璃体视网膜病的诊治，是我国玻璃体视网膜显微手术的开拓者和奠基人之一。

序

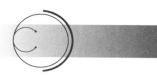

　　泪器病患者痛苦不小，但由于其非直接致盲性和传统治疗方法效果不理想，往往不被眼科医生所重视。近年来，随着医学科学的发展和我国人民生活水平的提高，泪器病逐渐被大家重视，国内外泪器病诊治工作取得了较大进展。国内有不少从事泪器病诊治的眼科专家对内镜泪道微创手术、泪道置管术、泪器影像学、泪器病的遗传学及药物治疗学等方面进行了较深入的研究，至今我们的泪器病诊治的发展水平和国外的差距已经越来越小，有的方面已经居于国际先进水平。但缺乏系统性的总结整理，诊断和治疗还有待于规范和统一。至今国内还缺乏供临床使用的系统性地介绍泪器病的新理论和新技术的专著。

　　中国人民解放军总医院第三医学中心眼科泪器病中心是国内第一个泪器病诊治的专病中心，十余年来，在泪器病诊治方面做了卓有成效的工作。此次，他们在紧张繁忙的临床工作之余，组织人员编写了这本《实用泪器病学》，图文并茂，内容丰富，具有实用性、科学性和先进性，不失为眼科、耳鼻喉科、整形科和影像科医生有价值的学习参考用书。

　　相信此书的出版，将有助于国内眼科医生系统地学习泪器病先进理论和新技术，加快我国泪器病事业的发展。

北京大学第三医院　北京大学眼科中心　马志中

2019 年 2 月　于北京

前　言

　　泪器病是眼科常见病和多发病,病人痛苦较大。泪器病学是一门介于眼科、耳鼻喉科、整形科和影像科等之间的交叉学科。近年来,随着人们对健康要求的提高和医学科学的发展,国内外泪器病的诊治已经受到大家的重视,掀起了一股研究泪器病的热潮并取得了很大进展。国内不少医生开始专门从事泪器病的诊治工作,但目前,我国泪器病诊治发展水平良莠不齐,许多方面有待于统一和规范,国内关于泪器病方面的参考书籍很少,至今尚无系统性介绍泪器病学新的理论和实用的诊疗方法及技术的专著。

　　作者经过查阅国内外文献,结合所在团队多年的泪器病诊治的临床实践经验编撰完成此书,本书共九章五十二节,插图 200 余幅,内容涵盖泪器的胚胎发育和解剖及生理学、泪器的检查法、泪腺疾病、泪道疾病、泪液分泌异常相关性疾病、泪器病相关综合征、溢泪相关性疾病、泪器手术学、泪器病专科护理。系统介绍泪器病的基本理论和基本操作,并融入近几年来泪器病诊断和治疗方面的新的理论和诊疗方法及技术。对既往不太被重视的溢泪相关性疾病,包括:功能性溢泪、结膜松弛症、泪阜病变、泪阜肿瘤、睑板腺功能障碍和血泪的诊断治疗也进行了较详细的介绍。突出学科性、先进性、时效性和实用性,力求简单明了,通俗易懂。

　　由于作者学术水平和实践经验有限,虽然尽了极大努力,但书中的缺点错误在所难免,恳请专家同道批评指正。

　　本书的 10 幅示意图由柳川大夫精心绘制,部分图片由胥利平大夫、张爽大夫和刘颖大夫提供,在此表示感谢!本书的部分内容参考了国内外有关文献,在此向原作者表示感谢!

　　在这里,要特别感谢我的授业恩师马志中教授,衷心感谢他多年来对我的严格要求和悉心指导。在本书的编写过程中,他在百忙之中抽时间进行了审阅、修改并作序。同时,本书也是学生献给老师最好的礼物,以回报老师多年的培养。

　　本书的出版得到了中国医师协会眼科分会泪器病专业委员会、中国中西医结合眼科专业委员会泪器病学组、美国世通医疗公司(Century Light Medical Service)、北京嘉峰恒达医疗器械有限公司、北京智林仪诚科技有限公司、济南润视医疗器械有限公司和北京汇升科技发展有限公司的大力支持,特此感谢!

中国人民解放军总医院第三医学中心　陶　海

2019 年 2 月　于北京

目　录

第一章 泪器的胚胎发育和解剖及生理学

泪器是眼的附属器之一，在维持人眼的正常生理功能中起着重要作用。泪器由泪腺和泪道两部分组成，泪腺的功能是分泌泪液，泪道的功能是引流泪液入鼻腔。泪液具有湿润眼表、冲洗和清洁结膜囊以及营养角膜的作用，其中所含的特殊溶菌酶具有杀菌抗炎的作用。

第一节 泪器的胚胎发育

一、泪腺

泪腺由表面外胚叶内陷所形成，从颞侧穹隆上穹隆结膜上皮陷入中胚叶组织内分化而来。胚长 30～50mm 时可见泪腺原基，眶部泪腺出现较早，于胚胎 6～8 周即可见到；睑部泪腺，于胚长 40～60mm 时方才出现。胚长 50～55mm 时开始形成腺体和泪腺导管管腔。胚胎 28 周时，可见泪腺细胞中的分泌颗粒，直到胎儿 10 个月时，仍有不少未成熟的腺体细胞，出生时泪腺未完全发育，于出生 3～4 岁时，泪腺才完成发育。

副泪腺于胚胎第 6～8 周时出现，也是由外胚层内陷入中胚叶组织后而形成。胚长 70～95mm 时，Krause 腺开始形成；胚长 82～120mm 时，Wolfring 腺开始发生，胚胎 9 个月时，副泪腺内可见分泌颗粒，至出生时仍未发育完成，直到生后才完成发育。

二、泪道

在胚胎第 6 周时，表面外胚叶组织在外侧鼻突和上颌突之间下陷形成一沟状结构，泪道的发育即由此沟逐渐形成。此沟状结构后与表面上皮分离，逐渐加深，在中胚叶组织中形成肥厚的不规则细胞索，埋于表面组织的下面，形成泪道的原基。胚胎在第 6 周末，从未发育成熟的鼻腔有上皮细胞索向前述的细胞索下端延伸对接，共同形成柱状细胞结构，以后细胞柱的中央有空腔形成，变成泪道。细胞索向上生长进入眼睑，形成上、下泪小管，向下生长时进入鼻内形成鼻泪管（图 1-1-1 和图 1-1-2）。泪小管约在胚胎 3～4 个月时形成管状结构。

上、下泪小管形成后，鼻泪管的上端变粗形成泪囊的原基，鼻泪管原基的细胞索中央管腔化形成鼻泪管。胚胎第 7 个月时，泪小管完全形成，泪点开放。胚胎第 8 个月时，鼻泪管下口开放，至出生前泪道完全通畅，也有部分婴儿出生时鼻泪管下口仍未开放，直到生后鼻泪管下口才发育完成。

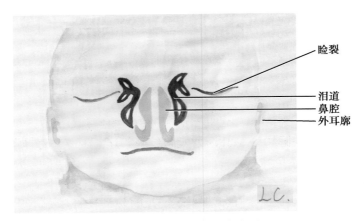

图 1-1-1 胚胎期泪道及周围结构发育图

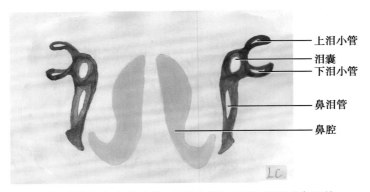

图 1-1-2 胚胎期细胞索向上生长形成上下泪小管,向下生长形成鼻泪管

第二节 泪腺的解剖与生理

泪腺总的包括主泪腺和副泪腺两部分,但一般所说的泪腺,通常是指主泪腺。主泪腺是泪液的反射性分泌器官,主要是在受到刺激及情绪波动时分泌大量的眼泪。副泪腺则是泪液的基础分泌器官。人在清醒静息状态下,泪液不断生成,正常人每天分泌眼泪大约0.5～1.0ml。泪液大部分被蒸发,需要不断地补充,主要由副泪腺的基础分泌来承担,少量由主泪腺反射性分泌补充,入睡后不再分泌泪液。

一、泪腺

泪腺位于眼眶外上方的额骨泪腺窝内,在眶缘内侧。泪腺的前面以薄层眶脂肪与眶隔和眼轮匝肌相邻,后部与眶脂肪相接,内下方毗邻眼球,内侧为提上睑肌,内下方是外直肌,下方有泪腺支持韧带和 Lockwood 韧带的外侧端,将泪腺固定于眶外壁泪腺窝内的骨结节上。

正常人的泪腺位于眶上缘后方不易触及,在翻转上眼睑同时眼球极力向鼻下方注视的情况下有时在外上方穹隆结膜下可以透见部分隆起的泪腺组织。泪腺形态像杏仁,分为上叶和下叶两部分，二者之间被提上睑肌腱膜的扩展部隔开。上下叶后方有一个桥状腺样组织相连。上叶外观扁平微凸，横径 17～22mm，纵径 11～15mm，厚度 4～6mm，眶面以结缔组织索与泪腺窝骨膜紧贴，下面为提上睑肌腱膜扩展部分。上叶前缘光滑锐利与眶缘平行，后缘钝圆。泪腺的神经和血管由其后端中部进入泪腺。泪腺不易暴露又与眶骨膜紧密粘连，腺叶组织密集，因此，泪腺肿物容易累及眼眶骨膜，术后易复发。泪腺下叶较小，为上叶体积的 1/3～1/2，又分为 2～3 个小叶，在提上睑肌腱膜扩展部之下。下叶的前缘正好在结膜上穹隆部外上方，在眶缘与 Müller 肌及睑结膜相连。泪腺共有排泄泪液的泪腺导管 10～20 个，上叶的泪腺导管穿过下叶开口于颞侧结膜上穹隆部，位于睑板上缘 4～5mm 处，有时在外眦部甚至下穹隆结膜颞侧部看到 1～2 个排泄管开口[1, 2]。因泪腺的所有排泄管都要经过睑部泪腺，所以如果睑部泪腺受到严重损伤，眶部泪腺的泪液的排泄也将受到严重影响。

主泪腺的生理功能主要是承担反射性泪液的分泌。反射性泪液分泌包括三种：一是周围感觉型反射分泌，见于角膜、结膜、葡萄膜、鼻黏膜和周围皮肤等受到刺激下的分泌，特别是当灰尘或其他刺激物侵入眼部时，泪腺就会分泌大量泪液，起到冲洗、稀释的作用，使角膜结膜免受损害；二是视网膜型反射分泌，见于光线进入眼内刺激视网膜引起的泪液分泌，在完全黑暗或睡眠时，视网膜反射分泌停止；三则是精神反射性分泌，是指在情感波动刺激下的分泌。

二、副泪腺

副泪腺包括 Krause 腺、Wolfing 腺。副泪腺的组织结构与泪腺相似。在副泪腺组织间质中，可观察到许多粗细不等的无髓神经纤维。轴突终末与肌上皮细胞间形成典型的突触结构，突触间隙 10～30nm，完全裸露的轴突终末穿过腺细胞的基底膜，行于腺细胞之间，轴突的直径从 200nm 至 1μm，轴突终末膨体内可见线粒体、微管、神经丝和包含神经递质的突触小泡[2, 3]。小泡主要有两种，直径 20～50nm 的圆形清亮突触小泡和直径 80～100nm 的大颗粒小泡。一般认为圆形清亮小泡主要含有乙酰胆碱，大颗粒小泡主要含有肽类神经递质。

副泪腺是一种由针尖样大小的腺小叶合并而成的葡萄状浆液腺，每个小叶由互相缠绕而分支的小管组成，小管形成分泌腺泡。腺泡包括两层细胞，圆柱状细胞为真正的泪腺分泌细胞，围成圆腔。另一种为位于圆柱状细胞之外的具有收缩性的扁平肌上皮细胞，其外为基底膜。圆柱细胞胞浆内含有颗粒，分泌后，颗粒消失，细胞变短。腺泡的分泌物进入小叶间的收集管，开始部分为叶内腺管，后移行为叶外腺管，最终开口于排泄管。泪腺导管有两层细胞，内层细胞呈柱状或立方形，外层为扁平形。其间质为来自结膜深层的中胚层组织，新生儿基本上无间质，随年龄增长渐渐加多，成人和老人的间质丰富，尤其是女性。间质包括胶原纤维、弹力纤维，间有浆细胞和淋巴组织。

副泪腺的生理功能主要是承担着人在静息状态下基础泪液的分泌，如果主泪腺被摘除，只要副泪腺和结膜杯状细胞结构和功能未被破坏，可以不出现结膜干燥症。

三、泪腺的血管和淋巴

泪腺的动脉为眼动脉的分支，于泪腺后部中央进入。有时还有一支来自上颌动脉的眶下支进入泪腺。泪腺静脉回流于眼上静脉，汇入海绵窦。泪腺的淋巴与结膜和眼睑的淋巴系统一起注入耳前淋巴结。

四、泪腺的神经

1. 三叉神经眼支分出的泪腺神经在泪腺的分泌细胞和排泄管外分支形成网状,感觉纤维末梢穿过泪腺分布于颞侧眼睑皮肤和结膜组织。

2. 泪腺的交感神经纤维来自颈上神经节,经颈动脉丛于泪腺动脉的交感神经纤维、岩深大神经、泪腺神经交感纤维和蝶腭神经节的颧神经至泪腺[3]。

3. 面神经的副交感神经纤维经岩大浅神经到翼管,进入蝶腭神经节的节后纤维再经上颌神经的分支颧神经与泪腺神经吻合,分布于泪腺内。一般认为交感神经控制正常泪腺分泌,副交感神经控制大量的泪液分泌。

第三节 泪道的解剖与生理

泪道是上与眼睑、下与鼻腔相连的管道,可分为骨性泪道和膜性泪道。骨性泪道又包括泪囊窝和骨性鼻泪管;膜性泪道由上到下包括泪点、泪小管、泪总管、泪囊和鼻泪管(图 1-3-1)。泪道的生理功能主要是把泪液引流入鼻腔,并在泪液流出过程中对泪液的分泌发挥着重要的调节作用。

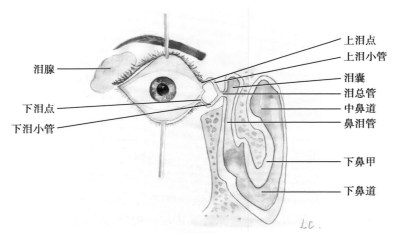

图 1-3-1 正常泪器解剖示意图

一、骨性泪道

1. **泪囊窝** 位于眼眶内缘下部,为一骨性凹陷,其前部是坚厚的上颌骨额突,后部是较薄的泪骨。泪囊窝的前界为泪前嵴,其下方锐利而明显,上方较平,是寻找泪囊的主要标志;泪囊窝的后界为泪后嵴,其下方呈钩样突,与上颌骨的泪切迹形成鼻泪管上口;泪囊窝下部与中鼻道相邻,是泪囊鼻腔吻合术的部位,泪囊窝的上部与前组筛窦的关系不一。我国有研究统计[4]:泪囊窝的平均长度为 14.25～17.86mm,宽度为 7.6～8mm,中部深 2.62mm。

2. **骨性鼻泪管** 自泪囊窝向下延伸至下鼻道部分,外侧壁为上颌突的泪沟,内侧壁较脆弱,由泪骨降突与下鼻甲升突连结而成。骨性鼻泪管的差异较大,平均长度为 10～12mm,最长 15mm，最短 2.5mm，横径平均 4.6mm，前后径稍大。下口约在下鼻甲前端向后 16mm 处，距离鼻腔底部 17mm。管的顶部及中部有时稍狭窄。鼻泪管走行方向，因鼻外形及鼻孔宽度不同而有较大差异，一般稍向后倾斜 15°～20°，在下方末端稍向后，但整个管稍向外方倾斜[5, 6]。

二、膜性泪道

1. **泪点**　上下泪点位于上下睑睑缘睫部和泪部交界处的睑后缘的圆形隆起部位，色泽较周围组织浅，称为泪乳头。上下泪乳头中央的圆形小孔称为泪点。上泪点距内眦颞侧 6mm，朝后下方开口。下泪点距内眦颞侧 6.5mm，朝后上方开口。闭眼时上下泪点并不互相接触，下泪点在上泪点颞侧。泪点距离睑板腺开口 0.5～1mm，与睑板腺开口在同一直线上。泪点为泪道的起始部位，直径 0.2～0.3mm，随年龄增长可稍有扩大。上下泪点紧贴眼球表面，并浸于泪湖之中，眼睑睁闭时上下泪点在结膜半月皱襞和眼球间的浅沟中滑动，以保证及时收集泪液。泪点周围丰富的弹力纤维所形成的致密结缔组织具有括约肌作用，平时保持泪点开畅。

2. **泪小管和泪总管**　连接泪点与泪囊的小管称为泪小管。泪小管直径为 0.3～0.5mm，长约 10mm，分为垂直部和水平部。垂直部与睑缘垂直，长约 1.5～2mm，呈直角延续于水平部，水平部长约 8mm，两者交界处的泪小管稍扩大，称为泪小管壶腹部。上泪小管向鼻下方走行，下泪小管向鼻上方走行，于内眦部互相汇合，称为泪总管，开口于泪囊，也有上下泪小管分别直接开口于泪囊者。泪小管进入泪囊的部位相当于内眦韧带水平，位于泪囊颞侧面中央稍靠后，一般距离泪囊顶部约 2.5mm。泪小管的管壁很薄，内腔表面为无角化复层鳞状上皮，上皮下富有弹力纤维，因此有伸展性，在进行泪道扩张时可扩张至正常的 3 倍。垂直部泪小管周围的眼轮匝肌具有括约肌作用。

3. **泪囊**　是汇集泪液的膜状囊样结构。泪囊的颞侧与泪总管或泪小管相连，下方与鼻泪管相延续，顶端闭合呈盲端，长约 12mm，宽约 4～7mm，左右径 2～3mm。泪囊位于眶内侧壁前下方上颌骨额突与泪骨形成的泪囊窝内。泪囊与泪囊窝向后倾斜 15°～25°。泪囊的表面标志相当于内眦至上方第一磨牙的连线上。从前方看泪囊稍向外倾斜，与鼻泪管呈钝角。泪囊上 1/3 位于内眦韧带深部，下 2/3 位于内眦韧带后下方，泪囊顶端在内眦上方约 3～5mm 处。泪囊部周围有眶骨膜包围，眶骨膜于泪后嵴处分为两层，深层衬附于泪囊窝骨壁上，浅层覆盖在泪囊窝前后泪嵴间，形成泪筋膜。深浅两层于泪前嵴处互相汇合。泪筋膜于泪囊间可见少许蜂窝组织，其间尚有细微的静脉丛与鼻泪管周围的静脉丛相连。泪囊上端直接与泪筋膜密切接触。泪囊鼻上方为前筛窦，鼻下方与中鼻道相对应，前上方为内眦韧带。泪囊的前下方相当于内眦韧带下缘以下的部位，该处仅有少许眼轮匝肌，一般泪囊脓肿容易在此处穿破形成瘘管。后方为泪筋膜和 Horner 肌。Horner 肌起始于泪后嵴上半部，从泪囊及泪小管鼻侧 1/3 部分的后面经过，与上下睑的眼轮匝肌延续。泪囊窝外下方的下斜肌起始于该处眶底，少数肌纤维起自泪筋膜上。距离内眦 8mm 的皮下有内眦动静脉经过，垂直越过内眦韧带，动脉在鼻侧，静脉稍粗，位于颞侧。泪囊部作皮肤切口时，一旦损伤内眦静脉常引起出血，影响手术操作，因此在作泪囊部皮肤切口时不宜过于偏向鼻侧[7, 8]。

4. **鼻泪管**　泪囊下方至下鼻道的通道称为鼻泪管，是泪囊向鼻腔的延续部分，鼻泪管向下开口于下鼻道。鼻泪管位于骨性管腔内的部分称为骨内部，长约 12.4mm，位于鼻腔外侧壁黏膜内的部分称为鼻内部，长约 5.3mm。鼻泪管的骨性管腔由上颌骨泪沟、泪骨的泪沟和下鼻甲的泪突等组成，鼻泪管向后外下走行，相当于内眦角与上方第一磨牙间的连线位置。鼻泪管的形状个体差异较大，一般情况下管腔呈裂隙状，成人直径为 4mm，儿童为 2mm，可以扩张成圆柱状。鼻泪管下口位置变异较大，常见位置在下鼻道外侧壁，多位于鼻底上方 16mm 和鼻前孔外侧缘向后 30mm 交界处。鼻泪管的鼻内段及下方开口周围有丰富的静脉丛，上呼吸道感染鼻黏膜充血肿胀时鼻泪管鼻内段和开口处受压可导致溢泪。有的新生儿鼻泪管开口处有一扁平的 Hasner 瓣膜，此膜未破则易引起新生儿泪囊炎。

泪囊和鼻泪管的黏膜均有两层上皮细胞，浅层为柱状上皮，深层为扁平上皮。柱状上皮通过深层达基底膜，上皮内可见丰富的杯状细胞，有时尚可见黏液腺，胎儿的上皮表面有纤毛。泪囊和鼻泪管上皮下固有层可分为腺样层和纤维层。腺样层内常可见有淋巴细胞，有时淋巴细胞聚集呈淋巴滤泡。纤维层含大量弹力纤维，与泪小管周围的弹力纤维相延续。鼻泪管周围有静脉丛围绕，它与泪囊周围的静脉丛相连续。泪囊顶端有时可见形如汗腺的浆液腺。鼻泪管下部与骨壁粘连较紧，形成黏膜骨膜，鼻泪管上部易与骨壁分开。泪道内有较多的瓣膜，一般认为这些瓣膜有防止泪液逆流和气体上窜的功能（图 1-3-2），其中较为重要的是鼻泪管下口的 Hasner 瓣膜，但也有少数学者认为泪道内的瓣膜实际上是黏膜皱褶，并无瓣膜作用 [5]。

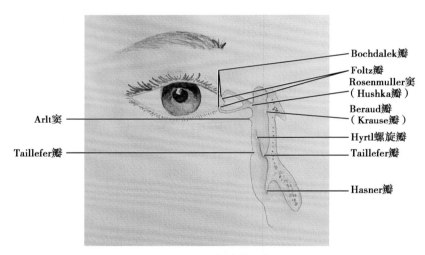

图 1-3-2　泪道瓣膜示意图

三、泪道的血管和淋巴

供应泪道的动脉主要来自眼动脉的分支、面动脉的分支和颌内动脉分支。静脉回流为泪道黏膜下方的静脉丛，向上可回流入内眦静脉和眶下静脉，向下经蝶腭静脉入翼丛和颌内静脉。泪囊部淋巴管与面静脉伴行，入颌下淋巴结。鼻泪管的淋巴管汇同来自鼻部和口唇的淋巴管注入颌下淋巴结，然后经咽后淋巴系统入颈深淋巴结。

四、泪道的神经支配

泪道的感觉神经纤维为来自三叉神经的眼支，其鼻睫状神经的滑车下神经分支支配泪小管、泪囊及鼻泪管上部。三叉神经上颌支的前上齿槽神经支配鼻泪管下部。运动神经来自面神经分支，支配与泪道有关的眼轮匝肌。

五、泪道的生理功能和泪液引流机制

泪道的生理功能主要是把泪液引流入鼻腔，并在泪液流经泪道的过程中对泪腺分泌泪液的功能发挥着重要的调节作用[6]。

泪液引流包括许多不同的机制。物理因素比如：虹吸、重力、呼吸和蒸发作用，在这之中起决定性作用的是泪道的虹吸作用，是由瞬目引起的眼轮匝肌的收缩形成的。从泪囊一直到鼻泪管下口，周围丰富的静脉丛血管之间，胶原束、弹力纤维和网状纤维呈螺旋状排列，从生物力学的角度来说，它们的主要功能是促进瞬目时泪液的流出。在血管组织中可以分辨出一种特殊的血管，与海绵体中的血管类似，它们通过调节海绵体的膨胀和收缩促使泪道管腔的关闭和开放，同时调节泪液引流。溢泪与情绪活动有关，比如悲伤、喜悦，此时增多的泪液不仅源于泪腺的分泌增加，还有泪道的暂时性闭塞。眼睛受到异物刺激时会溢泪，大量的泪液可以冲走侵入结膜囊的异物。这种机制就是泪液分泌的量增加与海绵体的膨胀所致的泪道暂时性闭塞，在冲走结膜囊异物的同时也保护了泪道自身组织免受异物刺激。

近年来的研究发现，泪道的海绵体在泪液流出的调节中发挥着很重要的作用。在正常状态下，泪液在沿着泪道流入鼻腔的过程中，泪液的某些成分被持续地吸收入泪道周围的海绵体血管，而这些血管与外眼的血管相连，可以作为泪液分泌的反馈信号作用于泪腺，如果泪液成分不被吸收，就会停止分泌泪液[6]。

第四节　泪膜的解剖与生理

泪膜是泪液从半月皱襞到外眦角，覆盖于角膜及球结膜表面的，一层菲薄的表面均衡的液体薄膜。泪膜起到防护和润滑眼球表面的作用，进而保护角膜并维持视力的清晰。

一、泪膜的解剖部位

泪液在结膜囊内，通过眼睑的瞬目动作和泪河中的流动，散布于角结膜表面。裂隙灯显微镜下可以看到，透明的角膜上皮前有一层水样薄膜，闪烁着彩点样反光，于裂隙灯显微镜光切面下呈发亮的线条；随着每一次瞬目动作，这水样薄膜不断更新，从半月皱襞到外眦角，从上睑缘到下睑缘，水膜将眼前部覆盖得天衣无缝，这就是泪膜。

根据解剖部位，可将泪膜分为角膜前泪膜和结膜前泪膜。

1. **角膜前泪膜**　是覆盖于角膜前表面的部分，其主要功能有两个：一是保持角膜表面的湿润；二是在角膜表面形成一层透明而光滑的薄膜，增加角膜的屈光功能。另外，角膜代谢所需要的氧气也是通过泪膜与周围空气的交换取得的。

2. **结膜前泪膜**　包括睑结膜前、球结膜前以及睑缘部结膜前的所有泪膜。其主要作用是维持结膜表面的潮湿和润滑，以降低眼睑和眼球活动时两者之间的摩擦力[8, 9]。

二、泪膜的结构和成分

1. **泪膜的结构**　根据泪液的性质，泪膜可分为三层，即脂质层、水液层和黏液层（图1-4-1）。

（1）脂质层：位于最外层，主要由低极性的胆固醇脂质和蜡质组成，仅含微量高极性脂质、脂肪酸、甘油三酯和磷酸酯等，因此熔点低，约32℃即呈液态。脂质层由睑板腺、Zeis腺及Moll腺的分泌物组成，一般认为睑板腺为脂质层的主要来源，而开口于睑缘睫毛根部的Zeis腺和Moll腺是脂质层的次要来源。脂质层很薄，厚度约0.1μm，约占泪膜厚度的1%，其厚度随睑裂的大小而变化，范围在0.05～0.5μm。泪膜的干涉色现象反映了脂质层的厚度变化：睁眼时，脂质层变薄，短于可见光线的波长，泪膜表面便不显干涉色，当睑裂缩小呈一细隙时，脂质层变厚，于是出现干涉色。脂质层只有在厚度达到100nm以上，才可能出现干涉色，因此，干涉色现象常用于估计脂质层的厚度[10, 11]。

脂质层可防止泪膜蒸发和睑缘溢泪：睁眼时，脂质层会很快扩散变薄，仅仅覆盖在泪水液层上面，就像油在水面上扩散一样，其扩散的速度比睁眼的速度要快，所以不会使泪水液层因暴露而蒸发；如果脂质层缺如，泪膜将以40～45μm/（h•cm²）的蒸发率迅速变薄而破裂，随时可出现角膜脱水及其基质层减薄。

（2）水液层：位于中间层，厚6～7μm，是泪膜中最厚的一层，约占泪膜厚度的98%。水液层主要由来自反射泪腺和浆液腺，它能保持角膜结膜的湿润，是行使泪液功能的主要成分。水液层含无机盐、葡萄糖、微量元素和黏蛋白、糖蛋白形式存在的各种表面活性生物聚合物，其中乳铁蛋白和溶菌酶是主要蛋白成分，最近发现成纤维细胞生长因子也存在其中。由于含有黏蛋白，其表面张力较低。泪液的功能主要决定于水液层，而水液层却依赖黏液层和脂质层而存在；泪液中的溶菌酶及乳铁蛋白等参与眼球表面防御屏障，有抗菌作用。

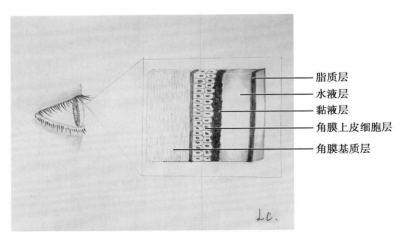

脂质层
水液层
黏液层
角膜上皮细胞层
角膜基质层

图1-4-1　泪膜结构示意图

（3）黏液层：位于最内层，非常薄，仅厚0.02～0.05μm，呈半固体状态。黏液层主要由结膜杯状细胞、Manz腺及Henle腺分泌物组成，分布于上皮表面，将上皮的疏水性变为亲水性，具有很强的吸水特性，从而使泪膜得以形成并保持稳定。其中主要成分为各种分子量的糖蛋白，糖占75%，蛋白占20%，糖蛋白高度亲水，由涎酸、己糖胺和蛋白质组成，呈半固体状态，仅仅覆盖于上皮表面。

传统的观念[12]认为三层泪膜的总厚度为6～7μm，由前到后分为以上三层。目前研究认为，泪膜的主要部分是黏蛋白与泪腺分泌的泪水液层形成的一块凝胶，而不是单纯的泪水液层，溶解于泪水液层中的黏蛋白在眼表到泪膜中形成一个浓度梯度，而不是在眼表形成一个独立的黏蛋白层。黏蛋白是泪膜的主体，被泪液中的水分所水化，水化的黏液胶含有电解质、小分子有机物和多种蛋白质，其外层覆盖脂质层。泪膜的总厚度为 35～40μm，凝胶的厚度大约是 30μm，占泪膜厚度的一大部分[13]。

2. **泪膜的成分**　泪膜主要化学成分有五大类，即蛋白质、酶类、脂类、代谢产物、电解质。

蛋白质是泪膜中最重要的成分，包括白蛋白、溶菌酶、球蛋白、乳铁蛋白等，其中白蛋白、溶菌酶各占 30%～40%，其他占 20～30%。白蛋白和溶菌酶共同发挥免疫、抗感染、溶菌、调节炎症反应等作用；酶类包括能量代谢酶、乳酸脱氢酶、淀粉酶、过氧化物酶等，能直接溶解革兰氏阳性细菌，在补体作用下也能溶解革兰氏阴性细菌，具有调节炎症，免疫佐剂效应等。乳铁蛋白也具有抗菌抗感染和免疫调节作用；免疫球蛋白 IgA、IgG、IgE 等也具有泪液的特异性免疫功能。最近的研究表明，泪腺还分泌新的含有脯氨酸的蛋白质，这种蛋白质可能参与眼的防护功能，并为各种眼表疾病的研究提供理论依据[13, 14]。

三、泪膜的代谢和功能

1. **泪膜的代谢**　由不同腺体分泌的泪液的三种主要成分进入结膜囊后，经眼睑的瞬目运动、眼球运动和泪河内泪流的混合与散布，形成泪膜，泪膜不断形成和破裂。由于泪膜主要成分的表面张力高于上皮的临界表面张力，或由于上皮的疏水性而无法直接分布于上皮表面，只有水溶性的表面活性剂——黏蛋白才可以吸附，并因黏液层亲水性而形成泪膜。因此，上皮表面形成黏液层是泪膜得以形成的首要条件，而瞬目动作则是形成黏液层的基本保证。

开睑时，上睑上移，因毛细管虹吸作用吸泪河中的泪水，在黏液层表面形成水液层。这时，脂质因突然形成的泪膜与空气界面的高表面张力而分布于水液层表面，形成脂质层。少量脂质移行到泪膜与上皮界面，引起局部界面张力增高，泪膜可增厚至 8～10μm，此后，逐渐变窄的泪河渐增负压，自泪膜水液层吸水，加上蒸发作用，水液层逐渐变薄，开睑 30 秒后，泪膜的厚度可减至 4.5μm。这一过程是缓慢等速的，要达到水液层完全消失至泪膜破裂，至少需要 10 秒。在开睑 10 秒后，常因脂质层存在的表面张力等差异，其厚度不均一，泪膜将在较薄的区域首先破裂，出现干斑。

2. **泪膜的功能**

（1）屈光作用：角膜是眼屈光间质中屈光力最大的部分，屈光度有 45～47D，其屈光力均始于角膜前的泪液薄膜，当光线通过其与角膜曲率一致的界面时，泪膜形成一个十分完善的界面，为角膜提供一个高质量的光学表面。

（2）润滑作用：在眼睑的启闭运动中，泪膜的水液层起到了润滑剂的作用。特别是当灰尘或其他刺激物侵入眼部时，就会产生大量泪液，起到冲洗、稀释的作用，使角膜结膜免受损害，所以润滑作用也是保护作用。

（3）抗感染作用：泪液中含有大量的溶菌酶、乳铁蛋白、β- 溶解素以及 IgA 与补体，构成了眼球前部抵御外来感染的重要防线。

（4）营养作用：泪液可营养角膜、结膜上皮，分别为角膜和结膜提供氧气和能量。

四、泪液的渗透压及 pH

正常人泪液的渗透压为（304 ± 10.4）mOsm/L，或者等于 0.9% NaCl 的渗透压。正常眼表的泪液渗透压由泪液生成量、排出量和眼表泪液蒸发量三个因素决定，睑板腺所分泌的脂质层除控制泪液蒸发外，对保持正常泪液渗透压起到至关重要的作用。

正常人泪液的 pH，因测量仪器和方法不同，差异较大。平均值大体为 6.958±0.164。

（郝尚臣　陶　海）

参 考 文 献

1. 李凤鸣，谢立信. 中华眼科学. 第3版. 北京：人民卫生出版社，2014：16-18.

2. 刘家琦，李凤鸣. 实用眼科学. 第3版. 北京：人民卫生出版社，2010：101-104.

3. 亚当·丁. 泪道病学. 陶海，主译. 北京：北京科学技术出版社，2017：58-60.

4. Livio Presutti，Francesco Mattioli. 内窥镜泪道手术学. 陶海，周希彬，主译. 北京：北京科学技术出版社，2017.47-49.

5. 陶海，白芳. 泪器病诊治新进展. 北京：人民卫生出版社，2015.33-36.

6. Weber RK，Keerl R，Schaefer SD，et al. Atlas of lacrimal surgery. Berlin Heidelberg Germany：Springer Berlin Heidelberg，2007，2-6.

7. 范金鲁，郑颖洁. 鼻窥镜下泪道微创手术学. 北京：北京科学技术出版社，2016：34-37.

8. 张兴儒. 结膜松弛症. 上海：第二军医大学出版社. 2011.76-79.

9. 易敬林. 现代泪器病. 南昌：江西科学技术出版社，2005.88-90.

10. 张效房，杨进献. 眼外伤学. 河南医科大学出版社，1997.172-174.

11. 何守志. 临床眼科学. 天津科学技术出版社，2002.29-31.

12. 杨朝忠，耿燕，姚晓明. 眼表移植学. 军事医学科学出版社，2008.131-134.

13. 刘祖国. 眼表疾病学. 人民卫生出版社，2003.88-92.

14. 李秋明，郑广瑛. 眼科应用解剖学. 郑州大学出版社，2010.251-256.

第二章　泪器的检查法

第一节　泪器的一般检查方法

一、泪器病症状和体征及病史采集

1. 泪器病症状和体征　泪器病是眼科的常见病和多发病，包括泪腺和泪道的炎症、外伤、肿瘤和先天异常等病变。泪器病常见的症状和体征有溢泪、流泪、流脓、干眼、血泪和肿块等。

（1）溢泪（epiphora）：指泪液的分泌正常，但排出通路引流不畅或阻塞以致泪液溢出眼睑之外。对于溢泪症状，首先应评估溢泪的程度，其次区分溢泪的原因，最后判断病变部位。溢泪根据程度可分为 3 级 [1]：Ⅰ级：发生在寒冷或大风天气的暂时性溢泪；Ⅱ级：室外持续的溢泪；Ⅲ级：室内和室外均持续性溢泪。溢泪的常见原因可分为解剖性泪道阻塞和泪道功能性异常，前者是指泪道引流系统中病理性改变和异常，如泪点狭窄或闭塞、泪小管狭窄、泪小管阻塞、泪总管阻塞、泪小管断裂、急性泪囊炎、慢性泪囊炎、鼻泪管阻塞、泪道肿瘤、鼻部病变等；后者指泪道泵功能不全，如眼睑外翻或内翻、泪点外翻或内翻、眼轮匝肌张力降低或眼睑松弛等。溢泪因病因不同表现各异，如泪道阻塞或狭窄，溢泪可造成患者不适，长期泪液浸渍，可引起慢性刺激性结膜炎、下睑或面颊部湿疹性皮炎及不断揩拭眼泪致下睑松弛和外翻。

（2）流泪（lacrimation）：指泪液分泌增多，超过正常泪道的排出量而致泪液流到眼睑之外。见于急性泪腺炎、原发性泪液分泌增多症，也见于因各种刺激性因素引起，如内翻倒睫、结膜炎、角膜炎、虹膜睫状体炎、角膜或结膜异物、急性闭角型青光眼或情绪激动等。

（3）干眼（dry eye）：是指任何原因引起的泪液质或量异常，或动力学异常导致的泪膜稳定性下降，并伴有眼部不适，和（或）眼表组织损害为特征的多种疾病的总称。干眼的症状多种多样，最常见的有干涩感、异物感、烧灼感、畏光、视物模糊和视疲劳。干眼如果合并全身性疾病，则具有全身相应疾病的症状，如口干、关节痛、皮肤病损等。干眼常见的体征有球结膜血管扩张，球结膜增厚、皱褶而失去光泽，泪河变窄，结膜囊微黄色黏丝状分泌物，角膜上皮缺损区荧光素着染等。干眼病因较多，各种眼表上皮病变、免疫性炎症、眼表或泪腺细胞凋亡、性激素水平降低及外界环境的影响都能引起干眼。

（4）血泪（haemolacria）：是指眼流出血性泪液的症状。对于血泪症状鉴别，首先要分清单眼或双眼，其次要分析血泪的性状特征，最后需结合其伴随症状。单眼发生者多考虑眼部疾病，双眼血泪者提示可能与全身疾病相关。根据血泪的性状特征，一般可分为血液着染泪液、血性反流液和鲜血样血泪 3 种 [2]。血液着染泪液，其病因包括泪湖周围组织的病变或损伤、血管功能异常、精神心理因素及药物等。血性反流液表现为自然状态下或泪道冲洗时泪点内出现血性反流物，病因通常为泪道系统病变或损伤，可以是恶性肿瘤如：泪囊恶性黑色素瘤、泪囊移行细胞癌等；也可以是泪小管炎、泪囊化脓性肉芽肿、泪囊炎性息肉及泪道结核等良性病变。鲜血样血泪表现为流鲜血，泪液成分较少。通常是由于血管直接破裂所致，常见于鼻腔病变、高血压病、凝血功能异常或血管形态异常等导致血管破裂出血。当血泪同时伴有鼻出血、溢泪、泪囊区包块及外伤等，提示与泪道或鼻腔系统相关；伴有其他部位出血、高血压病、糖尿病等全身疾病时，常提示血泪与全身病相关。

（5）肿块（lump）：局部肿块是泪器病的常见体征，疾病的性质不同肿块可表现不同的硬度、活动度及伴随症状。慢性泪腺炎可见上睑外上方肿胀，一般无疼痛，常伴上睑下垂，在外上眶缘下可触及分叶状团块，质较硬，可移动，眼球可向内下偏位，向外上方注视时可有复视。泪腺肿瘤中以泪腺混合瘤最为常见，在眶外上方触及表面呈结节状且质地坚硬的肿块，少数肿块表面光滑而质地较软，眼球向内下方移位或突出，因肿瘤生长缓慢，无明显复视和疼痛；泪腺癌可于眶外上方泪腺窝触及硬实固定的肿块，有明显的疼痛和头痛，眶周和球结膜水肿，眼球突出或移位，运动障碍，常有复视和视力下降。慢性泪囊炎可在内眦部皮肤出现湿疹样改变，挤压泪囊有黏液、脓性分泌物自泪点溢出，如在泪囊区皮肤表面见一半球形隆起，表面光滑，触之较硬，用力挤压后有大量黏液性分泌物自泪点溢出则为泪囊黏液囊肿。

（6）流脓（purulence）：流脓是泪器病的常见症状。急性泪腺炎表现为上睑外 1/3 处皮肤红肿，泪腺肿大膨出，严重者可使眼球向下内侧移位，化脓严重者可自行穿破流脓；急性泪囊炎表现为内眦侧泪囊区局部皮肤红肿、坚硬、疼痛、压痛明显，脓肿破溃后脓液可从皮肤面溃口流出，也可从上下泪点流出；慢性泪囊炎患者表现为内眦角流泪的同时伴有流黏液脓性分泌物，挤压泪囊区会有脓液从上下泪点反流；单纯泪小管炎患者也有内眦角流脓症状，但流泪症状多不明显，挤压病变泪小管区会有黄白色奶昔样脓液自泪点流出，若伴有泪小管结石者，则脓液中可见带有黄色细小颗粒状物；若泪道内有自发性的血性脓液反流者，需要警惕可能有泪道恶性肿瘤的可能。

2. 泪器病的病史采集　详细准确的病史，可为泪器病的诊断提供重要参考线索。除常规的眼科病史外，应重点了解下列病史 [3]：

（1）溢泪史：包括眼别、开始时间、严重程度，是否伴有溢脓、眼痛、血泪等。

（2）炎症史：有局部炎症者，应注意询问炎症开始时间、速度，是否伴有疼痛、流脓、发热和复发情况。

（3）外伤史：有过外伤的患者，应问清外伤部位、时间及致伤情况，有无骨折和异物存留，外伤后的急救处理情况。

（4）肿瘤病史：对于疑似泪腺或泪道肿瘤者，要注意眼部肿瘤的发生时间、速度和治疗经过。是否有其他部位肿瘤史及其最初发病部位和症状、治疗情况、病理检查等。

（5）治疗史：包括药物、激光和手术治疗等。要问清手术时间、目的、方式和临床疗效。

（6）鼻病史：泪道与鼻腔只隔一薄骨板，鼻泪管开口于下鼻道，许多鼻腔疾病可侵犯泪道或阻塞鼻泪管下口。所以认真了解鼻病史在泪器病诊治中非常重要。

（徐朝阳）

参 考 文 献

1. 韦伯. 泪道手术图谱. 陶海, 侯世科, 译. 北京: 北京科学技术出版社, 2010: 26-27.
2. 陶海, 白芳. 泪器病诊治新进展. 北京: 人民卫生出版社, 2012, 180-182.
3. 李凤鸣. 中华眼科学. 第2版. 北京: 人民卫生出版社, 2005, 921-922.

二、泪器的裂隙灯显微镜检查

裂隙灯显微镜检查又称为活体显微镜检查法（biomicroscopy），是通过在裂隙灯显微镜的照明下的双目显微镜检查，有助于发现泪器的细微病变，是泪器病专科最常用检查之一。

1. **适应证**[1]

（1）流泪、溢泪的患者。

（2）眼干的患者。

（3）怀疑有泪器炎症或肿瘤的患者。

（4）怀疑泪器损伤的眼外伤患者。

（5）怀疑泪腺炎症、脱垂、肿瘤等患者。

2. **禁忌证**　严重的精神障碍等严重全身病等应作为相对禁忌证。

3. **检查前准备**　在裂隙灯显微镜检查前，与患者充分沟通，取得配合，再详细的病史询问和较全面的外部肉眼检查，如面部检查，眼睛表面的检查，眼睑结构包括眼睑位置、形态以及眨眼运动的检查[2]。有时裂隙灯显微镜检查和肉眼检查交替进行。

4. **操作方法及程序**

（1）患者取坐位。

（2）头部固定在裂隙灯显微镜的托架上（图2-1-1）。

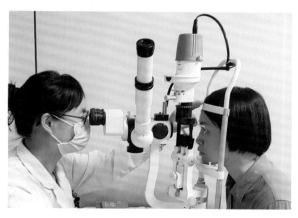

图2-1-1　裂隙灯显微镜检查

（3）泪腺检查：①触摸颞上方眶缘，确定有无肿物。如有，应判断其质地、界限、活动度、有无结节等。②患眼向鼻下方注视，翻转上睑，以拇指将外眦部向外上方牵引，并轻轻地将眼球向外上方推动，可将脱垂的泪腺或由于炎症或肿物引起肿胀的睑部泪腺暴露在外眦部上穹隆部结膜下，在裂隙灯显微镜下检查泪腺或肿物的色泽、形态、质地、边界、有无血管扩张或出血、有无压痛等。③怀疑干眼患者可行泪液分泌试验（Schirmer 试验）和泪膜破裂时间（tear break-up time，BUT）测定、泪河高度检查。

（4）泪道检查：①泪点的检查（图 2-1-2A 和 B）：先用食指轻轻向下牵引下睑内眦部，同时令患者向上看，检查下泪点的位置、形态、大小及有无异物及泪点有无分泌物、肿胀、新生血管、膜样增生组织的覆盖等。然后用拇指轻提上睑内侧可以观察上泪点的情况。最后，嘱患者眨眼，观察患者上下泪点的位置关系以及上下眼睑之间的位置变化，是否有兔眼征或眼轮匝肌功能异常。②泪囊的检查：观察泪囊区有无红肿、瘢痕、畸形、瘘管或触痛。如果泪囊部无红肿及压痛，令患者向上看，可在用食指轻轻牵引下睑内眦部的同时，转向挤压泪囊区，观察是否有分泌物自泪点流出。如果泪囊部有实质性肿块，应判断其硬度、移动性及有无触痛及其范围。③如果泪点正常，泪囊部也未挤压出分泌物，但患者主诉为溢泪，可进一步行泪道排泄试验、泪道探查冲洗[3]和泪道内镜等检查。

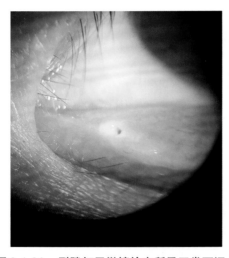 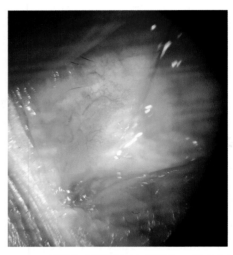

图 2-1-2A　裂隙灯显微镜检查所见正常下泪点　　　图 2-1-2B　裂隙灯显微镜检查所见先天性双上泪点

5. 检查后处理　点抗生素眼液预防感染。

6. 注意事项

（1）先向患者做好解释工作，以取得患者的理解和配合。

（2）挤压泪囊区时，一定要注意先排除急性炎症的存在，而且要放在整个裂隙灯显微镜检查的最后进行，操作要轻巧、准确。

（徐朝阳　白　芳　陶　海）

参 考 文 献

1. 赵家良. 临床技术操作规范·眼科学分册. 北京：人民军医出版社，2007，9-10.

2. 韦伯. 泪道手术图谱. 陶海，侯世科，译. 北京：北京科学技术出版社，2010，29-32.

3. 刘家琦，李凤鸣. 实用眼科学. 第3版. 北京：人民卫生出版社，2010.101-102.

三、泪液分泌试验

泪液分泌试验，又叫 Schirmer 试验，是利用滤纸的吸水性，在结膜囊中外 1/3 处，放置滤纸条，泪腺分泌的泪液流至泪点过程中，被放置的滤纸条吸收，通过滤纸条对泪液的吸收长度来评估泪液的分泌总量。是诊断干眼症、泪道阻塞和功能性溢泪等疾病的主要检查方法[1]。根据其不同的方式方法及检查目的需求，又分为 Schirmer Ⅰ 试验和 Schirmer Ⅱ 试验。

（一）Schirmer Ⅰ 试验

1. 适应证

（1）有干眼症状，拟诊断干眼症，需要测定泪液分泌量的患者。

（2）有流泪症状，需要测定泪液分泌量的患者。

2. 禁忌证

（1）儿童或有精神疾病等无法配合检查患者。

（2）患有严重感染性眼表疾病患者。

3. 检查前准备

（1）向患者讲解泪液试验检查目的、方法及注意事项，以取得配合。

（2）患者取坐位。

（3）物品准备：Schirmer 泪液试验试纸、计时器。

（4）环境要求：检查时，若患者临窗而坐，应关窗；面向窗且阳光强烈时应拉窗帘。

4. 操作方法　取一条 5mm×35mm 的滤纸（目前市场有制作好的泪液分泌滤纸检测条，如没有可用 Whatman 41 号滤纸制作），将一端折弯 5mm，置于下睑中外 1/3 结膜囊内，其余部分悬垂于皮肤表面，轻闭双眼（图 2-1-3），稍向上视，室内中等光度，坐位背光，以避免异常的视网膜型反射分泌，5 分钟后测量滤纸被泪水浸湿的长度。检查前，结膜囊内没有点表面麻醉剂，测试的是主泪腺的分泌功能，如结膜囊内点表面麻醉剂后进行检测，则检测的是副泪腺的分泌功能（基础分泌）[2, 3]。

5. 结果判断　无眼部表面麻醉情况下，测试的是主泪腺的分泌功能。读出滤纸湿润部分（被荧光素染色）的最下缘到达的长度。正常长度为 10～30mm，如≤10mm 为低分泌，基础和反射泪液分泌减弱（图 2-1-4）；大于 30mm，反射分泌亢进或有泪道阻塞。结膜囊内点表面麻醉剂后进行检测，则检测的是副泪腺的分泌功能。小于 10mm，基础泪液分泌减退，大于 10mm，基础泪液分泌正常。

6. 检查后处理

（1）正确处理用物：Schirmer 泪液试验试纸为一次性用物，投入黄色垃圾袋，统一焚烧处理。

（2）洗手，避免院内交叉感染。

7. 注意事项　结果判断时，应注意造成误差的因素，如滤纸刺激结膜可反射性泪液分泌增多，强光刺激也可以引起泪液分泌的亢进，滤纸规格不同、放置位置，环境因素、心理因素等。诸多因素容易造成实验的假阴性或假阳性，应反复测量，或间断复诊，如多次检测均为分泌亢进或分泌降低，则结果更加可靠，连续几次都在 5mm 以内，可确定诊断。下结论时，还需考虑泪液分泌活动会随着年龄递减，60 岁以上的老年人泪液分泌会稍降低（9mm/5min）[4]。

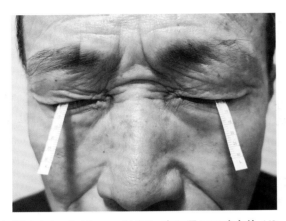

图 2-1-3　Schirmer Ⅰ 试验：滤纸置于下睑中外 1/3 结膜囊内，其余部分悬垂于皮肤表面

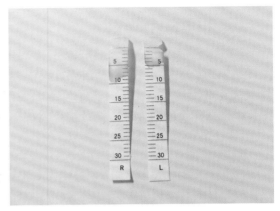

图 2-1-4　Schirmer Ⅰ 试验使用后被荧光素染色的试纸，双眼滤纸的泪液湿润部分均未达到 10mm

（二）Schirmer Ⅱ 试验

1. 适应证　需要鉴别是否为泪腺支配神经损伤，泪腺功能损伤，泪腺导管的狭窄以及萎缩所造成干眼的患者。

2. 禁忌证

（1）儿童或有精神疾病等无法配合检查患者。

（2）患有严重鼻腔疾病患者。

3. 检查前准备

（1）向患者讲解泪液试验检查目的、方法及注意事项，以取得配合。

（2）患者取坐位。

（3）物品准备：Schirmer 泪液试验试纸、计时器、棉签、表面麻醉药。

（4）环境要求：检查时，若患者临窗而坐，应关窗；面向窗且阳光充足时应拉窗帘。

4. 操作方法　方法结膜表面麻醉 30 秒后，用一条 5mm×35mm 的滤纸，将一端折弯5mm，置于下睑中外 1/3 结膜囊内，其余部分悬垂于皮肤表面，然后用棉棒（长 8.0cm，顶端宽 3.5mm）沿着鼻腔颞侧壁平行向上轻轻插入鼻腔刺激中鼻甲前端鼻黏膜，5 分钟后取出滤纸记录泪液浸湿长度，来检测泪液的反射分泌量。

5. 结果判断　正常人滤纸浸润长度大于 15mm。如果浸润长度大于 10mm 但小于 15mm，表示第 Ⅴ 对脑神经的鼻睫支和上颌支的向心路、泪核、第 Ⅶ 颅神经及反射泪腺正常，而泪核对结膜神经存在"疲劳阻滞"，即结膜反射分泌停止。如果滤纸浸润长度不增加，仍小于10mm，则周围感觉型反射分泌消失，病变可在第 Ⅴ 颅神经、泪核或第 Ⅶ 颅神经，此时如以强光照眼或情绪激动时，仍有泌泪反应，则可排除泪核，第 Ⅴ 颅神经和反射泪腺病变而确诊为第 Ⅴ 颅神经向心路损害[3]。

本方法还可作为鉴别 Sjögren 综合征和非 Sjögren 综合征的依据。因 Sjögren 综合征患者的泪腺因淋巴细胞浸润而遭破坏，不会因刺激发生反射性流泪，故 Schirmer Ⅱ 试验值和 Schirmer Ⅰ 试验值相比，并无明显改变，而非 Sjögren 综合征泪腺功能无明显破坏的干眼症患者，Schirmer Ⅱ 试验值则会有明显增加[3]。

6. 检查后处理　同 Schirmer Ⅰ 检查后处理。

7. 注意事项　除需要注意滤纸规格，位置，环境因素和心理因素外，还需要注意鼻腔刺激量，都会影响泪液的分泌量。

（王海彬）

参 考 文 献

1. Herbaut A，Liang H，Denoyer A，et al. Tear film analysis and evaluation of optical quality：A review of the literature. J Fr Ophtalmol. 2019. pii：S0181-5512（18）30501-1.
2. 李凤鸣. 中华眼科学. 第2版. 北京：人民卫生出版社，2011：902.
3. 赵堪兴，杨培增. 眼科学. 第8版. 北京：人民卫生出版社，2014：48.
4. 易敬林. 现代泪器病学. 南昌：江西科学技术出版社，2005：13-16.

四、泪膜破裂时间

泪膜破裂时间（break up time，BUT）是指在裂隙灯显微镜下用钴蓝光观察受检眼从闭眼状态到睁开后，在均匀的荧光素泪膜中出现第一个随机分布的黑斑所需的时间。是诊断干眼症最基本和最常用的检查方法之一[1]。

1. **适应证**　干眼症患者及泪膜不稳定患者。

2. **禁忌证**　角结膜感染性疾病，角膜上皮损伤患者。

3. **检查前准备**

（1）向患者讲解泪膜破裂时间检查目的、方法及注意事项，以取得配合。

（2）患者取坐位。

（3）物品准备：1%～2% 荧光素钠（荧光素滤纸条）、计时器。

（4）环境要求：暗室中进行。

4. **操作程序与方法**　在结膜囊内滴入 1%～2% 荧光素钠溶液 1 滴（或者用荧光素滤纸条放入结膜囊内片刻），测量者在裂隙灯显微镜的钴蓝光下用宽裂隙光带进行观察，嘱被检者眨眼数次，此时荧光素钠在角膜表面均匀涂布，嘱患者停止眨眼，向前注视，同时计时器开始计时，至角膜出现第一个黑斑（即泪膜破裂）的时间，为泪膜破裂时间[2, 3]。

5. **结果判断**　正常值为 10～45s，≤10s 为泪膜不稳定。

6. **检查后处理**

（1）正确处理用物：Schirmer 泪液试验试纸为一次性用物，投入黄色垃圾袋，统一焚烧处理。

（2）洗手，避免院内交叉感染。

7. **注意事项**　此方法操作简单，但检查结果容易受检查者熟练程度、睑裂大小、患者配合情况、温度、湿度影响。检查时不要过分睁眼，也不要用手指撑开眼睑，否则破裂时间将缩短 6～8 秒。表面麻醉剂如可卡因会损害角膜上皮微皱襞和微绒毛，泪膜破裂时间会缩短 9～14 秒，但诺维新无害，可加入荧光素中使用，以用于过度敏感患者。滴虎红后也会缩短 BUT，强烈气流或上皮病变，泪膜不但过早破裂，甚至不能形成，鳞屑性睑缘炎、慢性卡他性结膜炎、瘢痕性沙眼及单纯疱疹病毒角膜炎都会缩短 BUT。此方法较准确，但差异较大，多次检查结果很难一致，宜连做 3 次取其平均值[4]。

（王海彬）

参 考 文 献

1. Herbaut A，Liang H，Denoyer A，et al. Tear film analysis and evaluation of optical quality：A review of the literature. J Fr Ophtalmol. 2019 Jan 21. pii: S0181-5512（18）30501-1.
2. 李凤鸣. 中华眼科学. 第 2 版. 北京：人民卫生出版社，2011：902.
3. 赵堪兴，杨培增. 眼科学. 第 8 版. 北京：人民卫生出版社，2014：48.
4. 易敬林. 现代泪器病学. 南昌：江西科学技术出版社，2005：13-16.

五、非侵入泪膜破裂时间测定

非侵入泪膜破裂时间（noninvasive keratograph break-up time，NIKBUT）是使用 TF-Scan 泪膜分析程序，非接触、全自动测量泪膜破裂时间。泪膜稳定性检测是临床泪器病诊断的主要指标，通常用泪膜破裂时间来衡量泪膜的质量及稳定程度。眼表综合分析仪采用白光和红光两种光源照明的方法，通过高分辨率的摄像机的拍摄，可精确记录泪膜变化的细节 [1]。

1. **适应证** [2]

（1）干眼患者、溢泪患者或其他泪液动力学异常疾病患者。

（2）需要检测生理状态下泪膜稳定状态。

2. **禁忌证**

（1）无法配合检查操作者。

（2）患有严重的眼表疾病，角膜曲率改变大者。

3. **检查前准备**　常规眼科检查，包括详细询问病史和裂隙灯显微镜检查等。对被检者进行注意事项告知，事先与患者沟通，此项检查需要良好的配合。检查仪器与患者接触部位的消毒等。

4. **操作程序与方法**　嘱患者将下颌放在下颌托上，然后调整焦距，当检查界面出现"…Blink 2 times…"提示病人进行闭眼、睁眼两次重复动作，之后保持睁眼状态，直到患者自动闭眼或采集停止即可进行另一只眼采集。对于儿童或难配合的患者，可嘱咐自动计时后默数 10 个数（约每秒默数 1 个数）后即可闭眼休息。

患者第二次瞬目后，设备自动每隔 1.5 秒钟记录泪膜破裂时间和泪膜破裂的位置，病情绘制出不同颜色的泪膜破裂时间的分布图。通过运算公式计算出平均泪膜破裂时间并综合记录数据绘制出泪膜破裂曲线（图 2-1-5）。

5. **结果判断** [3]　首次破裂时间 Breakup（first），记录破裂时间和位置；平均破裂时间 Breakup（avg.），为泪膜整体稳定性提供真实依据。通常根据第一次泪膜破裂时间和平均泪膜破裂时间综合分析泪膜稳定性。

分级依据：

0 级：首次泪膜破裂时间≥10 秒，平均泪膜破裂时间≥14 秒。

1 级：首次泪膜破裂时间 6～9 秒，平均泪膜破裂时间 7～13 秒。

2 级：首次泪膜破裂时间≤5 秒，平均泪膜破裂时间≤7 秒。

6. **检查后处理**　因该检查为非侵袭性操作，患者行检查操作后无须特殊处理。

7. **注意事项**　因该项检查需患者配合度较高，检查操作前宣教至关重要。检查前需将操作中需患者配合的注意事项详细讲解，从而缩短检查操作时间，减少患者不适。

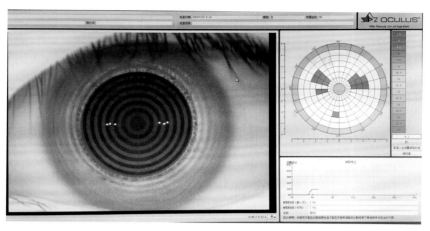

图 2-1-5　泪膜分析程序测量泪膜稳定性的示意图

（杨　华　杨晓钊）

参 考 文 献

1. Sweeney DF，Millar TJ，Raju SR. Tear film stability：a review. Exp Eye Res.2013，117：28-38.

2. Hong J，Sun X，Wei A，et al. Assessment of tear film stability in dry ery with a newly developed keratograph. Cornea. 2013，23：716-721.

3. 孙旭光. 睑缘炎与睑板腺功能障碍. 北京：人民卫生出版社，2016：152-153.

六、新月池泪河线计算机图像分析

新月池泪河线计算机图像分析是利用 Oculus 眼表综合分析仪的摄像系统对下睑缘进行拍摄（图 2-1-6），然后通过计算机页面的标尺选项进行泪河高度测试，以此判断泪液分泌情况的一种非接触性检查。

1. 适应证

（1）各种原因导致的干眼症。

（2）需要检测生理状态下泪河高度者。

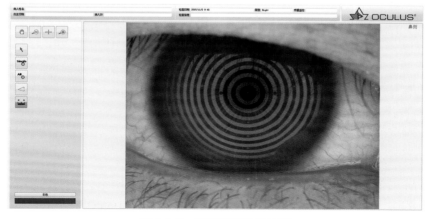

图 2-1-6　对下睑缘进行拍摄

2. **禁忌证** 眼表急性传染性炎症者。

3. **检查前准备** 裂隙灯显微镜检查,如有前节照相,应在刚开始裂隙灯显微镜检查第一时间对泪河进行拍照,即受检眼未受到光线刺激时自然状态下的泪液量,可以和检查结果相结合分析诊断,避免假阳性结果。同时排除传染性疾病。开启 Oculus 眼表综合分析仪。嘱受检者正常眨眼,如因检查或其他原因刺激后泪液溢出,擦拭后约 1 分钟后再进行拍照。原则上是如有多项检查,干眼分析应作为第一项检查项目,尤其是有泪道冲洗项目时。

室内环境要求相对湿度 40%~60%,温度 18~20℃,无风,尤其是空调风口不能对向检查设备及受检者,室内无刺激气体。

4. **操作方法及程序** 受检者取坐位,调整设备升降台及颏托,达受检者舒适状态,将下颚放于设备的颏托,额部抵额托,对下睑缘进行拍摄,图像清晰,对焦正常,存储图片(图 2-1-6),然后通过计算机页面的标尺选项进行泪河高度测试。鼠标左击 按钮。按钮颜色会呈现蓝色。选下眼睑最低点为测量位置,将鼠标拖到泪液最边缘,数值自动显示(图 2-1-7)。

5. **结果判断** 泪河高度(tear meniscus height,TMH)临界值为 0.2mm,TMH 大于等于 0.2mm 为泪液分泌正常;TMH 小于 0.2mm 为泪液分泌减少,考虑泪液缺乏型干眼症;TMH 大于 0.3mm 考虑泪液排泄受阻。泪河内亦可见杂质等,分别如图 2-1-8、图 2-1-9、图 2-1-10 所示。

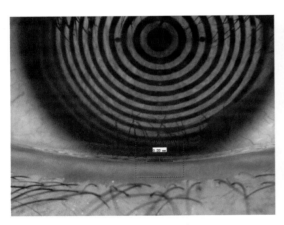

图 2-1-7 正常泪河高度

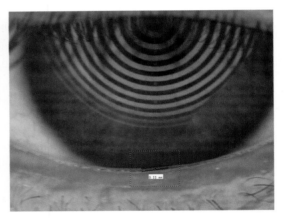

图 2-1-8 窄泪河

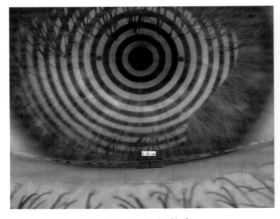

图 2-1-9 泪河偏高

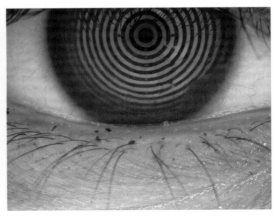

图 2-1-10 泪河内杂质

6. 检查后处理 无特殊处置。

7. 注意事项

（1）环境舒适，无刺激。

（2）首先拍摄泪河高度，避免刺激后泪液分泌增加，影响结果。

（3）结合临床裂隙灯显微镜检查和前节照相综合分析判断。

（王秀丽）

参 考 文 献

1. 孙旭光. 睑缘炎与睑板腺功能障碍, 北京: 人民卫生出版社, 2015: 11.

七、泪道染料消失试验

泪道染料消失试验（dye disappearance test, DDT），有的文献又称为泪道染料排泄试验，是将特殊的染料（常用荧光素钠溶液）点入眼结膜囊后，观察染料在结膜囊残余量和结膜表面的染色程度，来初步判断泪道排泪功能的检查。

1. 适应证

（1）各种泪道阻塞或狭窄的患者。

（2）功能性溢泪患者。

（3）需要检测生理状态下泪道的排泪功能者。

2. 禁忌证

（1）对染料过敏者。

（2）泪道急性炎症、结核及恶性肿瘤者应当慎重采用。

3. 检查前准备 检查前对泪道进行仔细的检查，包括：询问病史，裂隙灯显微镜检查等。染料溶液准备，目前数种核素显像剂应用于泪道染料消失试验的检查，包括：0.125%～2%荧光素钠溶液、2%的红汞溶液、10%弱蛋白银溶液等，临床最常用的是1%荧光素钠溶液。

4. 麻醉 一般不需麻醉。为了减少染料对眼睛的刺激，也可用1%丁卡因眼液点眼3次，行眼表面麻醉。

5. 操作方法及程序 受检者取坐位，平视前方，将染料溶液滴入下睑中部结膜囊内1滴，可以自然眨眼，开始2分钟后观察染料在眼表消失情况。5分钟以后用一湿棉签伸入距前鼻孔3～4cm的下鼻道后上方鼻泪管开口处，取出棉签观察有无染色，以此可以推断泪道排泪功能是否异常。

也有文献报道，只通过荧光素染料在结膜囊内存在的量即可判断新生儿的泪道排液功能，具有较高的特异性（100%）和敏感性（90%）[1]。

6. 结果判断 正常情况下染料溶液应通过泪道排出，结膜囊内没有或者很少染料残留，从下鼻道取出的棉签能观察到有染色，为DDT试验阴性，表示泪道排泪功能正常。如果存在泪道阻塞或狭窄，结膜囊内有不同程度的荧光染料残留，从下鼻道取出的棉签不能观察到染色，或者观察到有染色的时间大于15分钟以上，为DDT试验阳性，则表示泪道排泪功能不全。从染料溶液消失的时间来判断，目前国内的判断标准：正常为5～15分钟，15～20分钟表示泪道狭窄，大于20分钟则提示泪道阻塞[2]。

另外，只通过荧光素染料在结膜囊内存在的量来判断新生儿的泪道排液功能的试验结果的判断分级如下（图 2-1-11）[3]：

0 级　结膜囊内无荧光素

1 级　泪河边缘有少量荧光素残留

2 级　残留荧光素的量介于在 1 级和 3 级之间

3 级　泪河线可见明亮的荧光

0 级和 1 级为正常，即泪液排泪功能正常；2 和 3 级为不正常，即泪道排泪功能不全，提示泪道狭窄或阻塞。

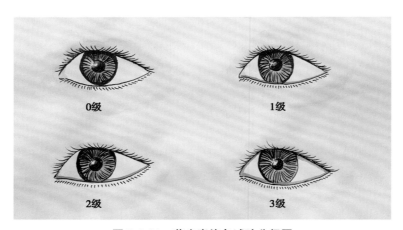

图 2-1-11　荧光素染色试验分级图

7. 检查后处理

（1）轻轻按压泪囊区皮肤，排除有色溶液。

（2）点抗生素眼液预防感染。

8. 注意事项

染料消失试验检查具有方便易行，无创伤，无痛苦，没有外加压力影响等优点，基本能客观反映泪道排泪功能，尤其适用于儿童患者，但缺点是不能判断狭窄或阻塞的部位和性质。需要注意的是：

（1）检查时患者需保持坐位，平视前方。婴幼儿进行此试验须被父母抱在怀中，或者放置膝盖上，而且头部必须保持直立状态。

（2）染料溶液流入鼻腔的时间受影响的因素较多，文献报告的正常值范围差异较大，有的文献报道大于 40 分钟才提示泪道阻塞[4]，所以，各实验室需要确定各自的正常值。

（陶　海）

参 考 文 献

1. MacEwen CJ，Young JD. The fluorescein disappearance test（FDT）: an evaluation of its use in infants. J Pediatr Ophthalmol Strabismus. 1991；28（6）：302-305.

2. 易敬林. 现代泪器病学，南昌：江西科学技术出版社，2005：21.

3. Weber RK，Keerl R，Schaefer SD，et al. Atlas of lacrimal surgery. Berlin Heidelberg Germany：Springer Berlin Heidelberg，2007：20-23.

4. 范金鲁. 临床泪道微创手术学. 武汉：河北科学技术出版社，2009，37.

八、尝味试验

尝味试验是用带有味道的溶液，临床多用 0.25% 氯霉素滴眼液滴于结膜囊，氯霉素会随着泪液的排泄通道，排于咽部，引起苦味刺激，用于判断泪道是否通畅，简单易行，痛苦小。尤其是对婴幼儿和不便于泪道冲洗的受检者，用尝味试验可以初步了解泪液排泄情况。

1. 适应证

（1）各种原因引起流泪，泪道阻塞可疑者，尤其是对婴幼儿和不便于泪道冲洗者。

（2）需要检测生理状态下泪道的排泄功能者。

2. 禁忌证　氯霉素过敏者。

3. 检查前准备　询问病史及过敏史，排除味觉障碍病史。如为婴幼儿，先让其熟悉环境，接受周围的环境后，会减少哭泣诱因；检查是否有睫毛内倾，泪点情况，泪囊区按压是否有液体或脓性分泌物排出。如为成年人，裂隙灯显微镜检查是否有睫毛内倾，角膜是否正常，泪点是否膜闭与外翻，是否有结膜松弛与泪阜肥大，睑板腺开口是否阻塞等引起流泪的诱因。

4. 操作方法及程序　将 0.25% 氯霉素滴眼液 2 滴滴入结膜囊，开始计时，观察并记录受检者咽部感觉到苦味的时间。幼儿可以由父母滴入，滴眼液会引起幼儿哭泣，滴后应由母亲抱患儿，或经常看护患儿的人，尽快阻止其哭泣。禁擦拭泪液，呈立位抱[1]，患儿正常瞬目，同时观察患儿眼内泪液消失情况并计时。患儿尚不能诉说咽部感觉到苦味的，氯霉素流入咽部会引起患儿痛苦表情，甚至哭泣，所以患儿有痛苦表情或哭泣时结束计时。

5. 结果判断　时间小于等于 15 分钟为阳性，表示泪道通畅；大于 15 分钟无反应为阴性，泪道阻塞可疑（有味觉障碍者有待排除）。

6. 检查后处理　无特殊处理。

7. 注意事项　滴药后注意观察结膜囊是否充血或患者揉眼，防止过敏；期间不要做任何让患儿不高兴的事情，否则出现痛苦表情和哭泣时是否因苦味刺激引起，难以判断。如为老人，注意结膜松弛情况和泪阜是否肥大，眼睑是否松弛无力，这些都会影响泪液的排泄时间。对于阴性受试者，需要排除味觉障碍，可点一滴药液于舌面，若有苦味，则可排除。本法的局限性在于存在一定的主观性，一次只能查一眼，需要 30 分钟后才能查另一眼，且不能对泪道阻塞定位[2]。

（王秀丽）

参 考 文 献

1. 范金鲁. 鼻腔内窥镜下泪道微创手术学. 北京：科学技术文献出版社，2016：82-83.
2. 易敬林. 现代泪器病学. 南昌：江西科学技术出版社，2005：19.

九、泪道探查冲洗

泪道探查冲洗（probing and irrigation of lacrimal duct）是诊断泪道疾病的重要检查方法[1]，通过泪道探查冲洗可以初步判断泪道有无狭窄、阻塞，有无管壁粗糙，有无砂粒感，有无黏液性、脓性、黄色颗粒样物或者血性分泌物，为泪道疾病的诊断提供依据。

1. 适应证

（1）溢泪，疑似泪道阻塞或狭窄者。

（2）疑似慢性泪囊炎、泪小管炎、泪道肿瘤者。

（3）其他有溢泪症状，需要排除泪道阻塞或狭窄者。

2. 禁忌证

（1）泪道急性炎症。

（2）急性结膜炎、角膜炎症。

（3）泪道结核及恶性肿瘤者应当慎重采用。

3. 检查前准备　检查前对泪道进行仔细的检查，包括：询问病史，裂隙灯显微镜检查等。对于疑似泪道肿瘤患者可先行泪道 CT 或者 MRI 检查，判断肿瘤侵及泪道的部位及范围。操作前备好表面麻醉剂（常用 4% 盐酸奥布卡因滴眼液）、冲洗液（常用生理盐水）、泪道冲洗专用针头。

4. 操作方法及程序　受检者取坐位、仰卧位均可，将盐酸奥布卡因滴入下睑内眦结膜囊内 1 滴，患者闭眼一分钟后，将装有生理盐水的泪道冲洗注射器的泪道冲洗专用针头自下泪点垂直进入（如泪点狭小患者先用泪点扩张器扩张泪点），缓慢旋转针头至水平位，同时在外眦部拉紧眼睑皮肤，使泪小管呈水平位，轻轻地沿着泪小管探查，根据有无阻力确定狭窄、阻塞的部位。之后将冲洗针头后退 1~2mm，注入生理盐水，观察冲洗液的流向，有无反流，有无伴随脓液、血液、黏液、黄色颗粒样物等物质流出，边注入边将冲洗针头自泪点退出。

为明确泪道阻塞或者狭窄部位，需上下泪小管均进行探查冲洗，方法如上。

对于婴幼儿先天性泪道阻塞患儿，由有经验的医生进行操作，操作时可采取仰卧位，将患儿头部固定，易选择小号冲洗针头，防止损伤泪道及眼球。

5. 结果判断

（1）泪道探查冲洗通畅：泪点、泪小管、泪总管光滑、探查无阻力，冲洗液自泪点、泪小管顺利流入泪囊、鼻泪管、咽部，无反流，无分泌物。

（2）泪小管狭窄：泪道探查在泪小管段有软性抵抗（冲洗针头进入 <8mm），加压可突破，或者泪道冲洗针头探查时明显阻力较大，冲洗液可入咽，无分泌物反流。

（3）泪小管阻塞：泪道探查在泪小管段可遇到软性抵抗（冲洗针头进入 <8mm），加压无法突破，冲洗液原返。若伴有泪小管炎可有分泌物反流。

（4）泪总管狭窄：泪道探查在泪总管处有软性抵抗（冲洗针头进入 8~10mm），此时冲洗，冲洗液部分原返，部分入咽，加压可突破至泪囊内侧骨壁，此时再冲洗，冲洗液可全入咽，无分泌物反流。

（5）泪总管阻塞：泪道探查在泪总管处有软性抵抗（冲洗针头进入 8~10mm），加压无法突破至泪囊内侧骨壁，冲洗液自另一泪点流出，无冲洗液入咽，无分泌物反流。

（6）鼻泪管狭窄：泪道探查泪小管、泪总管处无抵抗，冲洗针头进入 8~10mm 可至骨壁，冲洗液部分自另一泪点流出，部分入咽，无分泌物反流。

（7）鼻泪管阻塞：泪道探查泪小管、泪总管处无抵抗，冲洗针头进入 8~10mm 可至泪囊内侧骨壁，冲洗液自另一泪点流出，无冲洗液入咽，无分泌物反流。

（8）慢性泪囊炎：泪道探查泪小管、泪总管处无抵抗，冲洗针头进入 8~10mm 可至骨壁，冲洗液自另一泪点流出，可见黏脓性分泌物自泪点反流。

（9）单一泪小管炎：裂隙灯显微镜检查发病泪小管走行部眼睑红肿（少数患者无此体征），按压自泪点可见脓液溢出，若同时有泪小管结石则可见黄色小颗粒样物等物质流出。自另一泪小管探查冲洗通畅，无反流。

（10）泪道瘘：泪道冲洗，可见反流液从非泪道的孔洞（瘘管外口）流出，多数泪道瘘的瘘管外口位于内眦角内下方皮肤表面，但少部分瘘口隐蔽，可位于结膜面、内眦角皮肤与结膜交界处、泪阜等。

上述结果判定为单一阻塞或者狭窄性疾病的判定原则，如果泪道内多处病变，需结合冲洗结果综合判定。例如：自下泪点进针，至进针 5mm 遇到软性抵抗，加压可突破，进针至 8mm 可触及泪囊内侧骨壁，冲洗液一部分自上泪点反流，一部分原路反流，未见分泌物，考虑诊断为下泪小管狭窄、鼻泪管阻塞。若冲洗针头自上下泪点进入，均不能触及泪囊内侧骨壁，则难于准确判断泪总管后泪道阻塞的情况[2]，需做泪道造影检查明确诊断。

6. 注意事项　在泪道冲洗时，应选择与泪点大小相近的冲洗针头，在泪道探查和冲洗时，如遇到阻力较大，不可用力探查及冲洗，防止泪道损伤及假道形成。

（王婷婷）

参 考 文 献

1. 刘家琦，李凤鸣. 实用眼科学. 第 3 版. 北京：人民卫生出版社，2010.8.
2. 陶海，马志中，侯世科，等. 泪道阻塞性疾病诊断研究进展. 国际眼科杂志，2009；9（2）：342-346.

十、鼻内镜检查

鼻内镜检查（transnasal endoscopy）是用内镜对鼻腔进行检查，以明确鼻泪管下口及鼻腔有无异常，有助于对泪道阻塞进行诊断和鉴别诊断。随着泪道手术微创化和内镜技术的发展，鼻内镜检查对泪道病的诊断和治疗显得尤其重要。

1. 适应证

（1）伴有或者不伴有泪道结石的急慢性泪囊炎、鼻泪管阻塞、泪总管阻塞患者拟行鼻内镜泪囊鼻腔吻合术者。

（2）泪囊鼻腔吻合术后吻合口阻塞者。

（3）鼻腔病变与泪道病变相关者。

2. 禁忌证

（1）活动性鼻腔或鼻咽部大出血合并失血性休克。

（2）严重的心肺器质性疾患、精神疾患、精神高度紧张不能耐受检查者。

（3）严重传染病患者，如急性传染性肝炎、结核、艾滋病等。

（4）年龄过小及其他无法配合在表面麻醉下完成检查者，不宜在表面麻醉下进行。

3. 检查前准备　鼻内镜系统包括：显示器、视频转换系统、图像存储系统、冷光源以及配套硬性内镜（包括 0°、30°、45° 内镜，常用 0° 内镜）、表面麻醉剂和减充血剂（丁卡因、肾上腺素、0.05% 羟甲唑啉等）、无菌棉片。

4. 麻醉　初次检查时，成人一般不用麻醉，以观察鼻腔黏膜的原生状态，需要检查鼻腔深部或再次检查需要判断鼻黏膜对减充血剂敏感程度时，行表面麻醉，必要时加用减充血剂收缩鼻黏膜后进行检查。小儿及其他无法在表面麻醉下完成检查者，需要采用全身麻醉。

5. 操作方法及程序

（1）观察鼻腔：受检者仰卧位，用0°内镜自鼻腔底部进入，观察鼻腔整体概况，明确下鼻甲、下鼻道、中鼻甲、中鼻道、鼻丘、鼻中隔位置，观察鼻黏膜色泽、有无新生物、脓痂等。

（2）观察中鼻甲、中鼻道：将浸有表面麻醉剂和减充血剂混合液棉片（如用肾上腺素，注意稀释，常规浓度为1:1 000～1:1 500）填塞鼻腔、中鼻道，取出棉片，0°内镜进入中鼻道，观察钩突、筛泡。

（3）观察鼻泪管下口：将浸有表面麻醉剂和减充血剂混合液棉片（如用肾上腺素，注意稀释，常规浓度为1:1 000～1:1 500）填塞鼻腔、下鼻道，取出棉片，用直径为2mm的30°内镜进入下鼻道，观察鼻泪管下口及下鼻道。

6. 结果判断

（1）正常鼻腔黏膜：呈粉红色，表面光滑，鼻腔内无脓性分泌物（图2-1-12）。鼻腔黏膜苍白水肿，鼻道及鼻底可见清涕或者黏涕者多为过敏性鼻炎。鼻黏膜增生、肥厚，黏膜颜色呈暗红色，下鼻甲肥大，下鼻甲表面呈结节状或者桑葚状者，多见于慢性肥厚性鼻炎。鼻腔宽敞、鼻甲体积缩小、鼻腔黏膜色红或者苍白、鼻腔黏膜表面覆盖脓痂伴有臭味，多提示为萎缩性鼻炎，严重的萎缩性鼻炎为泪囊鼻腔吻合术手术禁忌证。

（2）鼻中隔偏曲：外伤、发育异常、肿瘤等原因均可以导致，部分患者与遗传因素有关[1]。鼻内镜检查见鼻中隔向一侧或两侧弯曲（图2-1-13），或鼻中隔一侧或两侧局部突起，注意观察鼻中隔偏曲是否能造成手术视野狭窄以及术后粘连。对于严重鼻中隔偏曲者，如行内镜下泪囊鼻腔吻合术，可先行鼻中隔矫正术，或术中先予以矫正偏曲鼻中隔，后行手术治疗。

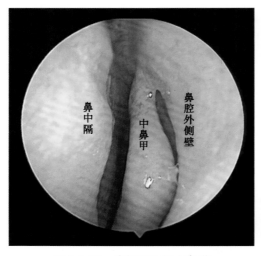

图2-1-12 内镜下左侧中鼻道

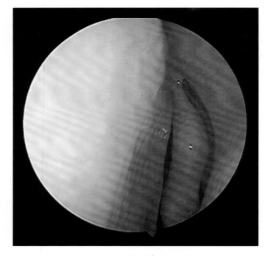

图2-1-13 内镜下鼻中隔左偏曲

（3）鼻息肉：是赘生于鼻腔或鼻窦黏膜上突出于鼻腔黏膜表面的增生组织团。鼻镜检查可见鼻腔内有一个或多个表面光滑、灰白色、淡黄色或淡红色的半透明肿物，触之柔软，不痛，不易出血。如息肉位于中鼻甲、中鼻道、鼻丘区、钩突等影响鼻内镜手术者，需术中一并切除。

（4）鼻泪管下口：鼻泪管为泪囊向下方的延续部分，上2/3位于骨性鼻泪管内，下1/3位于鼻腔外侧壁黏膜下，开口多位于下鼻道顶侧壁。鼻泪管下口位置隐蔽，并且下鼻道空间狭小，常规直径为 4mm 的鼻内镜镜头无法自由出入下鼻道，选用直径为 2mm 的 30° 斜耳内镜镜头，管径小有利于进入下鼻道，斜面镜头更容易观察到鼻泪管下口。鼻泪管下口形态各异，差异较大，对于鼻泪管开放者，归纳起来可有椭圆形宽大状、三角形裂隙状、条形裂隙状等三种形态[2]（图 2-1-14 至图 2-1-17）。

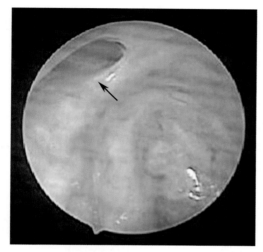

图 2-1-14　椭圆形宽大状鼻泪管下口↑所示（右侧）

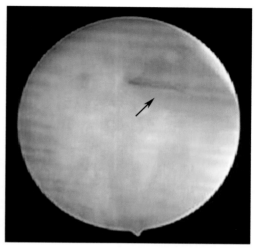

图 2-1-15　三角形裂隙状鼻泪管下口↑所示（左侧）

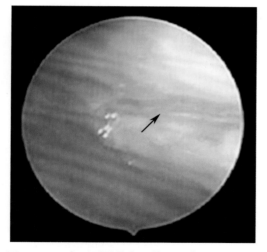

图 2-1-16　条形裂隙状鼻泪管下口↑所示（左侧）

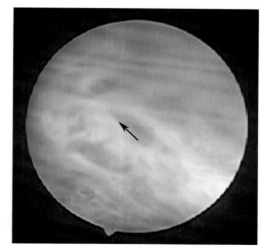

图 2-1-17　鼻泪管下口闭锁↑所示（左侧）

　　7. **注意事项**　进行鼻内镜鼻腔检查时，注意动作轻柔，避免损伤鼻黏膜，初次检查时，一般不用局麻剂和减充血剂。再次检查，特别是需要检查鼻泪管下口时，可用表面麻醉剂麻醉和减充血剂收缩鼻黏膜后检查。检查时需要观察全面、细致，对存在的鼻腔病变详细记录，对于可能影响手术过程或者结果的病理情况应加以注意，为每一位患者制订最佳的手术方案[3]。

（王婷婷　陶　海）

参 考 文 献

1. 黄选兆，汪吉宝，孔维佳. 实用耳鼻咽喉头颈外科学. 北京：人民卫生出版社，2007：194-195.
2. 王婷婷，陶海. 耳内窥镜经鼻观察泪囊前泪道阻塞鼻泪管下口的形态. 中国临床解剖学杂志，2014，32（2）：225-227.
3. 亚当•丁. 泪道病学. 陶海，主译. 北京：北京科学技术出版社，2017.

十一、泪道内镜检查

泪道内镜检查（dacryoendoscopy），又称为经泪小管内镜检查（transcanalicular endoscopy），是目前较先进的泪道检查之一[1]。所需要的泪道内镜系统由泪道探头、手柄、冷光源、摄像系统、视频处理器、视频显示系统、电视监测器、泪道激光及微型钻组成（图 2-1-18）。泪道检查用的 Vitroptic 内镜探头，外径为 0.9mm，包括光导纤维通道和灌注通道（图 2-1-19），探头分辨率高，通过泪道内镜可以直接观察泪道的解剖结构和病变特征，以此判断泪道阻塞的部位和性质，以提高泪道病的诊断准确率。

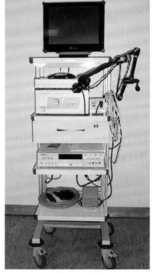

1. 适应证[2]

（1）泪小管阻塞。

（2）泪总管阻塞。

（3）鼻泪管阻塞。

（4）慢性泪囊炎。

（5）先天性鼻泪管阻塞。

（6）复发性泪道阻塞。

（7）泪囊鼻腔吻合术后需要检查吻合口。

（8）泪道内结石和异物。

图 2-1-18　泪道内镜系统

（9）泪道瘘。

（10）泪道占位性病变。

（11）泪道出血原因待查等[1]。

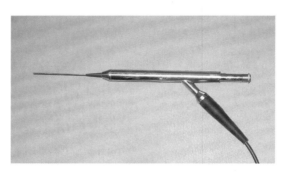

图 2-1-19　两通道镜头

2. **禁忌证**[2]

（1）眼部及泪道有急性炎症者。

（2）泪点缺如者，或泪点膜闭和泪点闭锁经泪点成形术后也未能找到泪小管者。

（3）严重的心肺器质性疾患、精神疾患、精神高度紧张不能耐受检查者。

（4）严重传染病患者，如急性传染性肝炎、结核、艾滋病等。

（5）年龄过小及其他无法配合在表面麻醉下完成检查者，不宜在表面麻醉下进行。

3. **检查前准备**[3]

（1）泪道内镜系统的准备并检查其功能是否处于正常状态。

（2）充分与病人沟通，嘱其放松，配合检查；对高血压病、糖尿病和冠心病患者需要专科会诊，稳定病情后进行。

4. **麻醉**　采用表面麻醉，即结膜囊内点 1% 丁卡因 2～3 次或 2% 利多卡因注射液注入泪道，如对疼痛耐受性差的患者也可采用 2% 利多卡因在眶下神经、滑车下神经、筛前神经阻滞麻醉；小儿及其他无法在表面麻醉下完成检查者，需要采用全身麻醉。

5. **操作方法及程序**　病人平卧位，用生理盐水冲洗结膜囊；先用泪点扩张针分别充分扩张上、下泪点；再将泪道内镜的两通道探头按常规泪道探通方法分别从上、下泪点进入泪道检查泪小管，即沿着泪小管方向前行，同时保持冲洗灌注，整个过程不断调焦，以便清晰地观察不同部位泪道内的情况，也可先插入，然后边退边检查；检查中如泪小管或泪总管阻塞，则可见管腔消失，并有阻塞物填塞，探头不能进入泪囊触及骨壁；如慢性泪囊炎，探头可进入泪囊触及骨壁，可见扩大的泪囊腔黏膜充血，甚至有出血及较多分泌物飘浮而充满腔道；如鼻泪管阻塞，则可见泪囊腔底部鼻泪管入口处阻塞物填塞，管腔消失，再往下探查还可见鼻泪管中段及出口的泪道阻塞情况，可见肉芽、瘢痕条索，甚至可能有人工泪管残留于泪道内等情况；还可用泪道检查系统进行摄像、照相保留图片资料，用于临床研究；再缓慢拔出泪道内镜探头，最后泪道内注入少许抗生素眼液，以预防感染[4, 5]。

6. **结果判断**

（1）正常泪道黏膜：淡红色、光滑、富有光泽，较薄，灌洗液冲洗时可见轻度移动，冲洗液全部流入鼻咽部（图 2-1-20）。

（2）泪道炎症：泪道黏膜充血，肿胀，伴有出血（图 2-1-21）。

（3）泪道内瘢痕：泪道黏膜苍白，管腔见白色阻塞物，灌注冲洗不能移动（图 2-1-22）。

（4）泪道黏膜肉芽组织：泪道黏膜充血，管腔见粉红色乳头状增生物。

（5）泪道瘢痕性狭窄：泪道内白色没有弹性的膜状物，中间有缝隙，冲洗不畅，冲洗液少量进入鼻咽部（图 2-1-23）。

（6）泪道黏膜下皱褶：管腔见较厚的、反光较强的淡红色狭窄，冲洗不畅，冲洗液少量进入鼻咽部。

（7）泪道碎屑、分泌物：管腔见灰白色絮状物漂浮，随灌注液冲洗移动并减少。

（8）泪道内占位病变：多见于泪囊，以恶性上皮性肿瘤多见。见腔内隆起的肿块或菜花样改变、充血等。

7. **检查后处理**　术毕用庆大霉素 8 万单位 + 地塞米松 5mg 冲洗泪道 1 次或注入 3～5ml 妥布霉素地塞米松眼液也可，并嘱病人点抗生素眼药水，每天 3～4 次，用药一周。

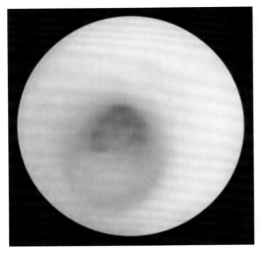

图 2-1-20 正常泪道

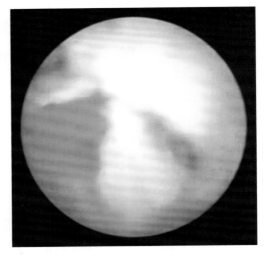

图 2-1-21 泪道炎症

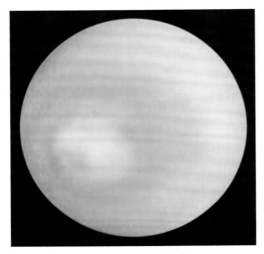

图 2-1-22 泪道瘢痕

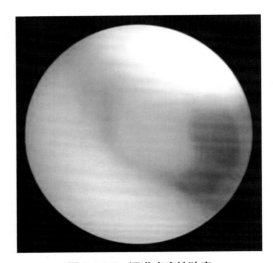

图 2-1-23 泪道瘢痕性狭窄

8. 注意事项

（1）术者熟悉泪道解剖、生理结构，动作轻柔，严格掌握操作技巧，避免医源性损伤泪道正常结构，甚至造成假道。

（2）内镜探头须严格消毒、灭菌，一人一镜。

（3）术前充分与患者沟通，嘱其放松，以取得良好配合。

（4）插入泪道内镜之前要充分扩张上、下泪点及泪小管。注意除了下泪小管本身的病变的检查必须要经过下泪点插入泪道窥镜探头，一般尽量经过上泪点插入进行操作，以保护下泪点的结构和功能。

（5）灌注注射用水时，切忌回抽，以免反流物阻塞镜头的通道。

（杨代慧）

参 考 文 献

1. Ali MJ, Naik MN. Dacryoendoscopy in a Case of Unexplained Hemolacria. Ophthalmic Plast Reconstr Surg. 2018 Nov/Dec；34（6）：e213.
2. 易敬林. 现代泪器病学. 南昌：江西科学技术出版社，2005.
3. 张阳德. 内窥镜微创学. 第 2 版. 北京：人民卫生出版社，2011.
4. 韦伯. 泪道手术图谱. 陶海，侯世科. 译. 北京：北京科学技术出版社，2010.06
5. 杨代慧，张晓俊，柯秀峰，等. 泪道内窥镜下环钻术治疗复发性上泪道阻塞的临床研究. 中华眼科杂志，2010；46（2）：166-170.

第二节 泪器的特殊检查方法

一、泪腺的 CT 检查

泪腺 CT 是泪腺影像学检查中最常用的检查方法，能显示泪腺结构高分辨率图像，可显示泪腺的轮廓、范围、位置，病变的特征，与周围组织的关系。

1. 适应证

（1）泪腺急慢性炎症的患者。

（2）泪腺区占位，包括泪腺区良、恶性肿瘤的患者。

（3）眼睑皮肤松弛症、泪腺脱垂的患者。

（4）泪腺区外伤的患者。

2. 禁忌证 无禁忌证。

3. 检查前准备 对泪腺进行仔细的检查，包括：询问病史，裂隙灯显微镜检查、视诊、触诊等。

4. 操作方法及程序 眼部 CT 扫描方法：在不注射增强剂的情况下进行检查为平扫。平扫分为水平、冠状、矢状三个方向。水平位扫描：患者仰卧检查床上，以眦 - 耳线（orbito-meatal line，OM 线）为基线[1]，即外眦角至外耳道中心连线为标准线，自眦耳线下方 1cm 向头颅定做连续扫描，一个层面 4～5mm 厚。由于视神经走向与 OM 线不平行，前段低，后段高，眼眶检查常使头部向后伸展 15°角，即 OM-15°，或采用眶下缘 - 外耳道上壁连线（raids base line，RBL）作为标准线，平行于此线扫描，可使晶状体、视神经和视神经管包括在一个层面内。因此眼眶检查常以 RBL 为标准线。冠状扫描：患者仰卧或俯卧检查台上，头过伸，使头矢状线与床面保持一致，两侧眶耳线（raids base line，RBL）与扫描基线垂直，向外耳道前 4cm 连续扫描，层厚 4～5mm[2]。

5. 结果判断 泪腺 CT 检查一般包含在眼眶 CT 扫描内，常规眼部 CT 扫描厚度为 5mm，正常眼眶垂直高度在 40mm 左右，一般扫描 8 个层面即可包括全部眼眶内结构。泪腺位于球外上方泪腺窝内，水平位 CT 位于视神经平面时可显示泪腺，与眼球相贴，但欠清楚（图 2-2-1）。

Bingham CM[3] 测量了 187 例白种人患者 260 侧泪腺的体积。右侧泪腺平均体积为 0.696cm³（SD = 0.261），左侧泪腺平均体积为 0.649cm³（SD = 0.231），左、右泪腺平均体积无明显差异（$P = 0.125$）。男性的平均容积为 0.680cm³（标准差 = 0.241），女性的平均容积为

0.662cm³），男女之间没有显著差异（$P=0.564$）。腺体体积与年龄呈负相关（Pearson 右侧泪腺 $R=-0.428$，左侧泪腺 $R=-0.469$），泪腺体积随年龄增长而减小，无性别或偏侧差异[3-4]。

急性或慢性泪腺炎症时，可表现为泪腺体积增大。泪腺良性肿瘤，如泪腺多形性腺瘤，多表现为泪腺区类圆形或边界清楚占位病变（图 2-2-2 及图 2-2-3），CT 扫描主要表现为等密度病灶（96.2%），边界清晰（94.2%）[5]。可压迫周边骨质，当泪腺窝骨质破坏时，常提示为泪腺恶性肿瘤，如泪腺腺样囊性癌或黏液表皮癌。

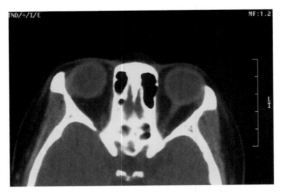

图 2-2-1 水平位眼眶 CT 显示：双侧泪腺呈扁平杏仁状，位于泪腺窝内

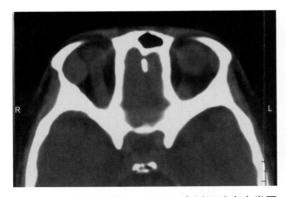

图 2-2-2 水平位眼眶 CT 显示：右侧泪腺窝内类圆形肿块（泪腺多形性腺瘤），边界清晰，中等密度，骨质受压侧

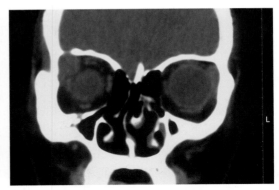

图 2-2-3 冠状位眼眶 CT 显示：右侧泪腺窝内类圆形肿块（泪腺多形性腺瘤），肿块边界清晰，中等密度，眶顶偏外侧骨质受压，局部骨质吸收

（李月月）

参 考 文 献

1. 宋国祥. 眼眶病学. 第 2 版. 北京：人民卫生出版社，2010.

2. 肖利华. 现代眼眶病诊断学. 北京：北京科学技术出版社，2006.

3. Bingham CM，Castro A，Realini T，et al. Calculated CT volumes of lacrimal glands in normal Caucasian orbits. Ophthalmic Plast Reconstr Surg. 2013；29（3）：157-159.

4. Huh HD，Kim JH，Kim SJ，et al. The Change of Lacrimal Gland Volume in Korean Patients with Thyroid-associated Ophthalmopathy. Korean J Ophthalmol. 2016；30（5）：319-325.

5. Clarós P，Choffor-Nchinda E，Lopez-Fortuny M，et al. Lacrimal gland pleomorphic adenoma：a review of 52 cases，15-year experience. Acta Otolaryngol. 2019 Jan 10：1-5.

二、泪腺的 MRI 检查

泪腺的 MRI 是泪腺影像学检查中常用的检查方法，能显示泪腺结构高分辨率图像，可显示泪腺的轮廓、范围、位置，病变的特征，与周围组织的关系。

1. 适应证

（1）泪腺急、慢性炎症的患者。

（2）泪腺区占位，包括泪腺区良、恶性肿瘤的患者。

（3）泪腺外伤除金属异物的患者。

2. 禁忌证

（1）体内有心脏起搏器或磁性异物、假体禁用。因射频脉冲干扰起搏器电流可引起心搏骤停；或因异物移位造成意外损伤。

（2）对造影剂过敏患者。

3. 检查前准备　对患者进行仔细的检查，包括：询问病史，视诊、触诊等。询问患者是否体内有金属异物、是否有幽闭恐惧症，有无心脏起搏器。

4. 操作方法及程序　某些特定原子核位于磁场内，被射频脉冲激励，释放出共振信号，形成体层像，名磁共振成像（magnetic resonane imaging，MRI）[1]。MRI 检查无离子放射，软组织分辨率高，多参数显示功能普遍受到临床医生的使用。

MRI 检查表现包括形态和信号方面方面，形态所见与 CT 等其他影像学检查所见相似，但可显示不同的信号 [2]。MRI 同一个层间可有 T1WI、T2WI 和 PdWI（质子图像），反映的是 MR 信号强度的不同或 T1 与 T2 弛豫时间的长短。高信号表示白影，中信号表示灰影，低信号表示黑影。当某些病变与周围结构信号强度差异较小，已致裸眼不能分辨，可行增强扫描。目前所用的增强剂是 Gd-DTPA，此剂有顺磁作用，能缩短时间，T1 缩短，T1WI 上信号强度提高，有利于病变的显示。

5. 结果判断　泪腺位于眶内泪腺窝内，扁平，杏仁状，T1 显示为中信号，T2 显示为中信号，注入强化剂后泪腺可明显增强（图2-2-4）。MRI 显示正常泪腺厚度约为 4～5mm[3]。

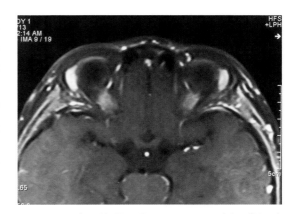

图 2-2-4　水平位眼眶强 MRI 显示：双侧正常泪腺呈扁平杏仁状，边界清晰，注入增强剂后明显强化

泪腺病变时，MRI 检查能更好地显示泪腺区病变的大小、形态及增强程度，有利于诊断。泪腺炎症表现为泪腺明显增大，仍呈杏仁状，可累及单侧或双侧泪腺。泪腺肿瘤多发生在单侧，表现为泪腺区占位病变，可呈圆形或椭圆形，局部压迫骨质（图 2-2-5 及图 2-2-6）。骨

质破坏或侵犯脑膜者，多为泪腺恶性肿瘤，以泪腺腺样囊性癌或黏液表皮样癌最为多见。

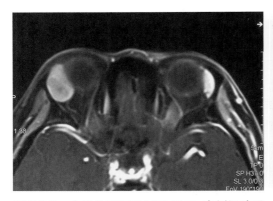 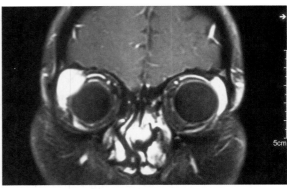

图 2-2-5　水平位眼眶强 MRI 显示：右侧泪腺区类圆形肿块（泪腺多形性腺瘤），边界清晰，注入增强剂后明显强化。左侧泪腺正常

图 2-2-6　冠状位眼眶强 MRI 显示：右侧泪腺区类圆形肿块（泪腺多形性腺瘤），边界清晰，注入增强剂后明显强化。左侧泪腺正常

（李月月）

参 考 文 献

1. 宋国祥. 眼眶病学. 第 2 版. 北京：人民卫生出版社，2010.
2. 肖利华. 现代眼眶病诊断学. 北京：北京科学技术出版社，2006.
3. Pınar Bingöl Kızıltunç, Fatma Çiftçi, Banu Hoşal, et al. Bilaterally Diffuse Lacrimal Gland Involvement: Initial Presentation of Systemic Sarcoidosis. Turk J Ophthalmol. 2017；47（3）：165-168.

三、泪腺的 B 超检查

1. 适应证

（1）泪腺急、慢性炎症的患者。

（2）泪腺区占位，包括泪腺区良、恶性肿瘤的患者。

2. 禁忌证　无禁忌证。

3. 检查前准备　对患者进行仔细的检查，包括：询问病史，视诊、触诊等。

4. 操作方法及程序　检查方法分为直接和间接检查法。直接检查是患者轻闭双眼，眼睑涂接触剂，探头置于接触剂内，即显示图像。间接检查法于结膜囊内置水杯，探头置入水内扫描。眼眶和眼后节检查使用直接检查法，活体测量和眼前节检查用间接法。

超声显示形式分为一维像、二维像、三维像及血流图像。

（1）一维像：也称为 A 型超声图像，反射和散射而回的回声，以波峰的形式，按返回时间，陈列在基线上，波峰高低表示回声强弱。

（2）二维超声：也称为 B 型超声，超声束在兴趣面上扫描，每个回声形成一个光点，光点按原有位置和返回时间排列，形成一幅二维图像[1]。

（3）三维超声：采用直接接触法，先进行 B 型超声检查，显示病变后启动旋转马达，连续采集二维信息，由三维重建软件形成立体图像。

（4）彩色多普勒超声：应用 Doppler 效应原理分析超声频移的一种诊断方法。向探头运动界面回声频度增加,用红色表示,背离探头运动的界面回声频率减低,用蓝色表示。

(5)超声造影(contrast-enhanced ultrasound,CEUS)在泪腺肿瘤诊断中的应用:表现出两种增强模式:高、快、慢、全均匀增强(20/29,68.97%)和高、快、慢、向心、均匀或非均匀增强(9/29,31.03%)[2]。

5. 结果判断 泪腺 B 超检查应用探头在眼睑外上方扫描,正常泪腺扁平,杏仁状,回声中等,当出现泪腺炎症或泪腺肿瘤时,泪腺区扫描可显示泪腺体积增大,泪腺多形性腺瘤表现为中度低回声实性肿块。复发性多形性腺瘤,其内回声不均,可见片状无回声区,图 2-2-7。侵犯骨质者,则骨质局部缺损,连续性中断,有较强的回声,增强后,质量边缘清晰,大小无变化。超声检查泪腺腺样囊性癌,显示边缘不清、形态不规则、回声不均匀、血流信号丰富的低回声实性肿块[2],部分泪腺肿瘤内可有钙化点,A 超显示衰减较快,图 2-2-8;部分泪腺恶性肿瘤可伴有钙化,B 超上可有声影。超声造影显示肿瘤和周围组织的微循环。二维和彩色多普勒超声联合应用可提高肿瘤术前定性诊断水平,为肿瘤手术方法的选择和肿瘤切除范围的确定提供参考[2]。

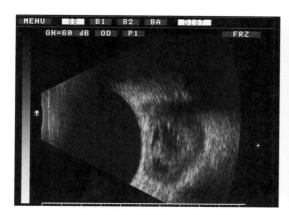
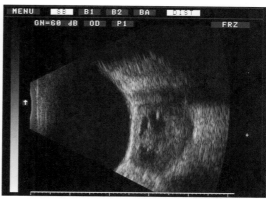

图 2-2-7 泪腺复发性多形性腺瘤,其内回声不均,可见片状无回声区

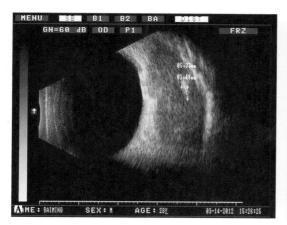
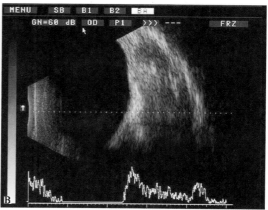

图 2-2-8 A. 泪腺腺样囊性癌,B 超显示泪腺肿瘤回声不均,其内有钙化点;B. 泪腺腺样囊性癌,B 超显示其内回声不均,A 超显示衰减较快

(李月月)

参考文献

1. 宋国祥. 眼眶病学. 第 2 版. 北京: 人民卫生出版社, 2010.

2. Liu YX, Liu Y, Xu JM, et al. Color Doppler ultrasound and contrast-enhanced ultrasound in the diagnosis of lacrimal apparatus tumors. Oncol Lett. 2018; 16 (2): 2215-2220.

四、泪道 X 线造影检查

泪道 X 线造影检查 (dacryocystography, DCG) 是将造影剂注射入泪道后拍摄 X 线片, 通过观察造影剂在泪道的流向情况来判断泪道的通畅情况, 并确定泪道阻塞部位和泪囊大小等的检查方法 (图 2-2-9)。是泪道病最常用的放射检查方法[1], 优点是简单易行, 价格低廉, 缺点是 X 线片有骨质重叠的影响, 对于细小病变和损伤难以查明。

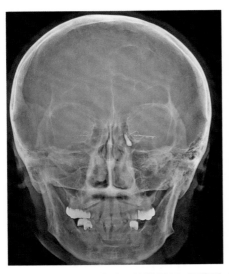 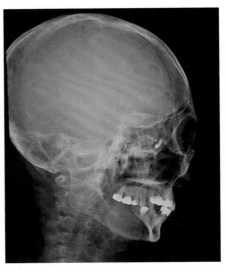

图 2-2-9A　泪道 X 线造影正位片显示: 泪囊腔大小如常, 有造影剂存留在泪囊和鼻泪管交界处以上, 提示鼻泪管阻塞

图 2-2-9B　泪道 X 线造影侧位片显示: 泪囊腔大小如常, 有造影剂存留在泪囊和鼻泪管交界处以上, 提示鼻泪管阻塞

1. 适应证

(1) 需要判断泪道的通畅情况, 了解泪囊大小, 泪道阻塞的部位和性质者;

(2) 手术前后需要观察泪道解剖形态和排泄功能的变化者。

2. 禁忌证

(1) 造影剂过敏患者;

(2) 泪道急性炎症、结核及恶性肿瘤者应当慎重采用。

3. 术前准备

(1) 生理盐水冲洗泪道, 充分冲洗干净脓液, 并按压泪囊区, 以排空泪囊的内容物。

(2) 准备造影剂: 常用造影剂包括: 45% 碘化油或乙碘油、30% 碘苯酯等脂溶性造影剂和 35% 泛影葡胺等水溶性造影剂。

4. **麻醉** 患者取坐位或卧位,点 1% 丁卡因眼液 3 次,表面麻醉泪点部位的黏膜。

5. **操作方法及程序**

（1）注射造影剂:①针尖钝圆的 16 号针按泪道探通的方法插入下泪小管或上泪小管中,插入深度以达到泪小管深度一半为宜。②注入造影剂 1～2.5ml,注入量以被检查者有轻微胀痛感为度。有时,为了增加泪囊内压力,使造影剂进入泪道狭窄处,可在同一眼的另一泪小管中放入泪点扩张器,阻止造影剂反流。若造影剂已反流至结膜囊,可用生理盐水冲洗干净。

（2）摄影:①注入造影剂以后轻轻闭合眼睛,即刻拍摄眼眶 X 线正、侧位片。②拍片正位片时,让患者俯卧,用 20° 前后位或者枕颏位。X 线的中心线通过枕外粗隆上 4cm 处,由眶下缘射出。③拍摄侧位片时,X 线的中心线通过鼻根部。④若同时做两侧造影,可先做一侧,或先拍摄斜位。

6. **术后处理** 轻轻按压泪囊区皮肤,排除造影剂。点抗生素眼液预防感染。

7. **注意事项**

（1）根据不同的临床需要,选择合适的造影剂:碘化油对比度好,但比较黏稠,需要加压注射,且不能和泪液混合,不易进入狭窄部位,以至不能准确显示狭窄部位,若碘化油分散,易误诊为多角泪囊。脂酸碘剂比碘化油稍好。泛影葡胺、水溶碘剂黏度低,可与泪液混合,有利于显示病变细节。

（2）造影剂注射过少、浓度过低、泪囊内残留液体过多或者造影剂注射与摄影间隔时间过长均可引起显影不良或者不显影。泪囊残留液体可同时显示球形阴影,结合病史,应注意分析鉴别。

（3）观察非阻塞性泪道病变时,可由于注射的造影剂容易流失,应采用注射以后立即拍摄,或者边注射边拍摄的方法。

（4）为观察泪道排空情况,根据诊断的需要,可在注射造影剂以后 1、5、10、30 分钟各追加拍摄 1 次。

（5）若上下泪小管或者泪总管阻塞,可以采用逆向插管造影和泪囊穿刺造影法的方法,前者在鼻内镜下从鼻道的鼻泪管开口处,插入一特殊探子,直达阻塞部位,注射造影剂之后拍摄[2]。后者用注射器在泪前嵴处内眦韧带下方穿刺入泪囊,如有空气抽出证明针尖在泪囊,注入生理盐水进一步证实之后注入造影剂（一般用 40% 的碘化油 0.5～1.0ml）后进行拍摄[3]。但临床上这两种方法操作难度较大,成功率不高。

（6）可采用减影技术辅助泪道造影,具体方法为:泪小管插管以后先固定病人头位照一张泪道平片,然后病人保持不动,边注入造影剂边拍摄。这样,两张除了有造影剂的部分之外,其余部分完全一样能相互重合的结构。在暗光里,将一张未感光胶片放在平片下感光,冲洗后便得到与平片里的黑白程度完全相反,结构完全一致的正片。将正片与有造影剂的片重合,其骨影就会完全抵消,只剩下泪道的图像。此时,再用一张未感光胶片放在已经重叠的正片与有造影剂的片下感光,便得到一张只有泪道的减影片,能进一步让泪道清晰显示,避免了骨影的干扰,并能显示泪小管近侧病变[4, 5]。

（陶　海）

参 考 文 献

1. Yedavalli V，Das D，Massoud TF. Eponymous "valves" of the nasolacrimal drainage apparatus. II. Frequency of visualization on dacryocystography. Clin Anat. 2019；32（1）：35-40.

2. Kosaka M，Kamiishi H. Retrograde dacryocystography（RDC）utilizing a round-tipped needle. Orbit. 2001；20（3）：201-207.

3. 李凤鸣. 中华眼科学. 第2版. 北京：人民卫生出版社，2005：932.

4. Saleh GM，Gauba V，Tsangaris P，et al. Digital Subtraction Dacryocystography and Syringing in the Management of Epiphora. Orbit，2007；26（4）：249-253.

5. 易敬林. 现代泪器病学. 南昌：江西科学技术出版社，2005：21.

五、泪道 CT 造影检查

泪道 CT 造影检查（computed tomographic-dacryocystography，CT-DCG）是指通过向泪道内注入造影剂后行 CT 扫描的检查方法，同时利用计算机及图像处理软件可以获得高质量的三维图像和多平面的断面图像，在泪道阻塞性疾病的现代诊断和治疗中具有重要作用。

1. 适应证

（1）泪道阻塞、慢性泪囊炎患者，尤其是经泪道 X 线造影检查未能明确病变细节者；

（2）复杂外伤性泪道阻塞和外伤性慢性泪囊炎；

（3）复发性泪道阻塞和慢性泪囊炎；

（4）泪道、鼻腔及鼻窦肿物引起泪道阻塞者。

2. 禁忌证

（1）眼部及泪道有急性炎症者；

（2）造影剂过敏者；

（3）严重的心肺器质性疾患、精神疾患、精神高度紧张不能耐受检查者。

3. 检查前准备 检查前对泪道进行仔细的检查，包括：询问病史，裂隙灯显微镜检查等。造影剂准备：用于泪道 CT 造影检查的造影剂有碘化油、泛影葡胺、碘化醇、碘佛醇等，目前临床最常用的造影剂为碘化油。

4. 操作方法及程序 受检者取坐位、仰卧位均可，将盐酸奥布卡因滴入下睑内眦结膜囊内 1 滴，先用生理盐水进行泪道冲洗，对于慢性泪囊炎患者，要求将泪道内脓性分泌物冲洗干净。将装有造影剂的泪道冲洗注射器的泪道冲洗专用针头自下泪点垂直进入，缓慢旋转针头至水平位，同时在外眦部拉直眼睑皮肤，使泪小管呈水平位，轻轻地进入泪小管，沿着泪小管轻轻进入探查至骨壁后，将冲洗针头后退 1～2mm，注入造影剂，边注入边观察注入造影剂的剂量，直到另一泪点的反流液为纯造影剂为止，缓慢退出冲洗针头。

注入造影剂后患者行螺旋 CT 轴位扫描检查，根据医生需求，重建获得冠状位、矢状位 CT 图像。

有学者应用滴注法行泪道 CT 造影检查。滴注法指向结膜囊内滴入造影剂至泪湖，每分钟滴入 1～2 滴，共 5min，之后立即进行 CT 扫描[1]，并认为滴注法是较好的生理性检查方法，无须麻醉即可完成，亦适用于小儿和合作性差的患者。

2008 年，Udhay[2] 等应用插管法注入造影剂后行 CT 检查，具体方法：挤出泪道系统内积聚的分泌物，滴入表面麻醉，用泪点扩张器扩大下泪点，从下泪小管置入一个用于注射造影剂的小管，管子固定在患者脸上，然后注入造影剂。Udhay 等认为插管法有造成医源性损伤的危险，而滴注法操作简单，更加接近生理性，患者更舒适，容易接受，建议作为首选的方法。

锥体束 CT 是一种新技术，广泛应用于口腔头颅影像检查中，该检查方法具有射线量低、应用范围广、使用方便、轴位成像清晰等优点。有学者应用锥形束 CT 对溢泪病人进行泪囊造影检查，结果显示锥形束 CT 泪囊造影（CBCT-DCG）能够较好的显示骨、软组织及造影剂在泪道内的存留，能确定慢性溢泪病人泪道狭窄的位置[3]。

对于泪囊前泪道阻塞但鼻泪管下口开放的患者，可使用内镜辅助 CT 泪道逆行插管造影检查，为此类患者的诊断和治疗方案提供影像学依据[4]。

5. 结果判断

（1）正常泪道 CT 图像：在水平位 CT 图像上，从头侧向下依次扫描层面上可观察到泪小管、泪囊和鼻泪管。泪囊位于泪前嵴与泪后嵴围成的泪囊窝内，鼻泪管为圆形或者椭圆形的缺损[5]，其内是气体密度影或者软组织密度影（图 2-2-10）。在冠状位 CT 图像上，在同一层面上可见到鼻泪管全部或者大部分，结合泪囊造影可以观察到泪囊及鼻泪管的大小、形态及泪道阻塞的部位[6-7]（图 2-2-11）。在矢状位 CT 图像上可以显示泪囊和鼻泪管全程（图 2-2-12）。通过 CT 图像还可以观察到泪道毗邻结构，如鼻中隔偏曲、鼻窦炎症、鼻甲肥大、鼻息肉等，对于指导泪道疾病的诊治具有重要作用（图 2-2-13）。

（2）泪道感染性疾病：泪道感染性疾病中最常见的是慢性泪囊炎，通过观察图像上造影剂存留的多少可以初步判断泪囊大小（图 2-2-14）。对于完全性阻塞者，在阻塞部位之上可以观察到造影剂存留，对于不完全性阻塞者，造影剂流入鼻腔延迟，鼻泪管及下鼻道可见造影剂[8]。部分含钙高的泪道结石可以在 CT 图像显影，其特点是在泪囊软组织影中可以观察到高密度区域（图 2-2-15），但需要注意的是泪道结石绝大多数是阴性结石。

（3）泪道肿瘤：CT 检查可以帮助明确肿瘤的位置、肿瘤和周围骨质破坏及侵蚀的范围（图 2-2-16）。泪囊良性肿瘤边界清楚，密度均匀，压迫邻近骨质，造成囊壁骨质变薄。恶性肿瘤形态多不规则，密度均匀或不均匀，边界不清楚，可以破坏周围骨质，蔓延到邻近结构[9-10]。

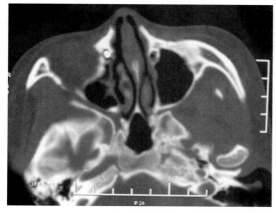

图 2-2-10　水平位 CT 右侧泪囊近鼻泪管上段高密度造影剂滞留

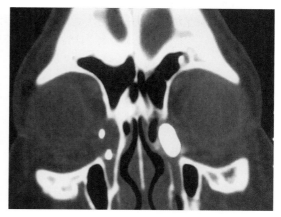

图 2-2-11　冠状位 CT 显示泪囊、鼻泪管

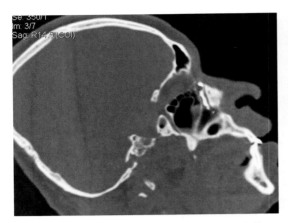

图 2-2-12 CT 泪道逆行插管造影矢状位图像

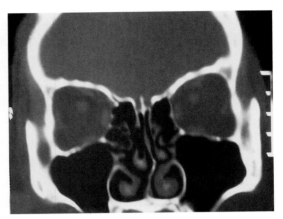

图 2-2-13 鼻中隔左偏曲

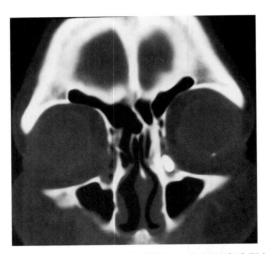

图 2-2-14 慢性泪囊炎 CT 泪囊造影显示左侧泪囊造影剂滞留

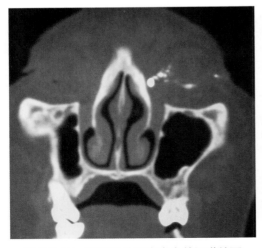

图 2-2-15 左侧慢性泪囊炎合并泪道结石

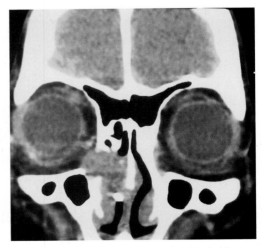

图 2-2-16 右侧泪道肿瘤伴有骨质破坏

6. **检查后处理**　轻轻按压泪囊区皮肤，排除造影剂。

7. **注意事项**　泪道CT检查方便、迅速，图像清晰，解剖关系明确，利用计算机和图像处理软件结合螺旋扫描方式，可以获得高质量的三维图像和多平面的断面图像，对骨性泪道狭窄和外伤性泪道阻塞患者的诊断有不可替代的作用。但是目前进行CT检查时，需行分层扫描，因此难以识别小的阻塞，同时CT不是评估鼻泪系统软组织肿块的最佳检查方法[5]。若采用经鼻内镜逆行插管造影时，应选择水溶性造影剂为宜[4]。

（王婷婷）

参 考 文 献

1. Caldemeyer KS，Stockberger SM，Broderick LS. Topical contrast- enhanced CT and MR dacryocystography：imaging the lacrimal drainage apparatus of healthy volunteers. AJR Am J Roentgenol，1998，171（6）：1501-1504.

2. Udhay P，Noronha OV，Mohan RE. Helical computed tomographic dacryocystography and its role in the diagnosis and management of lacrimal drainage syetem blocks and medical canthal masses. Indian J Ophthalmol，2008，56（1）：31-37.

3. Tschopp M，Bornstein MM，Sendi P，et al. Dacryocystography Using Cone Beam CT in Patients With Lacrimal Drainage System Obstruction. Ophthal Plast Reconstr Surg，2014.

4. 王婷婷，陶海，韩毳，等. CT泪道逆行插管造影检查及其影响因素的初步研究. 中华眼科杂志，2014，50（10）：766-767.

5. 亚当·丁. 泪道病学. 陶海主译. 北京：北京科技出版社，2017.

6. 刘英娥. 泪道疾病CT检查的临床意义. 实用医学影像杂志，2011，12（2）：72-73.

7. Janssen AG，Mansour K，Boss JJ，et al. Diameter of the bony lacrimal canal：normal values and values and values related to nasolacrimal duct obstruction assessment with CT. AJNR Am J Neuroradiol，2001，22（5）：845-850.

8. Ansari SA，Pak J，Shields M. Pathology and Imaging of the Lacrimal Drainage System. Neuroimaging Clin N Am，2005，15：221-237.

9. 李文华，王滨，王振常，等. 眼科影像学. 北京：人民卫生出版社，2004：331.

10. Gustafson C，Einhorn E，Scanlon MH，et al. Synchronous verrucous carcinoma and inverted papilloma of the lacrimal sac：Case report and clinical update. Ear Nose & Throat Journal，2013，92（10-11）：1-5.

六、泪道 MRI 水成像检查

泪道核磁水成像是核磁扫描前先向结膜囊内滴注生理盐水，使泪道通过自然的生理排泪过程尽量充盈从而在特殊序列下显影[1]，得到的图像不仅能反映泪道的形态改变，还能了解泪道的功能状态[2]。

1. **适应证**

（1）各种泪道阻塞或狭窄的患者。

（2）泪囊炎患者，尤其急性泪囊炎不适合做CT碘油造影的患者。

（3）泪道肿瘤、息肉等病变的患者。

2. 禁忌证

（1）体内存在特殊植入物，不适宜 MRI 检查者；

（2）上下泪点闭锁的患者可行泪道普通 MRI 检查，但无法完成 MRI 水成像检查。

3. 检查前准备 检查前对泪道进行仔细的检查，包括：询问病史，裂隙灯显微镜检查等。0.9% 的 NaCl 注射液用于滴眼，以便完成核磁水成像。

4. 操作方法及程序 MRI 检查前 15min 开始，每隔 5min 向患者双侧眼睑下穹隆处滴入 3～5 滴 0.9% 的 NaCl 注射液，扫描前仰卧位滴 1 次。扫描三维快速平衡稳态序列（3D FIESTA），并对 3D FIESTA 序列图像进行曲面重建，全程显示鼻泪管及周围结构，3D-FIESTA 序列图像进行最大强度投影（MIP）观察泪道扩张情况[3]。亦有扫描三维快速恢复快速自旋回波序列（3D-FRFSE）的方案，但分辨效果较前者差。

5. 结果判断 正常 3D FIESTA 序列是水成像的一种，是一种完全平衡的稳态一致成像脉冲序列，用于在极短的脉冲序列重复时间（TR, repetition time）下产生高信噪比图像。针对极短的 TR 序列，在每个 TR 间隔的末尾对横向磁化重新定相，所产生的信号强度独立于 TR，但与 T2/T1 相关。因此 3D FIESTA 序列突出具有高 T2/T1 比率的自旋造影（如：脑脊液、水及脂肪），同时抑制具有低 T2/T1 比率的组织信号。因此该成像脂肪和水呈明显的高信号，其他成分均为低信号，为鼻泪管成像奠定基础。此系列成像时间短，空间分辨率高，并且可以进行鼻泪管曲面重建，清楚显示泪道全程走行及周围结构情况。

利用 3D FIESTA 序列泪道水成像可以准确判断泪道狭窄或阻塞的具体部位，并能显示泪道膨大的位置以及形态。同时 MRI 图像还可以显示泪道周围的炎症、占位性病变等，尤其是含水的部位呈高信号更有利于观察，周围有勾边效应（勾边效应是指在反相位图像上，周围富有脂肪组织的脏器边缘会出现一条黑线，把脏器的轮廓勾画出来）。因为一般脏器的信号主要来自于水分子，而其周围的脂肪组织的信号主要来自脂肪，所以在反相位图像上，脏器和周围脂肪组织的信号都下降不明显，但在两者交界线上的各体积元素（简称体素，volume pixel）中同时夹杂有脏器和脂肪，因此在反相位图像上信号明显降低，从而出现勾边效应）。对于鼻泪管黏膜增厚的泪道难以确定是否部分通畅、区分鼻泪管黏膜增厚与积脓具有特殊优势（图 2-2-17 和图 2-2-18）。

6. 检查后处理 检查后无须特殊处理。

7. 注意事项 磁共振成像观察泪道有其局限性：对于一些鼻泪管结石很难与气泡相区分，此时需依赖 CT 检查；泪小管、泪总管由于结构细小，观察病变困难，对于功能性溢泪无法做出明确诊断，因为在外界压力的作用下还未发生器质性狭窄但排泪生理功能障碍的泪道也能充盈显影。

当患者存在严重泪点狭窄、闭锁或者泪管阻塞时，0.9% 的 NaCl 注射液无法进入其后的泪囊和鼻泪管，而无法成像，这样的患者不建议行泪道核磁水成像检查。

亦有学者主张 3D-FRFSE 序列显示泪道，但只对阻塞点以上的泪道可以显影，仅能判断阻塞部位，而泪道周围结构显示不清，无法分析阻塞原因。不同病因如先天鼻泪管末端闭锁、下鼻甲发育异常、鼻泪管黏膜增厚、鼻泪管结石或肿瘤等导致的溢泪所需治疗方式是有所不同[4,5]，对于泪道及其周围结构的观察非常重要，因此要选择合适的水成像序列。

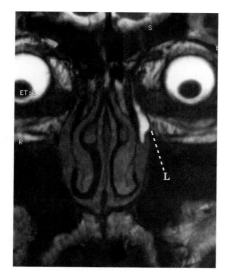 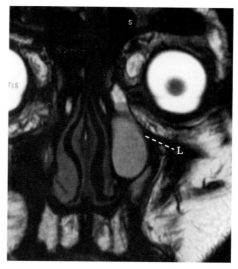

图 2-2-17　左侧鼻泪管阻塞，其下段黏膜增厚　　图 2-2-18　左侧鼻泪管囊肿，左侧鼻泪管内椭圆形高信号，信号与邻近受压扩张的鼻泪管略有差别

（陈琳琳　肖　凡）

参 考 文 献

1. 张菁，舒红格，胡军武，等. MR 鼻泪管成像的临床应用. 中华放射学杂志，2008，42（6）：614-617.
2. Luigi Manfre, Marcello de Maria, Enzo Todaro, et al. MR Dacryocysto graphy: Comparison with Dacryocystography and CT Dacryocystography. AJNR, 2000, 21（6）: 1145-1150.
3. 王悦，周军，陈琳琳，等. 磁共振成像技术 3D FIESTA 序列对溢泪病因分析的临床应用价值. 中国临床医学影像杂志，2015，26（02）：77-80.
4. 陶海，马志中，侯世科，等. 泪道阻塞性疾病的治疗研究进展. 国际眼科杂志，2009，9（3）：551-554.
5. 王伟，陶海，刘爽，等. 泪道阻塞部位的分布特点及相关因素的初步研究. 国际眼科杂志，2009，9（5）：909-912.

七、泪道 B 超检查

超声检查具有无创、操作简单、患者容易接受的特点，除了常见的 A 型超声和 B 型超声外，彩色多普勒血流成像（color doppler flow imaging，CDFI）是在脉冲多普勒技术的基础上发展起来的一项超声检查方法，在多种眼科疾病诊断中发挥重要作用。目前高频彩色多普勒超声更是被广泛用于泪小管和泪囊区病变的诊断，特别是泪小管，有着其他影像检查方法难以替代的优势[1]。

1. 适应证

（1）泪点闭锁，泪小管炎，泪小管结石，泪小管阻塞；

（2）急性或慢性泪囊炎；

（3）泪囊区肿物。

2. 禁忌证　急性泪囊炎出现皮肤溃烂、穿孔时，不宜行泪道超声检查。

3. **检查前准备** 检查前对泪道进行仔细的检查，包括：询问病史，裂隙灯显微镜检查等。B型超声仪、具备高频探头的彩色多普勒超声仪。

4. **操作方法及程序**

（1）泪小管超声检查法：患者平卧，头稍向健侧倾斜，轻闭患眼，涂适量耦合剂，探头与内眦皮肤轻接触，于上、下泪小管解剖位置扫查，探头方向水平，根据泪小管走行方向可显示泪小管影像，观察泪小管走行、回声、测量前后径；探头方向垂直，显示上、下泪小管的横截面，观察泪小管回声、测量上下径。启动彩色多普勒功能，显示泪小管区彩色血流信号。

（2）泪囊超声检查法：体位同前。探头方向垂直，向下探查，向内与矢状轴成角10°～15°，显示泪囊，测量泪囊壁厚度，观察泪囊内有无液暗区及弱回声光点，泪囊内有无实性回声。启动彩色多普勒功能，显示泪囊区彩色血流信号[2]。

5. **结果判断**

（1）泪点闭锁：对于年龄很小的泪点闭锁的患儿，一些常规的眼科检查通常无法配合，这种情况下高频彩色多普勒超声可以很好地为疾病的诊断提供帮助。图2-2-19为先天性泪点闭锁。

（2）泪小管炎：正常泪小管彩色多普勒超声图可见上下泪小管呈条状低回声，上下径约0.3～0.5mm，正常情况下不显示异常彩色血流信号。泪小管炎病变部位表现为泪管增厚、增粗、回声不均匀，增粗的泪小管局部彩色血流信号增多。当病变涉及泪总管时，同样表现为泪总管增粗、回声不均匀，如图2-2-20。泪管炎合并泪道结石时，超声可探及强回声区。

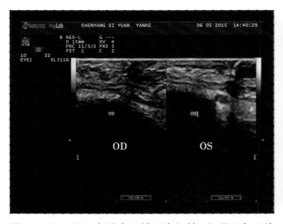

图2-2-19 显示右眼先天性泪点闭锁，左眼泪点开放

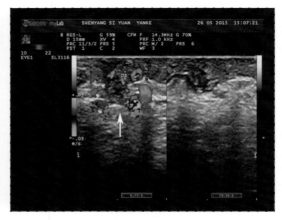

图2-2-20 箭头提示患者为泪小管炎，泪小管增粗、增厚，血运丰富，内回声不均匀

（3）泪小管阻塞：当泪小管发生狭窄和梗阻时，高频彩色多普勒超声检查可见泪管走行不清晰，连续性中断，如图2-2-21和图2-2-22所示。

（4）泪囊炎：正常泪囊超声表现为低回声区，泪囊内无液性暗区及异常回声。泪囊炎的超声检查可于泪囊内探及液性暗区，当泪囊内脓液大量积聚，可探及液性暗区及较多弱回声光点，如图2-2-23，泪囊壁增厚，血流信号丰富，急性泪囊炎时局部皮肤红肿，泪囊壁增厚明显，见囊实性不均质回声。

（5）泪囊区肿物：B超可区分出泪囊病变的囊性或实体性。鉴别如下：囊肿性病变超声检查为类圆形，内回声弱或缺乏，由于囊性效应，后界回声较前界强，轻度可压缩性；实体性病变超声检查为不规则占位病变，内回声低或中等，不均匀，无可压缩性。彩色多普勒超声可进一步分辨泪囊区肿物是否具有丰富血运[3]。

6. 检查后处理　轻轻拭去检查时涂抹的耦合剂。

7. 注意事项　泪道超声有其不足之处：由于鼻骨的遮挡，超声检查对泪囊下端以及鼻泪管均不能显影。

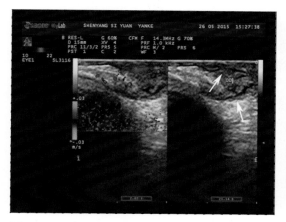

图 2-2-21　提示患者右眼上泪小管清晰，下泪小管连续性欠佳

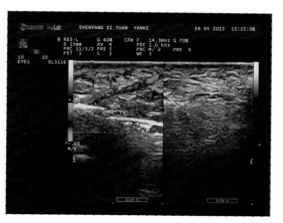

图 2-2-22　提示左眼上下泪小管均不清晰

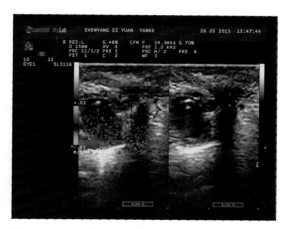

图 2-2-23　超声检查见类圆形无回声暗区，周边见较丰富的彩色血流信号，提示泪囊炎

（陈琳琳　肖　凡）

参 考 文 献

1. 陶海，马志中，侯世科，等. 泪道阻塞性疾病的诊断研究进展. 国际眼科杂志，2009，9（2）：342-346.

2. 杨晓莉，李欣，孙浩淼，等. 彩色多普勒超声在泪道炎症疾病诊断中的应用价值. 中国中医眼科杂志，2017，27（4）：257-259.

3. 刘晓航，陶海. 泪道超声检查研究进展. 眼科新进展，2012，32（7）：697-700.

八、泪道超声生物显微镜检查

超声生物显微镜（ultrasound biomicroscope，UBM）作为一种常用的眼科检查手段，是利用高频超声作为探测能源，运用计算机图像处理技术而提供类似低倍光学显微镜效果以及不同断面的眼前段二维图像[1]，普通的泪道 X 线造影、泪道 CT 三维重建等检查对于泪小管内疾患的定位显示效果欠佳，目前已经有将 UBM 应用于泪小管检查的研究[2]，且 UBM 无创伤、无痛苦及分辨率高的优点有望使其成为较理想的泪小管检查手段，为泪小管疾病的诊断提供影响学依据。

1. 适应证

（1）先天性或获得性泪点缺如或闭锁需查看相应泪小管情况者。

（2）各种原因导致的慢性泪小管炎症者[3、4]。

（3）陈旧性泪小管断裂鼻侧断端不明确者[5]。

2. 禁忌证

（1）眼部急性炎症者。

（2）全身严重疾患无法配合者。

3. 检查前准备

（1）询问病史，对泪道进行仔细的检查，冲洗泪道，裂隙灯显微镜检查等。

（2）器材准备：全景超声生物显微镜（图 2-2-24A），泳镜改制眼杯（图 2-2-24B）。

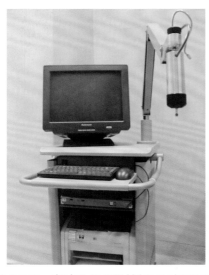

图 2-2-24A　超声生物显微镜(UBM)SW-3200

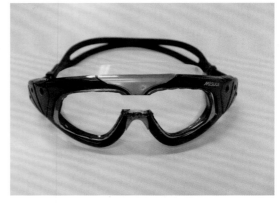

图 2-2-24B　泳镜改制的超声生物显微镜检查罩杯

4. 麻醉　盐酸奥布卡因滴眼液 5 分钟 1 次，共 3 次。

5. 操作方法及程序[4]　向被检者告知检查目的，取仰卧位，被检眼别点盐酸奥布卡因滴眼液 5 分钟 1 次，共 3 次，头戴改制眼杯，眼杯内装满 0.9% 氯化钠注射液。嘱被检者向颞下及颞上方注视分别检查上、下泪小管。超声探头放于泪小管所在区域，扫描线垂直于睑缘，从泪点外侧约 5mm 开始，缓慢将探头移向内眦部，观察泪小管在 UBM 图像中的成像。

6. 结果判断

（1）正常泪小管腔呈低回声，管壁呈高回声（图 2-2-25）。

（2）慢性泪小管炎者病变可见泪小管管腔明显扩张（图 2-2-26A），部分患者扩张的管腔内可见点状中回声（图 2-2-26B）。

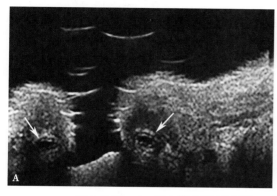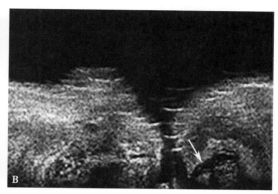

图 2-2-25　A. 泪小管水平部横截面，↑所示；B. 泪小管垂直部纵切面，↑所示

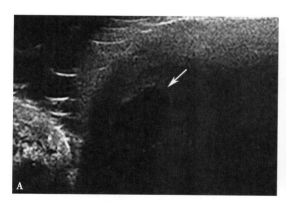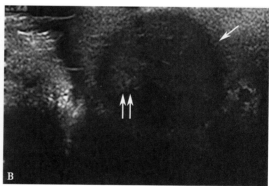

图 2-2-26　A. 慢性泪小管炎泪小管管腔扩张，↑所示；B. 部分患者除泪小管扩张表现明显外，还可在管腔内见点状中回声，↑↑所示

（3）泪小管内肿物者可见中回声突起于管腔内，底部与管壁相连（图 2-2-27）。

（4）泪小管缺如者无法探查及正常的管腔结构（图 2-2-28）。

（5）陈旧性泪小管断裂者在断端鼻侧可见正常泪小管结构，进一步测量断端距皮肤及睑缘的垂直距离，对鼻侧断端进行大致定位。

7. 注意事项

（1）水平部的低回声区周围可见类圆形的密度均匀的中回声区，可能会是眼睑血管，初行泪小管 UBM 检查时，极易将之误认为泪小管。其鉴别点有：①泪小管管壁呈高回声，和周围组织有明显的分界线，而血管的管壁无高回声；②泪小管管腔内呈均匀低回声，而血管因其内有血液呈均匀中回声。应注意鉴别。

（2）被检者年龄较大时 UBM 检出泪小管较困难，因皮肤皱褶较多增加了 UBM 的声衰减，同时由于 UBM 穿透性有限约 4～5mm，眼睑肥厚时，不利于泪小管的 UBM 成像。

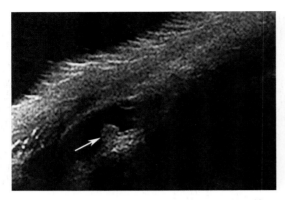 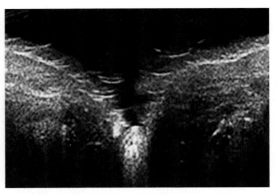

图 2-2-27 泪小管内肿物者可见中回声突起于管腔内，↑所示

图 2-2-28 泪小管缺如者无法探及正常的管腔结构
（泪道 UBM 检查的图片由胥利平医生提供）

（王 菲 余伟群 陶 海）

参 考 文 献

1. 王宁利，刘文，陈伟蓉，等. 超声生物显微镜在我国眼科领域的应用研究. 中华眼科杂志，2001，37（6）：471-475.

2. Al-Faky YH. Physiological utility of ultrasound biomicroscopy in the lacrimal drainage system. Br J Ophthalmol，2013，97（10）：1325-1329.

3. 白芳，陶海，王朋. 超声生物显微镜检查在泪道塞置入后继发泪小管炎诊断中的应用. 中国中医眼科杂志，2017，27（3）：181-184.

4. 胥利平，陶海，韩崧. 超声生物显微镜在泪小管疾病诊断中的初步应用. 眼科新进展，2011，31（1）：42-45.

5. 陶海，吴海洋，韩崧，等. 超声生物显微镜检查定位陈旧性泪小管断裂 2 例. 人民军医，2008，51（4）：204.

九、泪道核素扫描检查

泪道核素扫描检查（lacrimal scintillography）是将核素显像剂点入结膜囊后，用 γ 闪烁扫描仪连续闪烁扫描，通过观察显像剂流向，来判断泪道引流泪液的检查方法。是一种较为客观反映泪道生理功能与病变部位的方法，具有操作方便、无痛苦、无创伤性、没有外加压力影响等优点，对泪道功能性阻塞诊断很有意义[1]。

1. 适应证

（1）各种泪道阻塞或狭窄的患者。

（2）功能性溢泪患者。

（3）需要检测生理状态下，泪道排泪功能者。

2. 禁忌证

（1）对核素显像剂过敏患者。

（2）泪道急性炎症、结核及恶性肿瘤者应当慎重采用。

3. 检查前准备 对泪道进行仔细的检查，包括：询问病史，裂隙灯显微镜检查等。核素显像剂准备，目前已有多种核素显像剂应用于泪道显像检查，包括：^{99m}Tc（锝）、^{99}Mo

（钼）、^{113}Sn（锡），^{113m}In（铟）等，临床最常用的是^{99m}锝（^{99m}TcO$_4^-$）水溶液。

4. 麻醉　一般不需麻醉，也可用1%丁卡因眼液点眼3次，行眼表面麻醉。

5. 操作方法及程序　受检者取坐位，将下颌和额头放在头部固定托上（图2-2-29A），睁眼面对γ闪烁摄影仪的探头，调整探头距离患者眼球为12cm。用微量移液器吸取10μl含有^{99m}锝（^{99m}TcO$_4^-$）0.37MBq的生理盐水滴入下睑中部结膜囊内。受检者平视前方，立即用γ闪烁摄影仪连续闪烁扫描25分钟，根据影像形态和显像时间，可以推断泪道的解剖和功能是否异常。

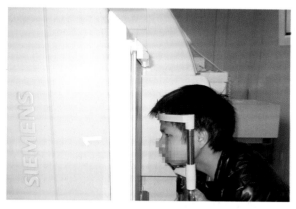

图2-2-29A　受检者取坐位，将下颌和额头放在头部固定托上，睁眼面对γ闪烁摄影仪。此图片由刘颖大夫提供

6. 结果判断　正常泪道表现为连续、动态的清晰图像，若泪囊无显影，表明泪小管阻塞；若泪囊显影而显影剂不能入鼻腔（图2-2-29B），则为鼻泪管阻塞[2]。

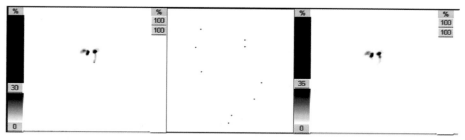

图2-2-29B　泪道核素扫描检查显示右侧泪囊显影，但不能入鼻腔，提示鼻泪管阻塞

另外，从显影时间上来判断，目前国内的判断标准：正常鼻泪管可在30秒钟内显影，多数在60～120秒钟内显影，约120～180秒可达鼻腔。立位检查比卧位检查快，如5～10分钟到达鼻腔为轻度阻塞，10～20分钟为中度阻塞，20～30分钟为重度阻塞[3]。核素流入鼻腔的时间受影响的因素多，各单位报告的正常值范围差异很大，范围2～15分钟[4]。

7. 术后处理　轻轻按压泪囊区皮肤，排出核素显像剂。点抗生素眼液预防感染。

8. 注意事项　因核素流入鼻腔的时间受影响的因素多，文献报告的正常值范围差别比较大，各实验室需要建立自己的正常值[5]。

（陶　海）

参 考 文 献

1. Vonica OA，Obi E，Sipkova Z，et al. The value of lacrimal scintillography in the assessment of patients with epiphora. Eye（Lond）. 2017；31（7）：1020-1026.

2. Rossomonto RM. Clinical evaluation of microsintigraphy of the lacrimal drainage apparatus. Arch Ophthalmol，1972，88（5）：523.

3. 李凤鸣. 中华眼科学. 第2版. 北京：人民卫生出版社，2005：932.

4. 陶海，马志中. 泪道阻塞性疾病的诊断研究进展，国际眼科杂志，2009，9（2）：342-346.

5. 谭天志. 临床核医学. 北京：人民卫生出版社，2003；983-996.

第三章 泪腺疾病

第一节 先天性泪腺疾病

泪腺位于眼眶外上方的泪腺窝内,被上睑提肌外侧腱膜分为较大的眶部泪腺和较小的睑部泪腺,泪腺和副泪腺一起共同完成分泌泪液的功能。副泪腺的发育起始于胚胎 2 个月,泪腺的发育则起始于胚胎 3 个月,由上穹隆部结膜外侧的上皮分化而来,直至出生后 3～4 个月才发育完成。由于各种原因引起泪腺的发育异常,就可能导致先天性泪腺疾病。临床上先天性泪腺疾病主要有先天性泪腺缺失和先天性泪腺脱垂。

一、先天性泪腺缺失

先天性泪腺缺失,又称先天性无泪腺(congenital absence of the lacrimal gland),临床极少见。由于泪腺是由上穹隆结膜上皮发育而来 [1],故泪腺缺失常见于无结膜、无眼球和隐眼畸形,也见于一些先天无泪液的病例 [2]。

1. 临床表现

(1)症状:患者泪腺缺如,眼部特征为无泪或泪液明显减少。

(2)体征:畏光,结膜充血,并有黏稠分泌物;结膜可见干燥斑,角膜知觉减退或消失,角膜上皮深层和基质浅层点状混浊,可伴有无结膜,无眼球;Schirmer 试验结果为 0,任何刺激因素都不能刺激其流泪。

2. 诊断与鉴别诊断

(1)临床诊断要点:根据病史和临床表现,一般可以做出明确诊断。

(2)诊断标准:无泪或者泪液明显减少,伴有结膜、角膜干燥的相关临床表现。影像学检查提示泪腺窝内泪腺缺如。

(3)诊断程序:听取并记录患者的主诉、病史,顺序地进行裂隙灯显微镜检查,触摸按压泪腺区,泪液分泌试验,进行 B 超、CT 或 MRI 检查,完成诊断。

(4)鉴别诊断:先天性泪腺缺失往往合并其他发育障碍,例如无结膜、无眼球和隐眼畸形等,注意甄别。

3. 治疗

(1)原则:人工泪液替代疗法,泪点封闭,保护角膜。

(2)方案:可根据患者干眼程度使用人工泪液,如甲基纤维素替代泪液疗法,或手术封闭泪点以尽量保持表面润湿,或湿房治疗;泪点封闭手术方式有多种,目前常用泪点栓塞:患眼表面麻醉,裂隙灯显微镜或手术显微镜下将泪点塞直接置入泪点。经过泪点栓塞治疗干眼症状明显改善，但因各种原因不宜再配戴泪点塞的患者，可以行永久性泪点封闭术。严重干眼患者可考虑行部分睑缘缝合术或颌下腺腺体移植术。

二、先天性泪腺脱垂

先天性泪腺脱垂（congenital prolapse of the lacrimal gland）是指泪腺先天性向下方移位，临床较为常见，双侧对称性，与遗传有关[3]，有的为家族性发病，曾有报告一家四代发病，并伴有眼睑皮肤发育迟缓。青年发病，女多于男，发病年龄多为9～36岁。

1. 病因病理　可能由于筋膜悬韧带软弱或先天小眼眶所致[4]；泪腺支持组织薄弱，与眼睑皮肤松弛症（blepharochalasis）属同一类型，二者是否为同一疾病尚无统一认识。

2. 临床表现

（1）症状：上睑外侧肿胀、下垂（图3-1-1），甚至遮挡视线；患者眼睑无痛，也无明显发红，可出现情绪刺激流泪减少，但少有结膜干燥。

（2）体征：上睑外侧隆起或伴有下垂。在皮下可扪及质硬肿块，大如杏仁，分叶明显，活动自如，可以压回泪腺窝。

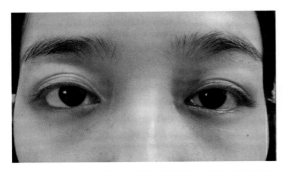

图3-1-1A　先天性双眼泪腺脱垂，左眼症状较重

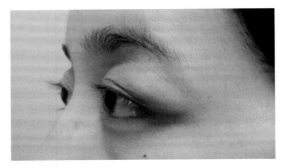

图3-1-1B　先天泪腺脱垂，同一患者左眼侧面观

3. 诊断与鉴别诊断

（1）临床诊断要点：根据病史和临床表现，尤其是上睑外侧肿胀、下垂，大多可明确的诊断。

（2）诊断标准：上睑外侧肿胀、下垂，甚至遮挡视线；在皮下可扪及质硬肿块，大如杏仁，分叶明显，活动自如，可以压回泪腺窝。多层螺旋CT提示水平位泪腺上部部分越过眶缘，呈结节样；冠状位表现为泪腺大部分位于眶缘前方、眼球颞侧，呈现圆球状影，矢状位类似。同时CT多平面重建技术可以明确诊断。Schirmer Ⅰ和Schirmer Ⅱ试验均正常；泪膜破裂时间（break-up time，BUT）正常。

（3）诊断程序：听取并记录患者的主诉、病史，顺序地进行裂隙灯显微镜检查，触摸按压泪腺区，泪液分泌试验。有针对性地进行B超、CT、MRI检查等项目检查，直到获得足够证据完成诊断。

（4）鉴别诊断：先天性泪腺脱垂主要需要与泪腺窝内的肿瘤相鉴别。主要鉴别点在于泪腺肿大或睑内肿块一般不能压回泪腺窝。

4. 治疗原则与方案

（1）原则：先天性泪腺脱垂分为轻中重三度，轻者可以观察，重者可手术复位。

（2）方案：对于泪腺重度脱垂患者，可行泪腺脱垂矫正术，多数患者能获得较好效果。

参 考 文 献

1. 李凤鸣. 眼科全书. 北京：人民卫生出版社，1996.
2. 惠延年. 眼科学. 第6版. 北京：人民卫生出版社，2004.
3. Chebil A, Falfoul Y, Limaiem R, et al. Bilateral congenital agenesis of lacrimal glands in a Tunisian family. Tunis Med, 2016；94（1）：72-75.
4. Gok F, Mutlu FM, Sari E, Demirkaya E, Altinsoy HI, Bernd W. Congenital absence of salivary and lacrimal glands accompanied by growth and development retardation. J Pediatr Ophthalmol Strabismus, 2010；47.

第二节　泪　腺　炎　症

一、急性泪腺炎

急性泪腺炎（acute dacryoadenitis）临床上不常见，约占眼科病人的万分之一。多单侧发病。因泪腺受眶上缘严密保护，不易受结膜囊上行感染，所以泪腺急性感染性炎症临床较为少见。

1. 病因

（1）原发性急性泪腺炎（primary acute dacryoadenitis）：多发生在儿童和青年。常为单侧。累及睑部泪腺，感染可能由结膜囊经腺导管侵入，或为血源性。症状较轻，炎症消退快。有的发病前有上呼吸道感染，伴有明显的全身症状。

（2）继发性泪腺炎（secondary dacryoadenitis）：有来自局部和全身者。

1）局部来源：穿通伤、烧伤常引起化脓或坏死；面部丹毒、睑板腺或者结膜的葡萄球菌感染、睑腺炎、眶蜂窝织炎等可以直接扩散到泪腺。

2）病灶转移：可从远处化脓性病灶转移而来，如扁桃腺炎、中耳炎、龋齿、肾盂肾炎等。

3）全身感染：如葡萄球菌所致的疖，链球菌所致的猩红热及肺炎双球菌和大肠杆菌，多为化脓性，影响一侧泪腺。淋病性泪腺炎（gonococcal dacryoadenitis）：常由尿道炎或子宫颈炎转移而来，多为双侧性。其急性症状多在数日或3周消退，很少化脓，但有时可复发。

4）病毒感染也可引起急性泪腺炎，如麻疹、流行性感冒；还有传染性单核细胞增多症、眼部带状疱疹、组织胞浆菌病也可引起急性泪腺炎。

2. 临床表现　睑部泪腺和眶部泪腺可以单独发病或同时发病。

（1）症状：上睑外侧部肿胀、发红（图3-2-1A）、疼痛、流泪，睑缘呈现横"S"形下垂。

（2）体征

1）急性睑部泪腺炎水肿可扩散至颞、颊部、耳前淋巴结肿大，有压痛；睑内可扪及硬核样包块，压痛阳性，与眶壁和眶缘无粘连。有时伴有发烧、头疼和全身不适。分开眼睑可见颞上结膜充血水肿、红色泪腺组织突起，有黏液性分泌物。早期适当抗感染治疗，多于1～2周炎症消退。但有的呈亚急性，1～2个月方可消退。如化脓，脓肿易从上穹隆穿破，脓液排入结膜囊，2～3周愈合。

2）急性眶部泪腺炎发病少于睑部泪腺炎，局部症状类似睑部者，疼痛较剧烈而结膜水肿较轻。扪诊包块从外侧眶骨缘下突出。眼球突向内下,运动受限伴有复视。短时间炎症消退,亚急性消退时间较长。少数化脓,易从上睑外侧皮肤破出,可形成泪腺瘘管。

3)CT表现为眶外上方泪腺体积增大,周围软组织水肿征象(图3-2-1B)。

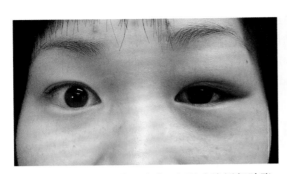

图3-2-1A 左眼急性泪腺炎,上眼睑外侧部肿胀、发红

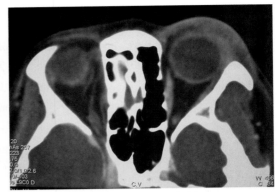

图3-2-1B 同一患者左眼急性泪腺炎CT显示泪腺体积增大,周围软组织水肿征象

3. 诊断及鉴别诊断

(1)临床诊断要点:根据病史和上睑外侧部肿胀、发红、疼痛、流泪,睑缘呈现横"S"形下垂等症状和体征,可作出明确诊断。

(2)诊断标准:上睑外侧部肿胀、发红,疼痛,局部皮肤可扪及包块,压痛阳性;根据症状和体征,诊断不难作出。

(3)鉴别诊断:睑部泪腺炎应与睑板腺感染、眼睑脓肿或化脓性结膜炎相鉴别。眶部泪腺炎应与眶脓肿、额骨骨髓炎等相鉴别。

4. 治疗

(1)病因治疗,积极针对特殊原因进行不同治疗,查找全身因素。

(2)合理地全身使用抗生素治疗,足量、足疗程;

(3)局部热敷,结膜囊滴抗生素滴眼液;

(4)若有脓肿形成,宜做局部切开引流术。切口的位置应选择在脓肿最低点和最容易破溃处,所以,睑部泪腺脓肿从穹隆上穹隆外侧结膜切口,眶部泪腺脓肿则从上睑外侧皮肤切口(图3-2-2A和3-2-2B)。

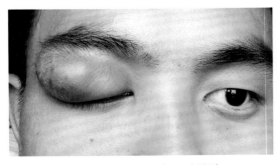

图3-2-2A 右侧眶部泪腺脓肿

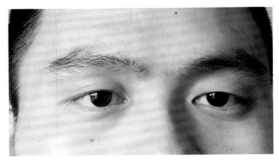

图3-2-2B 右侧眶部泪腺脓肿眼睑外侧皮肤切开引流术后6个月

5. **预后** 急性泪腺炎预后者好,但化脓者若引流不畅,感染可能传入颅内,引起海绵窦栓塞或基底脑膜炎而致死亡。炎症后腺组织萎缩过多,会使泪液分泌减少,甚至会引起干燥性角膜结膜炎。

二、慢性泪腺炎

慢性泪腺炎(chronic dacryoadenitis)为常见的泪器疾病,可由急性泪腺炎迁延而来,病情进展缓慢,多为双侧性,也可单侧性。其病因多种,结膜的慢性炎症可引起继发性泪腺炎,更多的是由全身疾病所致,需要对局部肿物切除活检及全身检查确定病理性质[1]。

1. **病因病理** 慢性泪腺炎的病因有多种:炎症(结节病,韦格纳肉芽肿,克罗恩病),感染(结核病,沙眼衣原体,流行性腮腺炎,梅毒,HIV),肿瘤(白血病,淋巴瘤)[2];也可为急性泪腺炎的迁延而成。

中医的病因病机:中医认为本病多为风热外袭,肝胆火炽,痰热互结所致。

2. **临床表现**

(1)症状:双眼发病,慢性或复发性上睑红肿,偶有疼痛及复视。

(2)体征:多数双侧同时或者先后发病,病情进展缓慢,上睑外上方肿胀(图3-2-3A),一般无疼痛,也可有触痛。上睑外侧眶缘摸到团块,泪腺区触及分叶状,质软肿块,可移动无压痛。伴有轻度上睑下垂。肿块压迫眼球可向鼻下方移位,眼球向外上方转动受限,可出现复视,但眼球突出少见[3]。

有时伴Mikulicz综合征(双侧泪腺肿大伴有腮腺肿大,可有结核、白血病、淋巴瘤等全身病)。

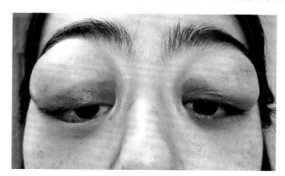

图3-2-3A 双眼慢性泪腺炎,上眼睑外上方肿胀明显

3. **诊断及鉴别诊断**

(1)诊断依据:双侧泪腺部肿物,上睑下垂,眼球运动受限;全身伴有结核或梅毒病史;实验室检查:血常规白细胞数增加,IgG4可升高[4],影像学检查:眼眶B超、CT、MRI及彩色多普勒(CDI)表现为眶外上泪腺体积增大(图3-2-3B和图3-2-3C),无周围组织破坏,增大的泪腺呈杏仁状[4];X线检查泪腺区钙化液化等病灶;活组织检查可明确病理诊断。

(2)鉴别诊断

1)甲状腺相关眼病:可有眼球突出,泪腺肿大等表现,大多有甲状腺功能的改变。

2)泪腺肿瘤:眼球突出,向鼻下方移位,部分患者可局部疼痛。泪腺部可触及肿物。但泪腺肿瘤多单侧,影像学检查可提示肿物,予以鉴别。

3)泪腺脱垂:常见双侧,上睑外上方皮肤松弛,可触及肿物,推动可还纳眼眶。

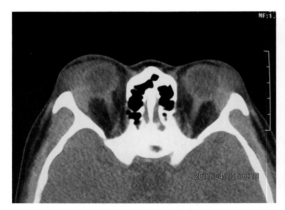

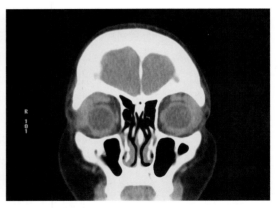

图 3-2-3B　同一患者双眼慢性泪腺炎 CT 水平位双侧眶外上方泪腺体积均增大

图 3-2-3C　同一患者双眼慢性泪腺炎 CT 冠状位双侧眶外上方泪腺体积均增大

4. 治疗原则及方案

（1）针对病因进行治疗：首先药物治疗原发病：沙眼、结核、梅毒性泪腺炎等。根据病情使用抗生素或糖皮质激素。

（2）根据活检确定病变的性质若是泪腺肉样瘤病和良性淋巴上皮病变，可全身皮质激素治疗，一般效果良好。为避免复发，可行放射治疗。对 Sjögren 综合征应用药物抗炎和免疫治疗的同时可使用人工泪液。

（3）药物治疗无效者可手术切除病变泪腺。

（4）中医认为泪腺炎属外眼炎症疾病，宜清热泻火，软坚散结，方拟五味消毒饮加减。中成药处方：复方板蓝根颗粒，消炎退热颗粒，芩连片，内消丸，牛黄解毒片，应根据证型选择运用[5]。

急慢性泪腺炎，均可采用中西医结合治疗。治疗效果比单一方法治疗效果好，可缩短疗程，减少复发。中医以疏风清热，清肺泄热，化痰散结为治法，兼以解毒排脓，祛痰消肿，配合西医的抗生素或抗病毒药及糖皮质激素控制炎症，可取得较好的疗效[5]。

（乔丽萍　黄　波　陶　海）

参 考 文 献

1. 李凤鸣. 中华眼科学. 第 2 版. 北京：人民卫生出版社，2005.
2. 欧弗雷，斯林科. 眼科治疗手册 - 临床指南. 第 3 版. 赵培泉，金海鹰，主译. 北京：北京大学医学出版社，2013.8. 325.
3. 医学会编著. 临床诊疗指南 眼科分册，北京：人民卫生出版社，2006.
4. 陶海，白芳. 泪器病诊治新进展. 北京：人民卫生出版社，2015.
5. 彭清华. 眼科中西医诊疗套餐. 北京：人民军医出版社，2013.

三、IgG4 相关性眼病

IgG4 相关性疾病（IgG4 relative disease，IgG4-RD）是一种与 IgG4 淋巴细胞密切相关的慢性系统性疾病。该病以血清 IgG4 水平升高和 IgG4 阳性细胞浸润多种器官和组织为特征，常见受累器官包括胰腺、泪腺、肾脏、肝脏和唾液腺等，累及的器官或组织由于慢性炎症反应及纤维化进程，可出现弥漫性肿大、组织破坏，甚至器官功能衰竭[1-3]。当 IgG4 相关性疾病出现眼部症状时，则称为 IgG4 相关性眼病（IgG4 relative ophthalmic disease，IgG4-ROD）。

1. 流行病学 多见于中老年人，与 IgG4 相关性疾病好发于中老年男性不同，IgG4 相关性眼病平均发病年龄较 IgG4 相关性疾病患者低，男女发病比例约为 1.1∶1，无明显性别差异。

2. 临床表现 IgG4 相关性眼病最常见的表现为无痛性泪腺肿大伴或不伴眼球突出。多为双侧，病变可不对称。亦可累及各种眼眶组织，包括肌肉、脂肪、眼睑和神经。视神经受压迫时可导致视力下降。

3. 实验室检查 血清 IgG4 升高≥135mg/dl。

4. 影像学检查 病变均涉及泪腺，其中多为两侧泪腺对称性弥漫性肿大，具有一定特征性。

（1）B 型超声检查病变多显示为回声不均匀增强改变。

（2）CT 检查显示病变密度均匀，增强明显强化。肌锥内外、视神经周围可见结节或肿块影。该病可累及眼外肌、眼睑、眶脂体、眶上下神经、眶下裂、翼腭窝及海绵窦等。眼外肌受累时边缘清，可同时累及肌腱、肌腹。病变较常累及眶上、眶下神经，使眶上、眶下神经管扩张，眶上、下神经增粗，具有较强的特征性。病变还可侵及眼外腺体，如累及腮腺、颌下腺等，导致腺体对称性肿大[4]。

（3）MRI 检查显示泪腺弥漫性增大是 IgG4 相关性眼病眼眶受累的最常见表现，三叉神经分支广泛受累是该病另一个特征性表现，多伴眼外肌炎和眶脂体炎[4-5]。

根据病变累及范围将之分为泪腺型和弥漫型两种类型。泪腺型表现为双侧泪腺弥漫性肿大，T1WI 多呈略低信号，T2WI 呈略低信号或等信号，增强后多呈明显不均匀强化，可见多发结节或点状中等强化影，结节灶之间为粗细不均的条带状明显强化影。

弥漫型除了泪腺肿大以外，还包括眼外肌炎、三叉神经分支受累增粗、眶脂体炎性浸润和视神经鞘膜炎。眼外肌炎较常见，表现为眼肌弥漫性增粗，边缘多模糊，T2WI 呈略高信号，增强后明显强化；眶脂体炎表现为眶脂体内多发条索影，以受累眼肌周围为著，脊椎外间隙更为常见，可能是眼肌炎蔓延所致；视神经鞘炎表现为视神经鞘膜弥漫性增厚，边缘模糊，增强后明显强化，视神经鞘炎均伴有邻近的眶脂体炎，可能是眶脂体病变累及鞘膜所致；三叉神经分支受累以额神经为著，其次是上颌神经分支。三叉神经分支受累者均伴眼外肌炎，而后者并非均伴神经病变。

5. 病理学 病理形态和免疫组织化学检查显示病变为淋巴组织增生性疾病，弥漫的淋巴细胞和浆细胞浸润，常伴有淋巴滤泡的形成；不等量的嗜酸性粒细胞浸润；血管及泪腺导管周围的纤维化常见；部分伴有纤维化，但纤维组织硬化及闭塞性静脉炎相对少见[6]。

6. 诊断

（1）IgG4 相关性疾病：由于除 IgG4 相关性疾病外的多种疾病可出现血清 IgG4 水平升高、组织病理 IgG4＋浆细胞浸润，所以 IgG4 相关性疾病的诊断必须进行全面、系统的评估。IgG4 相关性疾病的诊断评估应基于全面的病史收集、体格检查、特定的实验室检查和影像学检查。组织活检对于明确 IgG4 相关性疾病的诊断，排除恶性肿瘤和其他类似疾病具有重要意义。

日本 IgG4 相关性疾病研究组诊断标准（2011）包括：①临床检查显示 1 个或多个脏器特征性的弥漫性 / 局限性肿大或肿块形式；②血液学检查显示血清 IgG4 升高（≥135mg/dl）；

③组织学检查显示大量淋巴细胞和浆细胞浸润，伴纤维化以及组织中浸润的 IgG4 阳性浆细胞 /IgG 阳性浆细胞 >40%，且每高倍镜视野下 IgG4 阳性浆细胞 >10 个。IgG4 相关性疾病的确定诊断条件为①＋②＋③；可能诊断条件为①＋③；可疑诊断条件为①＋②。

（2）IgG4 相关性眼病：日本 IgG4 相关性眼病研究组诊断标准（2014）包括：①影像学检查可见泪腺、三叉神经及眼外肌或其他眼部组织的肿大或肿块形成；②组织学检查显示大量淋巴细胞和浆细胞浸润，伴纤维化以及组织中浸润的 IgG4 阳性浆细胞 /IgG 阳性浆细胞≥40%，或每高倍镜视野下 IgG4 阳性浆细胞 >50 个；③血液学检查显示血清 IgG4 升高（≥135mg/dl）。IgG4 相关性眼病的确定诊断条件为①＋②＋③；可能诊断条件为①＋②；可疑诊断条件为①＋③[7]。

7. 鉴别诊断 由于 IgG4 相关性眼病缺乏特异性的临床表现，临床上需要与多种疾病相鉴别，如干燥综合征（Sjögren syndrome，SS）、恶性淋巴瘤、眼外肌特异性的炎症、甲状腺相关眼病等疾病进行鉴别。

（1）Sjögren 综合征：IgG4 相关性眼病患者中，口干、眼干及关节痛症状相较于 Sjögren 综合征更轻。Sjögren 综合征患者常出现自身抗体 SS-A/SS-B，不表现为血清中 IgG4 升高，且组织病理学无明显 IgG4 阳性淋巴细胞。

（2）恶性淋巴瘤：轻链限制性表达和免疫球蛋白重链基因重排有助于疾病的鉴别。对确诊为 IgG4 相关性眼病的患者需进行长期随访观察治疗。

（3）抗中性粒细胞胞浆抗体介导的系统性血管炎（变应性肉芽肿性血管炎和韦格纳肉芽肿）：早期常出现发热、红细胞沉降率升高、C 反应蛋白升高、明显的贫血、病程进展迅速和 cANCA+。

（4）眼外肌特异性的炎症：急性起病，眼眶疼痛、眼睑红肿明显。对于缺乏急性病程和炎症表现的患者，需要活检帮助诊断。

（5）甲状腺相关眼病：甲状腺疾病史，血清 TSH、FT3、FT4 等异常。受累眼外肌以肌腹增粗为著，急性炎性水肿期可伴泪腺肿大，但一般不会表现为弥漫性肿大。

（6）多中心的 Castleman 病：临床上以深部或浅表淋巴结显著肿大为特点，部分病例可伴全身症状和（或）多系统损害，多数病例手术切除肿大的淋巴结后，效果良好。两者在形态上有重叠，鉴别诊断需要进行免疫组织化学 IgG4 和 IgG 染色。

8. 治疗

（1）糖皮质激素：糖皮质激素是 IgG4 相关性疾病的首选治疗措施。初始量为 0.6mg/kg/天，治疗 2~4 周后每 2~4 周减量 5mg，治疗持续 3~6 个月后停药。患者于治疗数周后症状减轻，血清 IgG4 显著降低。糖皮质激素治疗存在减量过程中复发的可能性，部分患者需要长时间维持量治疗。病变纤维化明显和处于慢性期的患者糖皮质激素治疗效果不佳，血清 IgG4 较低的患者预后较差。

（2）免疫抑制剂：硫唑嘌呤、吗替麦考酚酯、利妥昔单抗和硼替佐米等多种免疫抑制剂和生物制剂也越来越多地用于复发性 IgG4 相关性眼病患者的治疗。

（3）放射治疗：可采用分次放射治疗，总剂量为 2 000cGy。

（4）手术治疗：通过手术切除病变组织可以进行病理诊断及分型。由于手术治疗后复发率较高，联合手术切除的综合治疗可能成为治疗该病的有效方法。

（耿 爽）

参 考 文 献

1. Khosroshahi A，Wallace ZS，Crowe JL et al. Second International Symposium on IgG4-Related Disease. International Consensus Guidance Statement on the Management and Treatment of IgG4-Related Disease. Arthritis Rheumatol. 2015；67（7）：1688-1699.

2. Maehara T，Moriyama M，Nakamura S. Pathogenesis of IgG4-related disease：a critical review. Odontology. 2018：17. [Epub ahead of print]

3. Zen Y，Nakanuma Y. Pathogenesis of IgG4-related disease. Curr Opin Rheumatol. 2011；23（1）：114-118.

4. Song YS，Choung HK，Park SW，et al. Ocular adnexal IgG4-related disease：CT and MRI findings. Br J Ophthalmol. 2013；97（4）：412-418.

5. 付琳，杨本涛，曲晓峰，等. IgG4 相关性疾病眼眶结构受累的 MRI 表现. 中华放射学杂志，2013，47：495-499.

6. 吴霞，罗清礼，李甘地. 眼眶 IgG4 相关疾病的临床病理学特点及其鉴别诊断. 中华眼科杂志，2016，52：256-262.

7. Goto，Takahira M，Azumi A. Japanese Study Group for IgG4-Related Ophthalmic Disease. Diagnostic criteria for IgG4-related ophthalmic disease. Jpn J Ophthalmol. 2015；59（1）：1-7.

第三节　泪　腺　肿　瘤

一、泪腺混合瘤

泪腺混合瘤（mixed tumor of the lacrimal gland），又称泪腺多形性腺瘤。世界卫生组织已正式采用此名。宋国祥等报告发病率约占眼眶占位性病变的 3%～5%，泪腺窝肿瘤的 25% 和泪腺上皮性肿瘤的 50%～58%。良性泪腺混合瘤多见于 21～50 岁，平均 36.62 岁，组织来源于泪腺导管或腺体，也可以起源于副泪腺及先天性胚胎残留组织（泪腺原基）。患者单侧受累，发病缓慢。

1. **病因**　大部分的泪腺混合瘤在黏液性的实质中可见到腺管状组织，它是由两层上皮组织组成，内层上皮可分泌黏液物质，又可引起扁平上皮鳞状化生。外层细胞向黏液瘤样、纤维性或软骨样物质化生。从泪腺的腺泡或导管的上皮细胞发生腺瘤，又可引起间质的各种变化，呈现复杂的组织改变。肿瘤的实质有丰富的透明质酸酶抗酸性粘多糖物质。肿瘤的包膜及肿瘤本身有明显纤维组织可以引起非特异性炎症反应。故活检时要小心向深部作楔形切除，以助与炎性假瘤作鉴别[1]。

2. **临床表现**　常表现眼眶外上方相对固定的无痛性包块（图 3-3-1A）。眼球突出及眼球运动障碍，睑部泪腺起源的泪腺混合瘤，侵及上皮下及穹隆部结膜，包块易于早期发现及扪及，又可引起上睑下垂。眶部泪腺混合瘤，早期无症状，随着肿瘤生长，在眶缘外上方可扪及硬而不规则肿块，有移动性，一般与皮肤、眶缘无粘连，继之眼球向前方及内下方移位突出，并有向外、向上运动障碍；早期视力无明显变化，可有复视。随着病程的发展，可有视力减退，其原因可有肿瘤压迫眼球引起明显散光，或是暴露性角膜炎，也可能是视神经受累[2]。

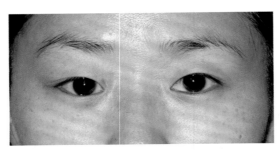

图 3-3-1A　右眼多形性腺瘤术前（此图片由李月月医生提供）

3. 辅助检查

（1）X 线检查：X 线对诊断多形性腺瘤具有特征性。X 线可显示（20°后前位）眶腔扩大或泪腺向外上方膨隆，边界清晰整齐，无骨破坏。因肿瘤位于泪腺窝邻近骨壁并受骨壁和眼球的限制，肿瘤增长后首先压迫泪腺窝，造成泪腺窝向外上方扩大。此种 X 线征所见具有定性诊断价值。

（2）超声检查：典型的良性多形性腺瘤 B 超显示为眶外上方圆形或类圆形占位病变，边界清楚、光滑，内回声多或中等而分布均匀，声衰减中等，无可压缩性。由于肿瘤压迫引起的泪腺窝扩大，在 B 超上显示为肿瘤后界局部向后突出，这是骨压迫征，这些声学特征非常符合多形性腺瘤的组织学所见。A 超则为眶外上方占位病变，出入肿瘤波峰较高，内为均匀的中高波，中等衰减，非常类似海绵状血管瘤的超声学特征。

（3）CT 扫描：CT 扫描在泪腺混合瘤的诊断中具有重要意义。CT 显示肿瘤位于眶外上方泪腺区，肿瘤呈膨胀性增长，圆形或类圆形高密度块影，边界清楚、光滑，内密度基本均质。泪腺窝骨壁可有压迫性改变（骨凹）及泪腺窝扩大。病变较大时冠状 CT 可显示眶顶骨吸收或骨缺损，但很少有明显骨破坏，这可与发生于泪腺的炎性假瘤或恶性淋巴瘤区别。泪腺凹扩大是良性泪腺上皮性肿瘤较为特征性的改变，也是和其他病变区别的重要指征之一。肿瘤前界一般不超出眶缘，即病变主要累及眶部泪腺，很少波及睑部泪腺，复发性泪腺良性多形腺瘤形状不规则或成扁平形，可侵及眼眶周围软组织（眼外肌、提上睑肌）及骨骼。

（4）MRI 检查：MRI 检查对良性多形性腺瘤的诊断如同其他眼眶良性肿瘤一样，T1WI 呈中信号，T2WI 为高信号，但部分肿瘤 T2WI 信号较低，呈中信号。由于扫描多个角度，同时增强后扫描显示信号明显加强。复发性肿瘤形状不规则或呈结节状，也可向颅内蔓延。

4. 诊断及鉴别诊断　泪腺部位触及肿块，眼球突出并被推向鼻下方，眼球向外上方运动受限等临床改变以及影像学特征性表现可诊断明确。但早期诊断往往较为困难，该疾病主要需与下列几种疾病鉴别：

（1）泪腺腺瘤：该肿块大小中等，呈圆球形，与皮肤及周围组织无粘连，质韧可移动，增长缓慢，血管较丰富。彩超和 CT 扫描检查有助于诊断。血管造影可显示为血管相似的特性。

（2）泪腺淋巴细胞性病变：多发生于老年人，可单侧或双侧发病，类似炎性假瘤，病史较短，眶前部可触及实性肿块，有压痛，超声扫描显示病变区低回声、边界清楚较少声衰减。CT 显示眶区病变范围较大、均质、密度高。

（3）泪腺炎性病变：炎性假瘤常好发于泪腺，临床表现眼睑肿胀、疼痛、反复发作，有用激素治疗好转史。超声显示局部病变区（扁平形）低回声。CT 扫描显示病变区呈半圆形或扁平形。常合并邻近眼外肌增厚或眼环增厚，病变常侵及睑部泪腺。

（4）泪腺皮样囊肿：可发生于眼外上方泪腺区，临床上不易与泪腺肿瘤相区别，CT 扫描多显示为低密度区域或内含低值区病变可向眶颅骨或颞凹扩展可见骨质凹陷。

（5）其他泪腺区病变：如泪腺囊肿、神经鞘瘤或肉芽肿较少见 [3]。

5. **治疗**　泪腺混合瘤一旦确诊，就应根据其特性给予相应的治疗。良性混合瘤多有包膜，手术时一定要注意连同肿瘤包膜完整切除肿瘤，对邻近可能受累软组织及骨一并切除（图 3-3-1B）。切除肿瘤时忌切破囊膜或小块切除，否则会导致肿瘤复发。一般采用改良的外侧开眶术，以去除眶上缘骨质，使手术视野更开阔，从而更有利于手术操作和肿瘤的完整切除。手术时要尽可能将完整包膜包绕的肿瘤组织彻底摘除，为了防止肿瘤扩散和复发，将肿瘤连同包膜一并完整地切除，切勿破坏包膜。可在肿瘤和眶组织之间铺垫纱布，最后将肿瘤包裹在纱布内一并取出。这样可以减少或防止肿瘤细胞种植于眶内而引起复发。

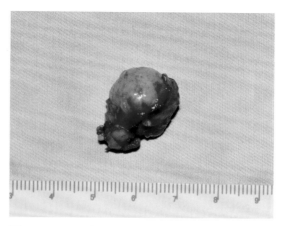

图 3-3-1B　手术切除的多形性腺瘤（此图片由李月月医生提供）

6. **预后**　预后一般良好。完整切除肿瘤有助于减少肿瘤复发或恶变。有报告在初次手术后 20～40 年后复发者。术前活检复发率 32%，术前未做活检者复发率为 3%。因此，只要术前对泪腺多形性腺瘤细致准确诊断，避免活检，初次手术完整摘除肿瘤就可以避免复发。

二、泪腺恶性混合瘤

泪腺恶性混合瘤（Malignant mixed tumor of lacrimal gland），又称为泪腺多形性腺癌，为最常见的泪腺窝原发性上皮性肿瘤之一。在泪腺上皮性肿瘤中占第三位，在泪腺恶性上皮性肿瘤中占第 2 位。在国内外的统计中，恶性混合瘤占泪腺性原发上皮性肿瘤的 13～22.5%，发病年龄为 20～50 岁，平均 43.5 岁，可由良性混合瘤转化而来。

1. **临床表现**　眼眶外上方粘连性肿块，边界不清，压痛，眼球向内下移位。临床上具有恶性肿瘤症状的是疼痛。Wright 报告泪腺恶性混合肿瘤的主要临床表现是眶部肿块（83%），眼球移位（67%），疼痛（33%）。Rootman 认为有三种情况应考虑是恶性混合瘤：①长期的泪腺肿块突然增长；②有疼痛、骨侵蚀和肿瘤增长迅速迹象；③既往已切除的泪腺多形性腺瘤突然复发。Henderson 认为原发性恶性混合瘤有三种类型：①病史短，肿瘤第一次切除时即为恶性；②起初为良性混合瘤未完全切除，再复发时即为恶变；③患者有进行性眼球突出，眼球移位，无疼痛数年，近期出现上睑肿胀，疼痛。此类型在行第一次开眶手术，病理显示具有恶性和良性混合瘤的双重改变。恶性泪腺混合瘤多并发眼球运动障碍及周围骨壁侵犯而导致一系列临床表现。

2. 辅助检查

（1）实验室检查：流式细胞仪计算技术显示：良性瘤细胞有二倍体 DNA 含量特征，异倍体为恶性瘤细胞特征。

（2）病理学检查：肿物无包膜或包膜不完整，切面呈灰白或灰黄、质脆，镜下见良性多形性腺瘤病变中有灶性恶变。可见核异型上皮细胞岛，管腔不规则，出现异常核分裂现象。恶性部分多为中、低分化腺癌，间质呈透明变性。少数为腺样囊性癌或鳞状细胞癌表现。电镜可见瘤细胞类似正常泪腺的腺泡细胞，但其腔面细胞微绒毛数目正常，顶部复合连接保持良好，其余细胞连接加宽，无桥粒连接，可类似导管内层细胞。

（3）X 线：可发现眶容积扩大，泪腺窝溶骨性破坏是恶性混合瘤的主要标志之一。但和其他泪腺恶性肿瘤产生的骨破坏不易区别，都可显示泪腺凹扩大。

（4）超声探查：A 超显示泪腺窝占位病变，入肿瘤波较高，声衰减明显，内反射呈"M"形，声衰减明显。B 超可见泪腺区占位病变形状为类圆形或不规则形，内回声不均或呈块状，声衰减较多，具有不可压缩性。肿瘤体积较大时可显示视神经受压向下移位。

（5）CT 检查：早期不易和多形性腺瘤区别，形状为类圆形，高密度，局部有骨凹形成或骨破坏增强现象明显。但多数肿瘤边界不清楚或形状不规则，局部骨破坏是恶性肿瘤的标志。一般恶性混合瘤的瘤体较多形性腺瘤大，晚期可见广泛骨破坏病变向前、中颅凹及颞凹或鼻旁窦蔓延，尤其以增强 CT 扫描为显著。病变内部可有钙化、骨化或坏死区。

（6）磁共振检查：恶性肿瘤尤其是肿瘤向眶外蔓延时，MRI 显示良好，不仅能显示病变范围，还可显示肿瘤内有无坏死腔；如侵及颅内还可显示周围有无脑组织水肿等继发改变。增强扫描显示病变范围较大，肿瘤内可有坏死腔。

3. 治疗　此类肿瘤体积多较大，侵及周围软组织和骨质结构，手术宜采取大范围切除或眶内容切除术后放射治疗。由于恶性肿瘤较早侵袭周围正常组织和发生远处转移，仅手术治疗效果不理想，常采用联合术后化疗和放疗的综合治疗手段。

（1）手术治疗：一般采用眶根治性剜除术，术中需切除包括侧壁、眶顶及脑膜在内的全部眶软组织。由于该手术常严重影响患者容貌，而且其效果尚缺乏确切的临床观察，因此对于其临床应用尚存争议。近年文献报道，扩大的局部切除联合放疗效果明显较单纯手术或单纯放疗好，尤其是目前使用的各种加速器，大大减少了放疗的不良反应，为目前首选的治疗方案。

（2）放射治疗：分为体外照射和体内照射。体外照射一般采用多次性立体定向放射疗法（FSRT）、调强适形放射治疗（IMRT）以及伽马刀放射治疗（GKS）。体内照射又称近距离照射，这种治疗技术能把高强度的微形放射源送入人体腔内或配合手术插入肿瘤组织内，进行近距离照射，从而有效地杀伤肿瘤组织。FSRT 和 IMRT 两者都是利用计算机技术来控制放疗设备，使放射线的能量最大限度的聚焦于肿瘤靶区，从而产生毁灭性的生物效应，杀伤肿瘤细胞，而对周围非病变组织几乎不产生放射性损伤。

（3）化学治疗：近年来，有关采用化学药物治疗肿瘤方面也有很大突破。已经证明联合使用顺铂和阿霉素在治疗泪腺恶性混合瘤方面有很大作用，通过血管注射药物能够很好地使药物到达肿瘤的靶区，从而大大提高药物对肿瘤细胞的杀伤作用。而且通过多次的治疗几乎可以全部杀伤肿瘤细胞[4]。

4. 预后　恶性混合瘤的预后较差，除侵犯邻近眶骨以外，可侵犯颅脑，较早发生淋巴结转移，转移至肺部文献亦有报道。

三、泪腺腺样囊性癌

泪腺腺样囊性癌（adenoid cystic carcinoma of the lacrimal gland）约占原发性上皮性肿瘤的 14.28%～33.33%，是泪腺最常见恶性肿瘤。包膜不完整，局部破坏性强，术后常常复发。癌细胞在纤维基质内形成条索样或巢状，其内有筛状小孔。可浸润眼眶组织，有嗜神经性侵犯倾向。组织来源于泪腺上皮，是常见的眶内肿瘤。

1. 临床表现　泪腺处自发隐痛，眶外上象限扪及增长较快和有触痛的肿物；可有出血或坏死、嗜碱性，呈筛状、管状及实性排列、间质透明变性。有两种组织学类型：①在一团团瘤细胞中，有大小不等的囊腔，形成筛状外观；②由实心的瘤细胞所组成，瘤细胞小而核染色深，均匀一致密集成堆，在瘤细胞群周围有高度胶原化，如玻璃样变的基质围绕，形似圆柱，故又称圆柱瘤。

2. 辅助检查

（1）病理学检查：肿瘤多无包膜或包膜不完整，切面灰白色或灰黄色、颗粒状、质脆。

（2）影像学检查：X 线可发现泪腺窝骨质破坏。

（3）CT 显示泪腺区肿物，可沿眼眶壁向眶尖蔓延破坏，可见骨质，泪腺影不规则，边界不清楚、不整齐不均质；向鼻窦颅内扩展。

（4）超声检查：B 超显示泪腺区占位病变，性状为扁平形或梭形，边界清楚，内回声不均匀，声衰成中等，肿瘤后界不规则。A 超显示病变反射高低不规则，衰减明显。Doppler 扫描可显示瘤体内血供丰富。

3. 治疗　病变高度恶性，极易向周围骨质、神经、软组织浸润生长，手术后复发率高，手术不易彻底，一经确诊，应立即作眶内容剜除术。

（1）手术方式为眶内容剜除术，手术应特别注意泪腺窝、眶尖部、眶上切迹等处无癌细胞残留。吴中耀曾提出手术需切除外侧壁和眶顶、颞肌的前部以及眶上神经出口的增厚部分；也有专家提出把肿瘤和相邻的颞侧眶骨一起作眶内容次全剜除；

（2）放射治疗剂量为 50～60Gy，作为手术后辅助治疗。

（3）肿瘤小于 3cm 中子行照射治疗，可控制肿瘤。

4. 预后　肿瘤易向鼻窦或颅内扩展，也可以发生远处转移至肝等脏器，本病死亡率较高，预后不良。

（乔丽萍）

参 考 文 献

1. 刘家琦，李凤鸣. 实用眼科学. 第 2 版. 北京：人民卫生出版社，2009：285.
2. 王相宁，钱江. 泪腺上皮性肿瘤的治疗进展. 中华眼耳鼻喉科杂志，2010；10（3）：198-200.

3. 赵堪兴,杨培增. 眼科学. 第7版. 北京:人民卫生出版社,2011:74.

4. 李凤鸣. 中华眼科学. 第3版. 北京:人民卫生出版社,2014:951-957.

第四节 泪腺囊肿

泪腺囊肿(cyst of the lacrimal gland)可见先天性泪腺囊肿[1]和原发性泪腺囊肿。先天性泪腺囊肿临床少见,发生于眶部泪腺者,于出生时或生后数年出现,如无导管通表面,则表现为眶外则缘下有波动且张力大的肿块,并常向眶深部伸展,甚至达到眶尖,表现为眼睑肿胀、上睑下垂、眼球突出。新生儿的先天性囊肿偶尔生长迅速,数日内可使眼球移位损坏,发生于睑部泪腺者,可从穹隆扩展到球结膜下;原发性泪腺囊肿比较多见的是睑部泪腺的单纯囊肿,或称单纯性泪腺导管积液(dacryops)[2]。

1. 临床表现 上睑外侧肿胀,无痛,生长缓慢,或无症状,大如花生米或鸽蛋,扪之活动,有波动,压痛阴性,有时呈分叶状。上睑处在上外穹隆可见光滑发蓝的透明囊样肿物(图3-4-1)。囊肿体积随泪液分泌量的变化而变化,如眼部受刺激时囊体变大变硬;加压则流出大量的泪液而缩小。感染化脓时,排脓后留下瘘管。

2. 病理组织学 病理组织学检查可见囊肿衬有立方上皮细胞,囊壁结构中混有泪腺组织。囊肿壁多与泪腺导管相似[3],为双层上皮,少数也有单层柱状上皮,甚至可以为复层上皮伴有上皮增生。囊内容物为泪液,可微带黄色,含蛋白质、上皮细胞、白细胞和胆固醇,周围组织一般正常,少数腺管周围有炎症细胞。多数囊肿有炎症或外伤史,慢性炎症后腺管的收缩力降低,而腺管周围浸润使管壁变薄;加之炎症刺激泪液分泌增加,腺管被动扩张而形成囊肿。也有寄生虫性囊肿,见于棘球蚴病[4]。

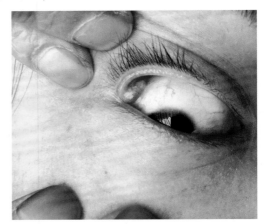

图3-4-1 泪腺囊肿在上外穹隆部可见光滑发蓝的囊样肿物

3. 治疗 手术切除是治疗泪腺囊肿的有效方法。囊肿较小可行穿刺或部分切除加化学烧灼术,均常有复发。泪腺囊肿较大则需要通过上穹隆,全部分离切除囊肿,有时还需将整叶泪腺一并切除。

（乔丽萍 陶 海）

参 考 文 献

1. 宋国祥. 眼眶手术406例(417次)临床分析. 中国眼科杂志,1986,22(3):166.

2. 孙新孚. 临床肿瘤学. 北京:人民卫生出版社,1983:169.

3. Lecler A,Boucenna M,Lafitte F,et al. Usefulness of colour Doppler flow imaging in the management of lacrimal gland lesions. European radiology. 2017,27(2):779-789.

4. Ramasubramanian A,Shields CL,Kytasty C,et al. Resection of intraocular tumors(partial lamellar sclerouvectomy)in the pediatric age group. Ophthalmology. 2012,119(12):2507-2513.

第五节　泪　腺　瘘

泪腺瘘（fistulae of the lacrimal gland）较常见。可分为先天性泪腺瘘和继发性泪腺瘘[1]。先天性泪腺瘘常开口于上睑外侧部皮肤，多在睑板上缘。瘘口周围常有成丛的类似睫毛的结构。一般初生时常不易被察觉，泪液常引起瘘口周围皮肤湿疹或脱屑，感染时有脓液排出。

1. **病因**　先天性泪腺瘘来源可能由于眼褶形成前表面外胚叶在较高的位置内陷[2]，皮肤上皮形成泪腺排出管，而开口于睑褶上方皮肤。瘘管也可能为先天性泪腺囊肿穿破继发形成；继发性泪腺瘘可来自泪腺囊肿破裂或囊肿切除不完全；泪腺脓肿从眼睑破出；泪腺穿通伤、严重烧伤或寻常狼疮也可导致泪腺瘘；有少数患者在外眦成形术后出现[3]（图3-5-1）。

2. **临床表现**　瘘管排出泪液，受各种流泪刺激如冷风、结膜激惹、情绪等影响加重；感染有脓液排出；瘘口周围皮肤被浸润，出现红肿；逆行感染时泪腺及瘘管常反复发作急性炎症或化脓。

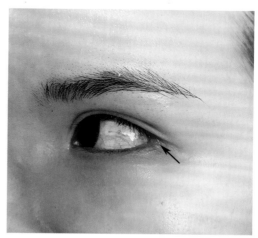

图 3-5-1　外眦成形术后继发泪腺瘘（箭头）

3. **治疗**　手术是主要治疗方法，手术分离瘘管，将瘘管及其有联系的泪腺部分一并切除，或将瘘管转位至穹隆结膜。单纯封闭瘘管，烧灼或切除或缝合，极易复发，甚至继发感染。

（乔丽萍　陶　海）

参 考 文 献

1. Higashino H，Horii T，Ohkusa Y，et al. Congenital absence of lacrimal puncta and of all major salivary glands: case report and literature review. Clinical pediatrics，1987，26（7）：366-368.

2. O'Connor MA，Archer DB，Hart PM. Congenital fistulae of the lacrimal gland. The British journal of ophthalmology，1985，69（9）：711-713.

3. Blanksma LJ，Pol BA. Congenital fistulae of the lacrimal gland. The British journal of ophthalmology，1980，64（7）：515-517.

第四章 泪道疾病

第一节 泪道先天发育异常

一、先天性鼻泪管阻塞和新生儿泪囊炎

先天性鼻泪管阻塞是新生儿最常见的眼病，文献报道发病率差别较大，其范围可以达到 5%～20%[1]，在有颌面部异常和唐氏综合征的患儿中发病率更高 [2]。虽然有着如此高的发病率，但真正出现症状者只有 1%～6%[3]。一般单眼发病，但双眼发病的患儿占 20%[4]。此病起因于鼻泪管形成的异常，最常见的阻塞部位就是鼻泪管末端、鼻腔开口的部位 [5]。80%～96% 的患儿在出生后的前 12 个月可以自发缓解而无须任何外科介入 [6]。

1. 病因病理 自 1952 年 Cassady 通过大体解剖和组织切片描述了在胚胎早期（约 3 个月），鼻泪管下段和下鼻道之间就有一层厚厚的膜分隔，而此膜恰恰在 Hasner 瓣的水平 [7]，所以直到目前，比较公认的说法是 Hasner 瓣的延迟内卷导致了出生后的鼻泪管阻塞。目前没有对先天性鼻泪管阻塞机制的确切描述，相比之下成人获得性的鼻泪管阻塞被认为主要是因为鼻泪管的狭窄，所以同样是鼻泪管的阻塞，两者之间可能有着很大差异。

2. 临床表现

（1）症状：先天性鼻泪管阻塞的主要临床表现是患儿的流泪和流脓，有些患儿睫毛上会有厚厚一层分泌物的结痂。所以很多书籍文献也称之为"先天性泪囊炎"或"新生儿泪囊炎"，但有观点认为这是一种误称，因为造成此病的并非泪囊壁的感染，而是泪囊内未排出物的感染 [8]。症状出现在生后的几天到几周，绝大多数患儿出现在生后的一个月以内。上述的症状程度并不是一成不变的，但常常在光照、遇风或者出现上呼吸道感染时加重 [8]。

（2）体征：多数的先天性鼻泪管阻塞是单眼发病，但是也有少数病例是双眼发病，男女并无差异。肉眼可见患儿眼局部较多的分泌物，一些分泌物可能附着于睫毛上，泪囊区一般没有包块，部分患儿可出现泪囊区包块，但是如果泪总管或泪小管的水肿阻塞后脓液无法排出，有可能出现急性泪囊炎表现，泪囊区出现包块及红肿热痛表现（图 4-1-1）。按压泪囊区有黏液或脓性分泌物返出，冲洗泪道不通，冲洗液反流，并可有脓性分泌物反流。泪河高度增加，荧光染料消失试验（fluorescein dye disappearance test，FDDT）延迟。

3. 诊断与鉴别诊断

（1）临床诊断要点：根据患儿病史，局部的表现以及辅助的检查不难做出诊断。

（2）诊断标准：出生后 1 个月以内出现流泪或流脓症状，伴有或不伴有泪囊区包块。压迫泪囊区有泪液或黏液或脓液自泪点返出。如有条件检查泪河高度会明显增高。如进行

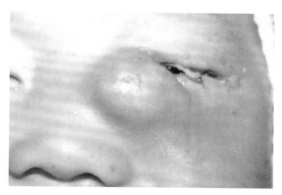

图 4-1-1　左眼先天性鼻泪管阻塞、新生儿泪囊炎、泪囊脓肿

FDDT 试验，会出现 FDDT 延迟，文献报道其敏感性（90%）和特异性（100%）均非常高[9]。泪道冲洗不通，可反流出脓性分泌物。

（3）诊断流程：询问患儿病史，尤其是症状的首发时间。仔细检查患儿眼部及眼周、泪囊区表现，轻柔按压患儿泪囊区，观察泪点附近是否返出液体，及液体性状，是否有脓性分泌物。如有条件可以在显微镜下观察患儿泪河、进行 FDDT 试验及进行泪道冲洗。对于脓性分泌物可以做细菌培养，报道的最常见的细菌为金黄色葡萄球菌、流感嗜血杆菌、β 溶血链球菌和肺炎球菌[7]。

（4）鉴别诊断：流泪的症状主要和先天性泪点闭锁、泪小管闭锁鉴别。泪点闭锁通过显微镜下检查即可发现，泪小管闭锁则需要泪道冲洗或探通时确诊。先天性上下闭锁和泪小管闭锁一般不会有流脓和脓性分泌物返出的表现。另外需要和新生儿泪囊囊肿鉴别。新生儿泪囊囊肿一般内眦部有包块，有些可有较大的突入鼻腔的鼻泪管羊水囊肿可以通过鼻内镜观察到，另外泪囊区的超声、CT 和 MRI 有助于区别先天性泪囊囊肿和先天性鼻泪管阻塞。

4. 治疗原则与方案

（1）原则：对于先天性鼻泪管阻塞的治疗原则，目前国内外尚不统一，国内的专家的意见也不统一，有的比较激进，有的比较保守，存在较大争论。国内多数专家认同的处理原则是根据月龄年龄的不同选择"阶梯性治疗"。国外多数专家认同的处理原则是：单纯的先天性鼻泪管阻塞，在 1 岁以内，特别是 9 个月以内可以保守治疗；超过 1 岁或者是复杂的鼻泪管阻塞及合并泪囊炎急性发作者，则需要积极治疗。

（2）方案：国内多数专家认同的"阶梯性治疗"方案：4 个月之前观察，局部按摩、点眼药，大部分患儿能在这段时间内自愈或被治愈；4～6 个月时做泪道加压冲洗；6～8 个月时做泪道探通；8 个月～1 岁时做置管术；1 岁时做经鼻窥镜泪囊鼻腔造口术。需要注意：有两种特殊情况例外，要提前做泪道探通或手术治疗：一是合并有先天泪囊羊水囊肿的，最早的，在出生当天若按摩无效，即可探通泪道；二是有过泪囊炎急性发作的，急性炎症控制以后就可探通。患儿除了同时伴有泪道皮肤瘘管，在做瘘管切除的同时，可共用一个皮肤切口选择做微小切口泪囊鼻腔吻合术外，一般不再做外路泪囊鼻腔吻合术。

国外多数专家认同的治疗方案：在 1 岁以内，特别是在 9 个月以内的单纯先天性鼻泪管阻塞，建议观察。早期进行泪道探通和单纯观察有着相似的缓解率[10]。另外一些学者认为,在 1 周岁以内,除了坐等病变缓解(wait and see),还可以通过 Crigler 描述的方法治疗先天性鼻泪管阻塞:用手指按压内眦以防止泪液反流,同时由上至下按压泪囊区域,可以增加鼻泪管内的静水压,从而使得阻塞的组织打开。对于有脓性分泌物的患儿可以局部使用抗生素滴眼液。超过 1 岁的患儿,要积极进行治疗。泪道探通和鼻内镜辅助下的泪道探通是首选的方法。对于探通失败的病例或者复杂的先天性鼻泪管阻塞,球囊扩张和泪道置管也是可以选择的方法,两者的成功率相似。还有学者认为,可以把鼻内镜下泪囊鼻腔吻合术作为保守治疗失败后的第一选择[11]。对于治疗失败有两种假说,一种认为是年龄的增长造成术后的炎症反应和纤维化加重,另一种则认为是由于复杂类型的鼻泪管阻塞。这些都是对于治疗选择的提示。

(张 钦 李明武 陶 海)

参 考 文 献

1. Petris C, Liu D. Probing for congenital nasolacrimal duct obstruction. Cochrane Database Syst Rev, 2017, 7: CD011109.

2. Berk AT, Saatci AO, Erçal MD, et al. Ocular findings in 55 patients with Down's syndrome. Ophthalmic Genet. 1996, 17(1): 15-19.

3. Karti O, Karahan E, Acan D, et al. The natural process of congenital nasolacrimal duct obstruction and effect of lacrimal sac massage. Int Ophthalmol. 2016, 36(6): 845-849.

4. Kakizaki H, Takahashi Y, Kinoshita S, et al. The rate of symptomatic improvement of congenital nasolacrimal duct obstruction in Japanese infants treated with conservative management during the 1st year of age. Clin Ophthalmol. 2008, 2(2): 291-294.

5. MacEwen CJ, Young JD, Barras CW, et al. Value of nasal endoscopy and probing in the diagnosis and management of children with congenital epiphora. Br J Ophthalmol. 2001, 85(3): 314-318.

6. Fujimoto M, Ogino K, Matsuyama H, et al. Success rates of dacryoendoscopy-guided probing for recalcitrant congenital nasolacrimal duct obstruction. Jpn J Ophthalmol. 2016, 60(4): 274-279.

7. Cohen A, Mercandetti M, Brazzo B. The Lacrimal System–Diagnosis, Management and Surgery(Second Edition). Springer Cham Heidelberg New York Dordrecht London, 2015: 39.

8. Pediatric Eye Disease Investigator Group. Resolution of congenital nasolacrimal duct obstruction with nonsurgical management. Arch Ophthalmol 2012, 130: 730-734.

9. MacEwen CJ, Young JD. The fluorescein disappearance test(FDT): an evaluation of its use in infants. J Pediatr Ophthalmol Strabismus. 1991, 28(6): 302-305.

10. Lin AE, Chang YC, Lin MY, et al. Comparison of treatment for congenital nasolacrimal duct obstruction: a systematic review and meta-analysis. Can J Ophthalmol. 2016, 51(1): 34-40.

11. Saniasiaya J, Abdullah B, Husain S, et al. Primary endoscopic endonasal dacryocystorhinostomy for pediatric nasolacrimal duct obstruction: A systematic review. Am J Rhinol Allergy. 2017, 31(5): 328-333.

二、先天性泪囊囊肿

先天性泪囊囊肿也称新生儿泪囊羊水囊肿或新生儿泪囊黏液囊肿(dacryocystocele 或 dacryocoele 或 lacrimal sac mucocele 或 amniotocele 或 amniocele),多发于泪囊和鼻泪管。是一种较少见的泪道阻塞类型,仅占先天性鼻泪管阻塞的 0.1%[1]。先天性泪囊囊肿有明显的女性倾向,有些文献认为女婴发病率是男婴的 3~4 倍,这可能和女性泪道比男性狭窄有关 [2]。高加索人种相对高发,有文献认为此病有家族聚集性,故存在遗传因素的可能 [3-5]。

1. 病因病理 确切的发病机制尚有争议,目前主要观点认为其成因主要由于位于泪总管的 Rosenmuller 瓣的功能性阻塞(Rosenmuller 瓣被认为是一个只允许泪液往下流而不能反流的单向作用的瓣膜)以及位于鼻泪管下口的 Hasner 瓣的解剖性阻塞所导致 [6]。多数学者认为由于泪液直到生后 3~4 周才能完全正常分泌,所以囊肿中的液体应为羊水,这也是羊水囊肿这个名词的来由。但有一些学者因为囊肿中液体表现呈黏液状,应为管腔内的杯状细胞所分泌 [7]。因此,英文文献中更多的使用"dacryocystocele"(泪囊囊肿)而非"amniotocele"(羊水囊肿)。

2. 临床表现

(1)症状:约 86% 的患儿单侧发病 [8],女性多见。生后 12 周内,内眦区域处出现青灰色肿块。生后数天有 20%~60% 患儿可继发感染,而出现肿块区红肿热痛表现 [3, 9]。患儿可出现溢泪。先天性泪囊囊肿可经鼻泪管疝入鼻腔,形成鼻腔内囊肿。单侧的鼻腔受累可能会出现哺乳困难或睡眠障碍,而双侧受累在早期就会出现间歇性呼吸窘迫和氧饱和度降低 [10]。

(2)体征:内眦部尤其是内眦韧带下方可出现青灰色包块(图 4-1-2),当继发感染时,也可呈红色。患儿泪河高度增加。产前 B 超可以看到宫内胎儿的泪囊囊肿(图 4-1-3),产后患儿 B 超可观察到囊肿,较大的囊肿如突入鼻腔可以看到肿物与鼻泪管相连。患儿的 CT 和 MRI 也有助于肿物的判断。另外突入鼻腔的肿物可以通过鼻内镜观察到(图 4-1-4)。先天性泪囊囊肿有自发缓解的倾向,绝大多数产前发现的囊肿,在宫内或生后很快会自发缓解。生后 3 个月 78% 患儿可以自发缓解,生后 6 个月 91% 患儿自发缓解 [11]。

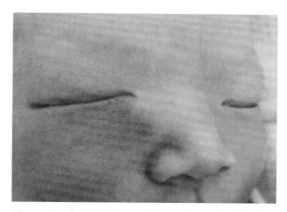

图 4-1-2 右眼泪囊羊水囊肿,内眦角内眦韧带下方有一青灰色包块

3. 诊断与鉴别诊断

(1)临床诊断要点:根据患儿病史,局部的表现以及 B 超等辅助检查不难做出诊断。

(2)诊断标准:根据患儿生后的局部表现,蓝灰色肿块。结合 B 超所见泪囊肿物,或鼻内镜可见到突入鼻腔的肿物,即可诊断。对于产前诊断,B 超检查是具有诊断意义的方法。

(3)诊断流程:产前 B 超筛查,如发现囊肿,产后要对患儿进行再次检查。生后发现的

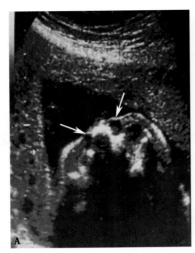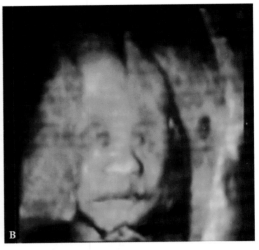

图 4-1-3 A. 宫内胎儿双眼先天性泪囊羊水囊肿，B超影像↑所示；B. 同一胎儿的B超三维重建影像

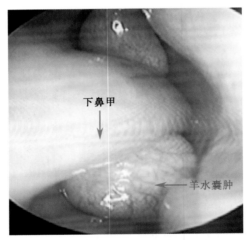

图 4-1-4 泪囊羊水囊肿患者经鼻窥镜可见鼻泪管
囊肿突出于鼻腔内（此图片由范金鲁医生提供）

患儿要详细询问病史，肿块出现的时间，检查肿块的位置和表现。观察泪河高度。对肿物进行B超检查，如考虑鼻腔受累，要进行鼻内镜检查。CT和MRI也有助于判断肿物的位置和性质。

（4）鉴别诊断：需要和泪囊炎、血管瘤、皮样囊肿及先天性脑膜脑膨出鉴别。病史和局部影像学检查有助于诊断。如果肿物累及鼻腔，需要和鼻腔脑室疝、鼻神经胶质瘤鉴别。如果患儿呼吸障碍，但鼻腔看不到肿物，还需要和新生儿鼻炎和鼻后孔闭塞鉴别。

4. 治疗原则与方案

（1）原则：单纯的先天性泪囊囊肿可先考虑保守治疗，但保守治疗无效要尽快外科介入，减少继发感染的发生。鼻腔受累的泪囊囊肿无论单侧双侧都要优先考虑外科治疗，避免呼吸障碍的出现。

（2）方案：先天性泪囊囊肿的治疗包括保守治疗和手术治疗，但治疗选择上尚存争议。先天性泪囊囊肿有自发缓解的可能，而内眦部按摩以及抗生素的使用可能会增加自发缓解的可能性，所以一些学者主张先进行保守治疗[12-16]。还有一些学者主张首选外科治疗，外科介入的手段比较多，包括囊肿的针吸穿刺减压、泪道的探通（联合或不联合置管）、鼻泪管的球囊扩张、鼻内镜引导下的泪囊鼻腔造口术[17-20]。有的学者提出，对于先天泪囊羊水囊肿，在继发泪囊炎之前做泪道探通，最早的出生当天若按摩无效，即可探通泪道，泪道探通以后结合有效的局部按摩和点药治疗，能获得较高的治愈率。由于没有相关手术成功率的比较数据，所以难以判断哪种方式更佳。但是通常的观点认为单纯的泪道探通对有已经继发泪囊炎症的先天性泪囊囊肿患儿效果不佳，这可能与泪囊壁的增厚有关。当一个大的突入鼻腔的囊肿可以被鼻内镜观察到时，囊肿壁的开窗造袋术是较好的选择。

（张 钦 王 菲 李明武 陶 海）

参 考 文 献

1. MacEwen CJ，Young JDH. Epiphora during the first year of life. Eye，1991；5：596-600.

2. Hepler KM，Woodson GE，Kearns DB. Respiratory distress in the neonate. Sequela of a congenital dacryocystocele. Arch Otolaryngol Head Neck Surg，1995；121：1423-1425.

3. Mansour AM，Cheng KP，Mumma JV，et al. Congenital dacryocele. A collaborative review，Ophthalmology，1991；98：1744-1751.

4. Wang JC，Cunningham MJ. Congenital dacryocystocele：is there a familial predisposition?[J]. International Journal of Pediatric Otorhinolaryngology，2011，75（3）：430-432.

5. Barham HP，Wudel JM，Enzenauer RW，et al. Congenital nasolacrimal duct cyst/dacryocystocele：An argument for a genetic basis[J]. Allergy & Rhinology，2012，3（1）：46-49.

6. Wong JF，Woog JJ，Cunningham MJ，et al. A Multidisciplinary Approach to Atypical Lacrimal Obstruction in Childhood[J]. Ophthalmic Plastic & Reconstructive Surgery，1999，15（4）：293-298.

7. Calhoun JH. Problems of the lacrimal system in children. Pediatr Clin North Am，1987；34（6）：1457-1465.

8. Devine RD，Anderson RL，Bumsted RM. Bilateral Congenital Lacrimal Sac Mucoceles With Nasal Extension and Drainage. Archives of Ophthalmology，1983，101（2）：246-248.

9. Weinstein GS，Biglan AW，Patterson JH. Congenital lacrimal sac mucoceles. Am J Ophthalmol，1982；94（1）：106-110.

10. Edmond JC，Keech RV. Congenital lacrimal sac mucocoele associated with respiratory distress，J. Pediatr. Ophthalmol. Strabismus，1991；28（5）：287-289.

11. Harris GJ，DiClementi D. Congenital dacryocystocele. Arch Ophthalmol，1982；100（11）：1763-1765.

12. Lueder GT. The association of neonatal dacryocystoceles and infantile dacryocystitis with nasolacrimal duct cysts（An american ophthalmological society thesis）. Trans Am Ophthalmol Soc，2012；110：74-93.

13. Schnall B，Christian CJ. Conservative treatment of congenital dacryocele. J Pediatr Ophthalmol Strabismus，1996；98：1744-1751.

14. Sullivan TJ，Clarke MP，Morin JD，et al. Management of congenital dacryocystocele. Aust N Z J Ophthalmol，1992；20：105-108.

15. Campolattaro BN，Lueder GT，Tychsen L. Spectrum of pediatric dacryocystitis：medical and surgical

management of 54 cases. J Pediatr Ophthalmol Strabismus，1997；34（3）：143-153.

16. Baskin DE，Reddy AK，Chu YI，et al. The timing of antibiotic administration in the management of infant dacryocystitis. Journal of AAPOS，2008；12（5）：456-458.

17. Shashy RG，Durairaj VD，Holmes JM，et al. Congenital dacryocystocoele associated with intranasal cysts：diagnosis and management. Laryngoscope，2003；113：37-40.

18. Paysse EA，Coats DK，Bernstein JM，et al. Management and complications of congenital dacryocele with concurrent intranasal mucocele. J AAPOS，2000；4（1）：46-52.

19. Levin AV，Wygnanski-Jaffe T，Forte V，et al. Nasal endoscopy in the treatment of congenital lacrimal sac mucoceles. Int J Pediatr Otorhinolaryngol，2003；67：255-261.

20. Cavazza S，Laffi GL，Lodi L，et al. Congenital dacryocystocele：diagnosis and treatment. Acta Otorhinolaryn-gologica italica，2008；28：298-301.

三、先天性泪道缺失

（一）先天性泪点及泪小管缺失

由于先天性因素造成的泪点未开放均可以称为先天性泪点阻塞。阻塞程度可以从泪点开口被薄膜状物遮盖到泪点的完全缺失，在描述上，很多文献把泪点被膜状物遮盖称为泪点膜闭（atresia 或 punctal membrane）[1-3]；而泪点开口完全检查不到称为泪点缺如（agenesis）[4, 5]，此时多合并有泪小管部分或者全部的缺如，所以有些文献也称这种情况为泪点不完全管道化（incomplete punctal canalisation）[1]。有文献报道先天性泪点和泪小管阻塞加在一起占泪道专科门诊的 4%，是一种较为罕见的疾病[5]。泪点膜闭多表现为泪点被膜状物所遮盖，一般从外观上可以找到泪点的位置，但由于泪点不开放而导致泪液引流障碍，从而出现溢泪症状。而泪点缺如则意味着从睑缘无法发现泪道开口，泪液从泪道系统的引流也就更加无从谈起。

1. **病因病理**　从胚胎学角度来讲，泪小管起源于内侧和外侧上颌突中间裂缝的外胚层组织形成的两个芽状突起，然后突起横向延长，分叉接近内眦角。而从 Carnegie 分期角度看，在第 19 期时，泪索（lacrimal cord）形成。泪板（lacrimal lamina）从表面外胚层分裂出，并形成泪索。泪索在其外侧最末端，分裂成上下两个泪小管的原基。而到了 Carnegie 第 22 期时，整个泪道排出系统分化完成。泪小管在妊娠 7 个月的时候完全形成而且通畅，而且泪点在眼睑上也开放了[6]。由于泪小管和泪点形成的过程和特点，先天性泪点阻塞也被称为泪点发育不全（punctal dysgenesis）。先天性泪点阻塞的病理发病机制并不清楚，但很多学者推测泪点的膜闭是泪小管已发育形成，但最后上皮组织并未分裂开，导致泪点表面一层上皮组织覆盖，而泪点缺如是泪小管发育形成未完全。很多泪点缺如伴有泪小管缺如，那是因为外胚层在胚胎发育时未形成两个芽状突起。所以泪点膜闭、泪点缺如和泪小管缺如只是发育不全程度稍不同而已。另外有文献报道术后切下的泪点膜的病理均提示：纤维血管膜，并无任何炎性浸润，这也印证了之前学者们的发育不全的假说[1]。

2. **临床表现**

（1）症状：男女无差异。先天性泪点膜闭无家族遗传倾向，但先天性泪点缺如则有家族聚集现象[7, 8]。现有文献的数据看双眼发病稍多于单眼发病[9]。少数患儿有可能无明显症状，多数患儿可出现不同程度的溢泪，但也有病例报道患者生后 19 岁，泪点伴泪小管缺如没有溢泪症状的[10]。少数患儿伴有泪囊炎（图 4-1-5）或泪囊囊肿，这可能和合并其他泪道异常有关。由于泪小管发育是由泪囊端向泪点端形成，所以泪小管缺如常伴有泪点缺如。

（2）体征：泪点的缺如通过裂隙灯显微镜检查即可发现。而泪小管的缺如常需要泪囊鼻腔吻合手术中打开泪囊后方可确定。先天性泪点膜闭可通过 OCT 判断泪小管垂直部的位置。

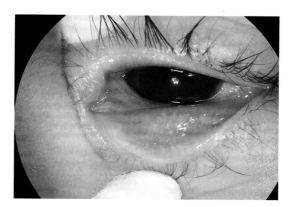

图 4-1-5　先天性下泪点泪小管缺如合并鼻泪管阻塞继发慢性泪囊炎患者，裂隙灯显微镜检查未见下泪点结构

3. 诊断与鉴别诊断

（1）临床诊断要点：根据检查所见泪点膜闭，泪点缺如不难诊断。泪小管缺如常需要手术中所见来判断。

（2）诊断标准：根据患儿病史、裂隙灯显微镜检查泪点缺如、OCT 辅助检查以及泪囊鼻腔吻合手术中所见即可确定诊断。

（3）诊断流程：询问患儿病史，裂隙灯显微镜下检查泪点形态，泪点膜闭常可隐约看到其下的泪小管，OCT 也有助于判断膜的厚度和泪小管垂直部的位置，而泪点缺如则完全看不到泪小管的形态。切开探查手术可判断泪小管是否全部缺如。

（4）鉴别诊断：需要和获得性的泪点闭锁鉴别。

4. 治疗原则与方案

（1）原则：无症状者可以不治疗；有溢泪或者泪囊炎、泪囊囊肿者，需要手术治疗。

（2）方案：先天性泪点膜闭要先判断是单纯的泪点膜闭，还是合并有其他泪道引流系统的疾病，例如泪小管、鼻泪管的阻塞。如果一只眼上或下单泪点膜闭，可以通过另一个泪点行泪道冲洗或者泪囊造影检查，如冲洗或者造影通畅，则考虑行膜闭泪点的穿刺探通，泪点成形，如仍然通畅，治疗即可结束。虽然国内有报道认为单纯用 5 号针刺开膜闭的泪点，然后扩张即可，但为了恢复和保持泪点形态，泪点的成形仍然是多数学者的共识。泪点成形后可以考虑置管治疗。而如果通过另一个泪点冲洗或者造影发现鼻泪管同时存在阻塞，则考虑鼻泪管探通，探通失败者可考虑泪囊鼻腔吻合术。之后如泪道通畅则考虑再行膜闭的泪点探通，泪点成形术。如果一只眼的上下泪点同时膜闭，可以考虑先探通上或下一侧泪点，同时泪点成形，再按照单泪点膜闭的步骤处理。

先天性泪点缺如也是相似的治疗思路，首先一只眼单泪点缺如，也要通过另一个泪点先冲洗或者造影，如合并有鼻泪管阻塞的患者，儿童可以先考虑探通及冲洗，如果成功，则治疗缺如的泪点，否则需要考虑泪囊鼻腔吻合术（DCR），而成人（治疗时已成年）则直接考虑泪囊鼻腔吻合术。在 DCR 手术过程中，通过泪小管逆向探通至眼睑，同时置管。如果冲洗或造影提示不合并鼻泪管阻塞，则可以考虑猪尾巴探针逆向探通，如泪小管同时缺如，则考虑用粗针头从眼睑穿刺至泪囊，形成一个通道，然后置管（建议保留 3 个月左右）。而如果一只眼的上下泪点均缺如，首选 DCR，在术中仔细检查泪囊外侧壁，是否有泪小管或泪总管在泪囊的开口，如果有则逆向探通泪小管至眼睑。如果没有任何泪小管的痕迹，则考虑行结膜泪囊鼻腔吻合术或 Jones 旁路义管置入术。

（二）先天性鼻泪管缺失

先天性鼻泪管缺失的报道相较于泪点或泪小管缺失要少很多，它多与系统性的综合征同时出现[11-14]。

1. 病因病理 病因不明，如和某些系统性的综合征伴发，具体要考虑所伴发的综合征的发病原因。

2. 临床表现 临床可表现为流泪，同时可以见到相应的综合征的面部或全身表现。合并软腭 - 心 - 面综合征（velo-cardio-facial syndrome，VCFS）的可同时出现腭部发育不良、先天性心脏畸形、细胞免疫缺陷等[12, 13]。合并先天性缺指（趾）- 外胚叶发育不全 - 唇 / 腭裂综合征（ectrodactyly ectodermal dysplasia and clefting，EEC）同时可出现先天性缺指（趾）、并指（趾）或手足裂，外胚叶发育不全和伴或不伴腭裂的唇裂三联征[14]。

3. 诊断与鉴别诊断 由于这些综合征型的鼻泪管缺失常伴有全身体征，所以要详细询问病史，并进行全面的体格检查，包括全身检查。同时由于其鼻泪管缺失常伴有泪小管缺失和泪点缺失，所以还是要检查泪点的位置。CT 检查以及鼻内镜检查有助于判断鼻泪管的异常。

4. 治疗原则与方案 结合颌面部畸形的治疗，对于有流泪症状者，可通过泪囊鼻腔吻合手术重建泪道，如同时合并泪小管和泪点的缺失，需要同时重建泪点和泪小管。鼻泪管缺失伴有泪小管缺失和泪点缺失的患者，应同时治疗。

（张　钦　王　菲　李明武　陶　海）

参 考 文 献

1. Ali MJ，Mohapatra S，Mulay K，et al. Incomplete punctal canalisation：the external and internal punctal membranes. Outcomes of membranotomy and adjunctive procedures. Br J Ophthalmol. 2013；97（1）：92-95.

2. Takahashi Y，Matsuda H，Nakamura Y，et al. Dacryoendoscopic findings of lacrimal passage with congenital punctal atresia. Orbit. 2013；32（5）：338-340.

3. Cahill KV，Burns JA. Management of epiphora in the presence of congenital punctal and canalicular atresia. Ophthalmic Plast Reconstr Surg. 1991；7（3）：167-172.

4. Javed Ali M，Saha D，Kumar Mishra D，et al. Canaliculops Associated With Punctal Agenesis：A Clinicopathological Correlation and Review of Literature. Ophthal Plast Reconstr Surg，2015，31（4）.

5. Lyons CJ，Rosser PM，Welham RA. The management of punctal agenesis. Ophthalmology. 1993；100（12）：1851-1855.

6. De la Cuadra-Blanco C，Peces-Peña Jáñez-Escalada L，Mérida-Velasco JR. Morphogenesis of the human excretory lacrimal system. J Anat. 2006；209（2）：127-135.

7. Ferreira AP，Gomez RS，Castro WH，et al. Congenital absence of lacrimal puncta and salivary glands：report of a Brazilian family and review. Am J Med Genet. 2000；94（1）：32-34.

8. Singh S，Ali MJ，Naik MN. Familial Incomplete Punctal Canalization：Clinical and Fourier Domain Optical Coherence Tomography Features. Ophthalmic Plast Reconstr Surg. 2017；33（3）：66-69.

9. Lee MJ，Jin HC，Lee S，et al. Clinical characteristics and treatment outcomes of patients with congenital membranous punctal obstruction. J AAPOS. 2014；18（2）：159-161.

10. Gupta H，Kane S，Balasubramaniam V. Bilateral dacryoceles associated with bilateral alacrimia with punctal and canalicular agenesis. Saudi J Ophthalmol. 2014；28（1）：72-75.

11. Duke-Elder S. Anomalies of the lacrimal sac and duct. In：Duke-Elder S，editors. System of Ophthalmology. Vol 3，part 2. London：Henry Kimpton；1964. i 934-941.

12. Mansour AM，Goldberg RB，Wang FM，et al. Ocular find- ings in the velo-cardio-facial syndrome. J Pediatr Ophthalmol Stra bismus 1987；24：263-266.

13. Prabhakaran VC，Davis G，Wormald PJ，et al. Congenital absence of the nasolacrimal duct in velocardiofacial syndrome. J AAPOS. 2008；12（1）：85-86.

14. Kasmann B，Ruprecht KW. Ocular manifestations in a father and son with EEC syndrome. Graefes Arch Clin Exp Ophthalmol 1997；235：512-516.

第二节 泪 囊 炎

一、急性泪囊炎

急性泪囊炎（acute dacryocystitis）是一种泪囊及其周围组织的急性化脓性炎症。大多在慢性泪囊炎基础上发生，与侵入细菌毒力强或机体抵抗力下降有关，最常见的致病菌为金黄色葡萄球菌、溶血性链球菌，只有少数一开始就为急性炎症[1]，新生儿急性泪囊炎并不多见，常常继发于泪囊羊水囊肿，儿童患者常为流感嗜血杆菌感染。

1. 病因病理 急性泪囊炎是由于毒力强的细菌如链球菌或混合肺炎双球菌等感染所致。多为慢性泪囊炎的急性发作，也可以无溢泪史而骤然发生。鼻泪管阻塞合并泪总管阻塞是其发生的基础。

2. 临床表现 泪囊区红、肿、热、痛，肿胀蔓延到鼻根部、颊部。疼痛放射至额部及牙齿，触压痛明显。由于泪小管黏膜肿胀致管腔闭塞，常无脓液回流。若得适当治疗，炎症可以消退。若不及时处理，局部红肿疼痛会加剧，皮肤状似丹毒，眼睑结膜高度水肿而不能睁眼。耳前淋巴结甚至颌下淋巴结肿大，伴有全身症状，体温升高。数日后脓肿形成（图4-2-1），脓肿破溃则常在内眦韧带下方形成泪囊瘘，早期排出脓液，随着引流作用，症状逐渐消退，如瘘管自行封闭，常常会再次急性发作，待到再度破溃，炎症方能消退。

3. 诊断与鉴别诊断

（1）临床诊断要点：根据病史和临床表现，一般可以做出明确的临床诊断。

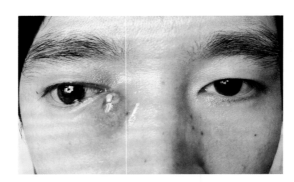

图 4-2-1　右眼急性泪囊炎、泪囊脓肿破溃

（2）急性泪囊炎常并发急性结膜炎、边缘性角膜溃疡等，若为肺炎双球菌感染，会引起匍行性角膜溃疡；若为链球菌，感染扩散至泪囊周围组织时，可导致面部丹毒；向后可引起化脓性筛窦炎；也可扩散到眼眶而引起眶蜂窝织炎、全眼球炎，甚至进入颅内引起海绵窦炎、脑膜炎而致死亡。

（3）鉴别诊断：急性泪囊炎应与内眦部疖肿、皮脂腺囊肿继发感染、丹毒、骨膜炎等鉴别。牙源性脓肿常引起上颌骨骨膜炎而与急性泪囊周围炎相似。筛窦和额窦急性炎症常累及内眦区域，但是肿胀和压痛区常居内眦韧带上方，且泪道通畅。急性泪囊周围炎（acute peridacryocystitis）是指泪囊本身正常，感染从邻近组织扩散至泪囊周围组织，常来自筛窦，也可是上颌窦或额窦，红肿等体征与急性泪囊炎引起者相似，但多向眶下缘或面部延伸，若为链球菌感染，则更像丹毒，耳前淋巴结及下颌淋巴结肿大。冲洗泪道通畅。化脓后常在远离内眦的眶下缘穿破，瘘管愈合后较少复发 [2, 3]。

4. 治疗原则与方案

（1）原则：控制感染、局部引流、避免并发症。

（2）早期全身用抗生素，一部分病例可能消退；部分患者经泪小管探入泪囊可引流泪囊内脓性分泌物而缓解；若形成脓肿，则需穿刺、切开引流。待急性炎症完全消退后，及早作泪囊鼻腔吻合手术。

（3）既往认为急性期不能行经鼻腔造口引流手术，担心感染可能扩散，但随着手术技术的微创化及理念的更新，急性泪囊炎的患者在泪囊脓肿形成并局限后，全身状况许可时早期行内镜下泪囊鼻腔造口引流手术，可有效、快速地控制急性泪囊炎及泪囊周围炎症，同期行泪道重建后，疾病恢复快、面部无瘢痕者，并可同时处理鼻腔疾患，适用于各年龄段的患者。不仅缩短了治疗周期，节约了医疗资源，而且减少了全身使用抗生素的用量，降低了药物不良反应的发生率。

（贾宝云　陶　海）

参 考 文 献

1. 赵堭兴，杨培增. 眼科学，第 8 版. 北京：人民卫生出版社，2013.3.

2. Lew H, Lee SY, Yun YS. Measurement of pH, electrolytes and electrophoretic studies of tear proteins in tears of patients with dacryoliths: a novel concept for dacryoliths. Ophthalmologica 2004, 218: 130-135.

3. 李凤鸣. 中华眼科学. 第 2 版. 北京：人民卫生出版社，2005：980-983.

二、慢性泪囊炎

慢性泪囊炎（chronic dacryocystitis）是最常见的泪器病之一，由于鼻泪管狭窄或者阻塞，泪液不能自然排出，滞留泪囊引起细菌、真菌等感染所致。多为单侧发病[1]，它造成的溢泪、溢脓给人们的生活和工作带来不同程度的影响，并可能会导致严重的并发症，如角膜溃疡、内眼术后感染等。至今国内、外文献报道过的常见病原菌种类包括革兰氏阳性菌、革兰氏阴性菌和真菌。多为葡萄球菌、肺炎球菌、链球菌、流感嗜血杆菌、白色念珠菌等感染，偶有混合感染。女性较男性更易受累。除少数婴幼儿因先天鼻泪管发育异常外，多见于中老年妇女，特别是绝经期妇女，尤以农村患者居多。

1. **病因和发病机制**　目前尚未完全明确，至今研究表明慢性泪囊炎和鼻泪管阻塞或者狭窄之间互为因果，相互加重的关系。正常鼻泪管位于上颌骨、泪骨和下鼻甲所组成的骨管内，开口于下鼻道的前上方。由于泪道弯曲细长，加上鼻泪管又比较狭窄，易引起阻塞。泪道阻塞时，泪液长期滞留在泪囊内成为微生物繁殖的有利条件，引起泪道壁充血水肿，泪囊黏膜感染，产生黏液性或脓性分泌物，形成泪囊炎。鼻窦感染也可以通过鼻黏膜炎症扩散蔓延而造成鼻泪管阻塞，尤其是双侧鼻泪管阻塞的发病机制与鼻窦病变有着密切关系[2]。

成人发生泪道阻塞的原因有多种，可与沙眼、泪道外伤、泪道结石、泪道畸形、泪道异物、泪道肿瘤、泪小管炎、慢性鼻炎及鼻窦炎、鼻中隔偏曲、下鼻甲肥大、药物毒性等因素有关[1]。新生儿泪囊炎多由胚胎发育泪道管道化过程缺陷，出生后鼻泪管下口 Hasner 瓣膜未能自行穿破或上皮残渣堵塞，或者鼻泪管下端发育不完全，没有完成管道化，泪液和泪囊内分泌物无法排出所致。

2. **病理**　其病理改变是泪道各层组织增生、肥厚、慢性炎症细胞显著增生，毛细血管新生。慢性发炎的泪囊，囊壁纤维化，变厚可达正常者的2～3倍，囊腔可极度缩小，但扩大成黏液囊肿时，囊壁极度变薄。黏膜粗糙呈线状，皱褶增多，肉芽或息肉组织可充满囊腔或在泪囊下端引起完全阻塞。黏膜下组织大量炎性细胞浸润，随急、慢性程度不同其细胞成分各异。急性期为多形核白细胞和淋巴细胞，慢性期为单核细胞、嗜酸性细胞、浆细胞和上皮样细胞，病程长者则有成纤维细胞黏膜下的弹性组织被纤维组织代替，瘢痕组织形成，囊腔缩小，泪囊与鼻泪管连接处为纤维索状闭塞[3]。

3. **临床表现**

（1）症状：症状主要是平时患眼溢泪、溢脓，遇风则加重，视物模糊，内眦角常伴有分泌物存留，长期的溢泪使泪囊部皮肤潮红、糜烂，出现湿疹样皮炎表现（图4-2-2），由于分泌物大量潴留，泪囊扩张失去张力，可形成泪囊黏液囊肿。

慢性泪囊炎急性发作有泪囊区局部皮肤红肿、坚硬、压痛明显，皮温增高，严重者甚至继发眶周蜂窝组织炎，部分患者炎症局限后形成脓肿，自行穿破皮肤，有时局部形成瘘管反复发作。

（2）体征：检查可见泪阜、半月皱襞及内眦部结膜充血，下睑皮肤湿疹，挤压泪囊区有黏液性、黏液脓性或脓性分泌物自泪点流出，泪道冲洗时，冲洗液自另一泪点反流，同时伴有黏液脓性分泌物，如合并有另一泪点闭锁，则黏脓性分泌物自原路返回。因患者长期不断擦拭眼泪致下睑松弛、外翻、下泪点外翻。

慢性泪囊炎的泪囊是眼部的感染病灶。由于常有黏液或脓液反流入结膜囊，使结膜囊

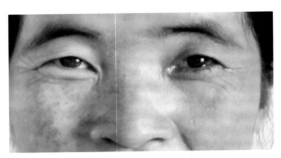

图 4-2-2 左眼慢性泪囊炎患者,内眦角脓性分泌物
存留,泪囊部皮肤皮炎样改变

长期处于带菌状态。如果发生眼外伤或施行内眼手术,则容易引起化脓性感染,导致细菌性角膜溃疡或化脓性眼内炎。因此,应高度重视慢性泪囊炎对眼球构成的潜在威胁,尤其在内眼手术前,必须首先治疗泪囊感染。当患者泪囊张力进一步升高,积脓会穿破皮肤造成皮肤穿孔,因眼周面部没有静脉瓣,严重者可逆性感染形成海绵窦炎,继发脑炎等。

(3)辅助检查:X 线泪道碘油造影、CT 及 CT 泪道造影三维重建检查,可显示泪囊大小、鼻泪管狭窄或阻塞部位及程度。和 X 线泪道碘油造影检查相比,泪道 CT 造影检查显示泪囊高密度影像,无组织结构的重叠,图像清晰,解剖关系明确,并能全面了解泪道情况和周围组织。同时泪道 CT 造影三维重建检查对骨性泪道狭窄和外伤性泪道阻塞有其他检查不可替代的优势。泪道 MRI 水成像检查在泪道阻塞部位的辅助诊断方面有一定优势。

4. 诊断与鉴别诊断

(1)诊断要点:根据病史和临床表现,一般可以做出明确的临床诊断。

(2)诊断标准:溢泪、眼红,有分泌物,部分患者压迫泪囊区有粘脓性分泌物或从泪点溢出,冲洗泪道不通或少许入咽,有黏液或脓性分泌物返出。

(3)诊断程序:听取并记录病人的主诉、病史,逐步地进行裂隙灯显微镜检查泪阜、泪点、结膜,观察泪囊区按压时泪点处脓性分泌物情况,泪道探查冲洗明确上下泪小管、泪总管情况。泪道 X 线造影明确造影剂在泪道填充情况,泪道内镜等相关的特殊检查,可以同时做致病菌涂片或者培养加药物敏感试验。

(4)鉴别诊断:慢性泪囊炎主要需要和泪囊肿瘤、泪小管炎、细菌性结膜炎相鉴别。如果引起角膜溃疡还需要和化脓性角膜炎相鉴别。

5. 治疗原则与方案

(1)原则:去除泪囊感染灶,建立鼻内泪液引流途径,这仍是现代治疗的基本原则。

(2)治疗方案:阶梯性、个性化治疗。

1)药物治疗:局部滴用各种抗生素眼液,每日 3~4 次,滴药前挤压排空泪囊内分泌物,药液才能被吸入泪囊;全身用磺胺或抗生素,经一段时间的治疗,脓性分泌物可以消失,但不能解除阻塞和潴留,这只能作为术前准备的一部分。

2)泪道冲洗:适用于泪囊炎的各种不同时期,主要目的为清除泪囊内存留物,再加以敏感抗生素液的应用,达到局部消炎、消肿的目的,对于少数发病时间短,鼻泪管黏膜没有明显粘连和增生阻塞的病例,有治愈的机会,同时对于各种严重泪囊炎,可为进一步治疗做准备,一些婴幼儿患者往往经过数次的加压冲洗,可达到治愈的目的。

3）泪道探通：适用于经过 3～5 次的泪道冲洗仍不通，且病程较久，怀疑鼻泪管黏膜增生或管腔有黏液脓性物阻塞时，即可采用一组粗细不等的泪道特制探针进行泪道探通，本操作一方面起到机械性疏通泪道的作用，同时在操作过程中可了解阻塞部位、阻塞程度，为下一步的处理提供参考依据。

4）泪道置管术：人工鼻泪管适用于鼻泪管的狭窄或完全阻塞者，目的是将人工鼻泪管置于鼻泪管腔内，一方面起到机械支撑作用，另外也可经管进行用药，引流泪液。如果合并有泪小管、泪总管和泪点的阻塞，需要置入人工鼻泪管并双泪小管置入式人工泪管（RT 管），经过 3～6 个月后取出。

5）经鼻窥镜泪囊鼻腔造口（吻合）术：是在内镜下在泪囊与鼻腔之间建立一个泪液引流通道的手术。适用于鼻泪管阻塞严重，无法通过探通及冲洗治愈的患者。具有面部不留手术瘢痕，损伤小，痛苦小，手术成功率较高的特点，近年来，受到越来越多的患者和医生的青睐。

6）泪囊鼻腔吻合术：经过皮肤切口在泪囊与鼻腔之间建立一个泪液引流通道的手术。适用于对手术治愈率要求高，对面部是否留手术瘢痕不在意的慢性泪囊炎患者。尤其适应于通过经鼻窥镜泪囊鼻腔造口（吻合）术及其他手术治疗均未能治愈的患者和外伤性慢性泪管炎泪囊移位明显的患者。陶海等报道的微小切口改良泪囊鼻腔吻合术，切口小，痛苦较小，成功率高，值得推荐。

7）泪囊摘除术：作为年老体弱者，不能耐受较大手术而将泪囊及鼻泪管上部黏膜完整切除，作为解除对眼球潜在危害的权宜之计。随着社会的进步，人们对生活健康水平的要求越来越高，同时医学技术更是日新月异，针对慢性泪囊炎的治疗，逐步向着患者痛苦少，疗效显著、经济、方便的方向发展，本术式采用的越来越少，主要应用于慢性泪囊炎合并泪囊恶性肿瘤患者。

（贾宝云）

参 考 文 献

1. 赵堪兴，杨培增. 眼科学，第 8 版. 北京：人民卫生出版社，2013.3.
2. 陶海，白芳. 泪器病诊治新进展. 北京：人民卫生出版社，2015.10.
3. 李凤鸣，谢立信. 中华眼科学. 第 3 版. 北京：人民卫生出版社，2014：980-983.

第三节 泪 道 瘘

泪道是引流泪液的通道，一旦由于先天因素、炎症、结石或外伤等原因使泪道的某个部位阻塞或断裂，就有可能在某些情况下（如感染、手术等）形成瘘管。泪道系统瘘管主要有泪小管瘘和泪囊瘘。其中泪小管瘘少见，多为泪囊瘘。泪小管瘘与泪囊瘘可分为先天性与后天性两类。先天性泪道瘘（congenital lacrimal fistula）是指先天因素引起的以泪道和体表之间形成病理管道，是以其一端开口于皮肤或结膜囊，另一端开口于泪道管腔为特征的一种疾病。后天获得性泪道瘘（acquired lacrimal fistula）是指后天因素引起的泪道和体表之间形成的病理管道。

1. 病因病理 泪道瘘源于以下因素之一：鼻泪管外壁过度生长，羊膜带综合征，胚胎裂隙功能障碍性闭塞或化脓性泪囊炎引起的并发症[1]。先天性泪道瘘是一种罕见的发育异常，当它们发生时，通常为单侧，但家族性病例双侧瘘管的发生率较高[2]。其发病机制目前尚未明确，可能是由胚胎发育异常、遗传因素等多种因素作用的结果[3]，可能为由形成泪道的上皮索向外生长，穿破皮肤而成，或表皮由皮肤向内生长而成，组织学所见与泪小管结构相似，由复层鳞状上皮构成，有时有毛发及上皮角化[4]。早在 1675 年 Rasor 等人首次描述，此后国内外陆续有相关文献报道。其发病率约为 1∶2000，男女发病率一样，且似乎没有种族或民族偏好[1]。有文献报道，先天性泪道瘘管可呈常染色体显性遗传或常染色体隐性遗传，部分病例合并综合征[2,3]，如唐氏综合征、鼻孔闭锁畸形、唇腭裂虾爪综合征等。泪囊瘘的病理机制包括融合异常并伴随泪囊的异常生长[1]。先天性泪囊瘘的发病原因仍不明确[5]，常具有家族遗传性[6]。后天获得性泪道瘘多是由于外伤、炎症和手术而造成[4]。如慢性泪囊炎急性发作而没有得到积极有效的治疗，使泪囊向内眦部皮肤破溃，或泪囊脓肿切开排脓后切口长期不愈合，都可形成泪囊瘘[7]。

2. 临床表现

（1）症状：先天性泪道瘘患者多数是无症状和非进展性的[3]。有症状的病例表现为瘘管的慢性溢泪，或伴流黏液，泪液可从瘘口流出，常会引起局部慢性皮肤湿疹。有的患者在咳嗽和擤鼻时出现清亮的分泌物，或迎风受寒时流泪症状加重。若伴感染则会出现流泪、瘘口流脓和内眦部红肿痛等表现（图 4-3-1）。若合并鼻泪管阻塞，可继发泪囊炎出现相应的症状[1,3,6]。

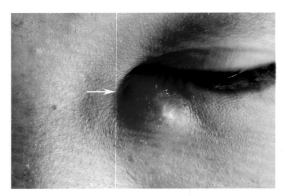

图 4-3-1　左眼先天性泪道瘘管伴感染，↑所示

（2）体征

1）先天性泪道瘘：瘘口小，边界整齐，无炎性肉芽组织等异常组织增生[3,6]。泪囊区皮肤表面常常有一弧形浅皱褶，瘘口微凹、隐藏在皱褶处，有时瘘管可能会在皮下组织内形成一个盲端管，且其结构细小和皮肤色素沉着等原因，这使其在临床上不宜被注意到而容易误诊和漏诊[1,2]。

2）后天性泪道瘘：瘘口凸凹不平，常有炎性肉芽组织增生，组织病理学检查示黏膜炎症改变[3]。

3. 诊断与鉴别诊断

（1）临床诊断要点：根据病史和临床表现，一般可以做出明确的临床诊断。

（2）诊断标准：典型的临床表现、体征及相关检查结果。

（3）诊断程序：检查前详细询问病史，有针对性地进行检查。听取并记录病人的主诉、病史，顺序地进行裂隙灯显微镜检查、泪囊区和泪小管区触摸按压，泪道排泄试验，泪道探查冲洗。有针对性地选择泪道 CT 造影，泪道 MRI，泪道超声生物显微镜（UBM）及泪道内镜等相关检查，直到获得足够证据可以完成诊断为止。必要时，可行组织病理学和免疫组化分析[3]。

（4）鉴别诊断：先天性泪道瘘与后天性泪道瘘相鉴别。泪囊瘘需与泪囊肿瘤相鉴别，泪囊肿瘤多属恶性，典型的泪囊肿瘤引起溢泪，内眦韧带下方皮下有肿块，有时有血性分泌物从泪点溢出，冲洗泪道可能通畅，泪囊区穿刺无粘脓性分泌物，泪道造影及 CT 检查可协助诊断，最后诊断需要依靠病理学检查[8]。

4. 治疗原则与方案

（1）原则：消除炎症，疏通泪道，完全切除瘘管，封闭切口。

（2）方案：无临床症状或症状轻微者，可随访观察。对于症状明显者，则需要治疗。手术完整切除瘘管是根治本病传统的基本治疗方法。近年来，有文献报道如下几种方法：①采用 KTP 激光或者泪道探针破坏瘘管管壁使瘘管愈合闭锁；②采用电极针插入瘘管中，通电透热灼烙封闭瘘管；③采用烧灼封闭瘘管的方法治疗，但需要注意慎重选择，因为采用这些方法治疗容易复发，并可能继发急性感染[1,2,3,5,6]。对于同时合并泪道阻塞或泪道狭窄、泪道结石等，需要同时治疗。

（莫 亚 陶 海）

参 考 文 献

1. Jia QC, Gangadhara S, Mohammad JA. Congenital lacrimal fistula: A major review. Orbit 2016 Aug; 35 (4): 212-220.

2. Zhuang L, Sylvester C L, Simons JP. Bilateral Congenital Lacrimal Fistulae: A Case Report and Review of the Literature. Laryngoscope 2010; 120 suppl4 S230.

3. 徐毓, 陶海, 王朋, 等. 先天性泪道瘘管的诊断和手术治疗研究进展. 中华眼外伤职业眼病杂志, 2018, 40 (1): 73-77.

4. 蔡季平, 魏锐利, 朱莉, 等. 泪道瘘管临床分析. 美国中华眼科杂志, 2009, 1 (1): 20-22.

5. 幸宜春, 廖莹琳, 刘理萍, 等. KTP 泪道激光治疗儿童先天性泪囊瘘. 临床小儿外科杂志, 2003, 2 (5): 370-371.

6. 虞东芳, 梁凌毅, 刘祖国. 先天性泪囊瘘 1 例. 中国眼耳鼻喉科杂志, 2006, 6 (4) 213.

7. 奏水年, 刘兴华. 13 例鼻泪管阻塞合并泪囊瘘管手术治疗疗效分析. 中国厂矿医学, 2001, 14 (2): 139-140.

8. 肖芳兴. 瘘管摘除并泪囊鼻腔吻合术治疗泪囊瘘. 海南医学, 2006, 17 (3): 96-98.

第四节 泪 囊 肿 瘤

泪囊肿瘤（tumor of the lacrimal sac）在临床上较为少见。需要警惕的是近年来，有文献报道泪囊肿瘤有日益增多趋势，由于局部的侵袭性和潜在的生命危险，使确诊和对其早期治疗显得极其重要[1,2]。

1. 病因病理 泪囊肿瘤广义上分为四大类,包括:上皮性、淋巴细胞增生性、黑色素细胞性、间叶细胞性,每一类进一步细分为良性和恶性[1]。良性泪囊肿瘤包括:鳞状细胞乳头状瘤、过渡性乳头状瘤、纤维组织细胞瘤、大嗜酸粒细胞瘤和血管外皮细胞瘤,而后者也显示出恶性的倾向。恶性肿瘤包括鳞状细胞癌、淋巴瘤、黑色素瘤、移形细胞癌、黏液表皮样癌和腺癌。也可以分为上皮性和非上皮性亚型,泪囊肿瘤主要是上皮性的,约占75%,而乳头状瘤是最常见的上皮源性肿瘤,认为起源于先前已有的炎症,它们增生的方式分为外生型和内生型。泪囊非上皮源性肿瘤较少,占25%,主要包括:纤维组织细胞瘤、神经鞘瘤、血管外皮细胞瘤、脂肪瘤、血管肉瘤、神经鞘膜瘤、神经纤维瘤。而孤立性纤维瘤、黑色素瘤、粒细胞肉瘤和淋巴瘤较为少见[3,4]。泪囊肿瘤中大约55%是恶性肿瘤,有局部侵袭性的倾向以及高复发性的特性。在恶性肿瘤中90%是上皮源性的,起源于已存在的乳头状瘤。泪囊壁内衬假复层上皮细胞,包含着杯状细胞和纤毛。泪囊上皮性肿瘤与呼吸系统包括鼻窦和鼻旁窦的肿瘤类似。良性上皮性肿瘤和间叶细胞瘤一般发生于青年,而恶性肿瘤主要发生在50岁以上,泪囊肿瘤没有明显的种族和性别的差异[1]。

2. 临床表现

(1)症状:泪囊肿瘤主要的典型症状是患眼溢泪,有时伴溢脓,泪囊区或内眦部肿块,内眦角移位(图4-4-1),偶尔伴流血泪等。而在早期内眦部肿物常不明显,因此容易误诊为泪囊炎[1,5,6]。

(2)体征:在内眦皮下可见一明显的、坚硬的、不能压缩的、不可推动的固定肿块,压迫无痛感,有时可见血性分泌物或血液从泪点反流,严重者伴有眼球突出或眼球移位,晚期出现泪囊肿物侵入眼眶,毛细血管扩张或其上皮肤溃疡,局部(耳前、颌下、颈部)淋巴结肿大,远处淋巴结转移很少见。泪道探查冲洗,早期可以表现为泪道通畅,后变为狭窄,最后发展为泪道阻塞。

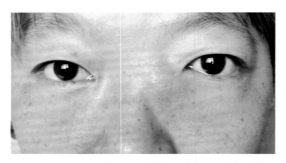

图4-4-1 左眼泪囊肿瘤患者内眦部可见隆起,内眦角外上方移位

3. 诊断与鉴别诊断

(1)临床诊断要点:根据详细的病史和临床表现,完善的眼科检查(包括泪道冲洗及探通)以及鼻腔检查,必要时影像学检查(包括泪道X线造影,泪道CT三维重建检查及磁共振检查)可做出明确的临床诊断。

(2)诊断标准:溢泪、溢脓,伴或不伴有血性分泌物,泪囊区或内眦部可见一明显的、坚硬的、不可推动的固定肿块,压迫无痛感,冲洗泪道显示泪道阻塞,伴或不伴有血液或血性分泌物反流。眼眶和鼻窦 CT 可显示泪囊肿物，是否伴骨性损害及对周围组织（包括眼眶及鼻窦）的侵袭。泪道 CT 造影三维重建检查，除可显示以上病变外，还可显示因占位性病变导致的泪囊充盈缺损，肿物导致泪道阻塞的位置（图 4-4-2）。磁共振 T1、T2 加权像可明确区分囊性和实性肿物，以及明确分辨包括眼眶脂肪组织等周围软组织结构。影像学检查对术后随访也很重要。

对于泪囊肿瘤的针吸活检，国内外学者均有争议。一般情况下，针吸活检用于特定的肿瘤，该肿瘤高度怀疑为恶性且不容易切除，需要确诊为恶性肿瘤（如：淋巴瘤）。针吸活检难度较大，需要在眼科病理学和细胞学方面有丰富的经验，在某些病例中还需要额外的免疫细胞和分子水平的诊断。针吸活检的主要并发症有：出血、感染、针吸活检通道上的肿瘤种植。

（3）诊断程序：详细记录病人的主诉、病史，顺序地进行裂隙灯显微镜检查、泪囊区触摸按压，泪道排泄试验，泪道探查冲洗。还包括：泪道 X 线造影，泪道 CT 三维重建检查，眼科 B 型超声检查，眼眶增强磁共振检查、鼻内镜等相关的特殊检查。高度怀疑恶性肿瘤者，需要系统性的检查，包括：进一步全身查体、血液学检查（全血细胞分析、生化全项、肿瘤标记物检查）、肺部及腹部 CT 检查。

（4）鉴别诊断：泪囊肿瘤主要与泪囊假性囊肿相鉴别，泪囊假性囊肿为肿大的泪囊，易与泪囊真性囊肿混淆，术中切开探查能确定。泪囊实性肿瘤与泪囊囊肿可通过眼眶增强 MRI 相鉴别。泪囊内肿瘤泪道 CT 造影三维重建检查可见泪囊充盈缺损。

4. 治疗原则与方案　泪囊肿瘤的治疗取决于肿瘤的类型、恶性程度、大小、有无扩散及患者的一般情况。

（1）原则：手术完整切除泪囊肿瘤（图 4-4-3），同时完成泪道修复[1]。认真仔细的组织病理学评估是确定肿瘤诊断的关键，以此来计划进一步的治疗。

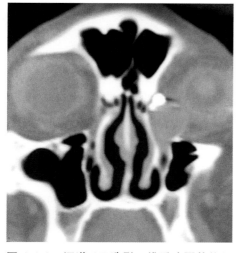

图 4-4-2　泪道 CT 造影三维重建冠状位显示右眼泪囊下部及鼻泪管上部有肿物影，泪囊上部可见造影剂存留

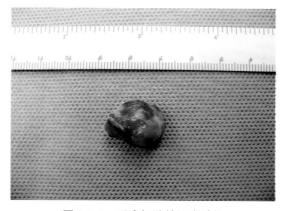

图 4-4-3　手术切除的泪囊肿物

（2）方案

1）完整切除泪囊肿瘤：术中常规送冰冻切片，不仅可确定肿瘤的良恶性、肿瘤的类型，还可判断肿瘤是否切除干净，边缘是否存在瘤细胞。对于泪囊良性肿瘤的治疗，国内外有不同看法。国外有学者认为，良性泪囊肿瘤仅行泪囊摘除术，日后再行泪囊鼻腔吻合术和泪道再造。临床上对于泪囊真性囊肿、假性囊肿及有明显包膜的实性良性肿瘤，完整切除以外，也同时行泪囊鼻腔吻合术，必要时经上下泪小管置入双泪小管置入式人工泪管。术后6个月取出人工泪道硅胶管，此种方法同时解决患者泪道阻塞的情况。对于恶性肿瘤，国内外看法较为一致，认为除了肿瘤之外，泪囊及鼻泪管上段也要切除。对于进展较快的泪囊恶性肿瘤，需要同时切除泪囊周围较广范围的健康组织。如果影像学检查表明肿瘤扩散超过泪道系统，蔓延至眼眶和鼻腔鼻窦的，则需要采用更积极的治疗方案，如眶内容物剜出，外鼻甲切除，鼻旁窦切除和（或）颈淋巴结清扫手术。

2）术后放化疗：适用于肿瘤细胞的清除，可降低肿瘤复发率。尤其是有骨和（或）淋巴结转移或切除肿瘤的边缘发现癌细胞需要术后放疗。恶性上皮细胞瘤推荐照射 $50\sim60Gy$，复发的肿瘤通常需要进一步的手术及放疗。

3）淋巴瘤和白血病患者伴有溢泪和（或）内眦韧带上方的肿块的情况，需高度怀疑泪囊淋巴瘤及白血病浸润。治疗一般是手术、放化疗相结合，化疗明显有效的治疗方案为苯丁酸氮芥和利妥昔单抗，但是不建议用于眼周的淋巴瘤。

综上所述，泪囊肿瘤的治疗需要注意以下几点：①医生需要具备高度警惕性：潜在的致命性的泪囊肿瘤很少见，但很容易误诊为泪囊炎，往往直到肿瘤进展明显才被发现。②早期适当地进行治疗。对于术者很重要的一点是，在术中认真检查泪囊，防止出现漏诊的可能性，有学者建议在所有 DCR 术均常规行取病变组织做病理检查。③认真长期随访监测。对于恶性泪囊肿瘤，须告知患者通常需要行外路手术才能把肿瘤切除干净，但术后面部瘢痕形成会影响外观，还有放疗的风险及化疗的毒性作用。从长远看，长期随访是很重要的，在首次治疗后很多年，仍然会出现复发和（或）转移。

（王　朋　陶　海）

参 考 文 献

1. Yamini K，Sarah E. Lacrimal Sac Tumors—A Review. Asia-Pac J Ophthalmol，2017；6（2）：173-178.

2. Lee JS，Lee H，Chang M，et al. Benign mixed tumor of the lacrimal sac. Indian J Ophthalmol，2015；63（3）：282-284.

3. Kurdi M，Allen L，Wehrli B，et al. Solitary fibrous tumour of the lacrimal sac presenting with recurrent dacryocystitis. Can J Ophthalmol. 2014；49：108-110.

4. Watanabe A，Wu A，Sun MT，et al. Haemangiopericytoma of the lacrimal sac. Orbit，2016，35（4）：233-235.

5. Janakiram TN，Sagar S，Sharma SB，et al. Primary Mucoepidermoid Carcinoma of the Lacrimal Sac – a Case Report and Literature Review. Klin Onkol，2016；29（4）：291-294.

6. Kumar VA，Esmaeli B，Ahmed S，et al. Imaging features of malignant lacrimal sac and nasolacrimal duct tumors. AJNR Am J Neuroradiol，2016；37（11）：2134-2137.

第五节 泪 道 结 石

泪道结石（dacryoliths 或 Lacrimal stones）是泪道阻塞的病因之一，理论上泪道结石可以发生在泪道的任何部位，但临床上泪道结石主要见于泪囊和泪小管。至于泪囊结石和泪小管结石的发病情况，至今国内外文献报告有差别：国外文献报告以泪囊结石较多见[1]，而国内文献则报告泪囊结石较少见[2]，这是因为样本代表性差，还是存在种族差异有待于进一步研究。有研究表明，做过泪囊鼻腔吻合术的鼻泪管阻塞病人中有 6%～18% 的病人有泪道结石。此病的一些易发因素有：女性，50 岁以下，有吸烟史，或有面 - 鼻部外伤史，以及之前曾发作过泪囊炎者。然而，也有一些研究表明，男性，50 岁以上的发病率更高，男女发病率无明显差别[1]。泪道结石一般和泪道炎症，如泪囊炎或泪小管炎伴发，少有单独存在者。泪囊结石和泪小管结石二者可以同时发病，表现出多部位的结石，也可以单部位发病。有趣的是，泪道结石更多见于泪道不完全性阻塞的患者，即那些泪道冲洗部分通畅的结膜囊多脓性分泌物患者。

1. 病因病理 早在 1670 年就有泪道结石的报道，过去一般认为是碳酸钙和磷酸钙沉着于异物周围而形成，也可由退变细胞和无定形物质构成。近年来，有学者用扫描电子显微镜观察泪道结石，结果显示泪道结石由一些以非结晶物质为核的分叶状和片状物质组成，原子吸收的分光光度法分析表明泪道结石绝大部分由有机蛋白质组成，极少部分是无机物质[3]。根据 Lew 等[4] 的研究，泪道结石患者的泪液中溶菌酶的量和钙浓度比正常人低。有一些结石甚至显示类似于菌丝的结构，但培养未见真菌。泪道结石形成的第一步是泪液流变学改变，形成了静止的非晶体物质。在大多数情况下这些物质形成开始于泪道上皮的分泌物增加，分泌物的增加可能是由于机械刺激与菌群迁入，导致白细胞浸润与抗菌物质的分泌。泪道结石组成的一部分是由分泌性黏蛋白构成的，除了黏蛋白以外，三叶草因子类肽（trefoil factor family peptide，TFF）的分泌量增加，可能也在泪石形成的过程中起功能性作用。但至今尚不清楚是 TFF 肽分泌增加影响泪道结石的形成，还是 TFF 肽形成和黏蛋白增加是泪道结石的继发现象[1]。泪小管栓子可刺激局部肉芽增生诱发结石形成及泪小管炎。

2. 临床表现

（1）症状：溢泪、眼红，眼部间断或反复出现的脓性分泌物。部分患者引起急性感染，可出现急性泪囊炎泪囊脓肿表现（图 4-5-1），还可出现急性泪小管炎泪小管脓肿表现。

（2）体征：泪点周局限充血、凸起。压迫泪小管区或泪囊区时，可有黄白色奶昔样黏液脓性分泌物从泪点溢出（图 4-5-2），脓液中可伴有黄白色小颗粒状物。可发生局限于鼻侧的复发性化脓性结膜炎。用泪道探针探测泪小管时有砂砾感。冲洗泪道，可以表现为部分性阻塞或完全性阻塞，以部分性阻塞多见。部分人上下眼睑近内眦部或泪囊区可见隆起，皮下可触及肿物。

理论上，有钙质的结石，X 线可以显影而得以诊断，但临床实践中，绝大多数泪道结石属于阴性结石，X 线并不能直接显影，所以对于泪道结石，普通的 X 线检查对诊断帮助不大，而通过做泪道 CT 造影检查对诊断会更有帮助。泪道内镜检查可以明确地观察到泪道内的结石，对确诊泪道结石有很好的临床意义。泪道超声生物显微镜（UBM）检查，对于泪小管结石的诊断有帮助[5]。

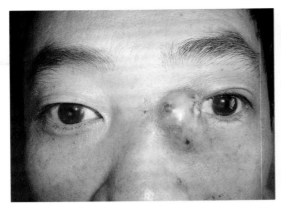

图 4-5-1 左眼泪囊结石患者泪囊炎急性发作引起泪囊脓肿

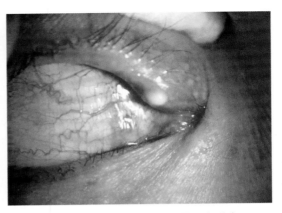

图 4-5-2 黏液脓性分泌物从泪点溢出

3. 诊断与鉴别诊断

（1）临床诊断要点：根据病史和临床表现，一般可以做出明确的临床诊断。

（2）诊断标准：溢泪、眼红，有分泌物，部分患者压迫泪囊区有黄白色小颗粒结石随着脓液或眼泪从泪点溢出。泪道探针探测泪小管时有沙砾感。泪道 CT 造影见泪囊内有非气泡导致的充盈缺损，X 线检查泪道内有钙质的结石可显影（需注意，泪道结石中阳性结石很少），泪道超声生物显微镜（UBM）检查有结石回声表现，泪道内镜检查明确的观察到泪道内的结石。若伴有泪囊炎和（或）泪小管炎者，则出现相关的临床表现。

（3）诊断程序：听取并记录病人的主诉、病史，顺序地进行裂隙灯显微镜检查、泪囊区和泪小管区触摸按压，泪道排泄试验，泪道探查冲洗。需要和有条件时，有针对性地选择泪道造影，泪道超声生物显微镜（UBM），泪道内镜等相关的特殊检查，直到获得足够证据可以完成诊断为止。为确定结石的性质，可以取溢出的小颗粒结石送检验科显微镜下观察明确。可以同时做致病菌涂片或者培养加药物敏感试验。

（4）鉴别诊断：泪道结石主要需要与泪道异物相鉴别。泪道结石和泪道异物可以从病史及泪道内颗粒物质的颜色、质地等进行鉴别。如果同时合并的泪囊炎和（或）泪小管炎，需要和单纯的泪囊炎和（或）泪小管炎进行鉴别，后者无泪道结石的特异表现。

4. 治疗原则与方案

（1）原则：取出结石，疏通泪道，消除炎症。

（2）方案：

1）去除泪道内的结石：可先在裂隙灯显微镜下试行轻挤压，促使泪小管结石从泪点排出，或加压冲洗泪道将结石从鼻泪管冲入鼻腔，但只有结石颗粒小的少数泪道结石患者可以治愈。若有条件，可以用泪道内镜下，做泪道结石取出，或将结石粉碎后取出／冲洗出，这种方法也只适用于少部分泪道结石患者。对于多数泪道结石的患者，如要彻底清除泪小管结石，则应行避开泪点的泪小管切开术取石或泪囊切开取石术，图 4-5-3 和图 4-5-4，清除炎症病灶，引流脓液，并经上下泪小管置入双泪小管置入式人工泪管。手术前后应用抗生素滴眼液冲洗泪道。手术后 3～6 个月取出人工泪管。

2）同时伴有细菌感染者，应用敏感的抗生素滴眼液滴眼，每日 4～6 次。如果是真菌感染,以 1:20 000 制霉菌素等抗真菌滴眼液滴眼,每日 3～4 次,或用相同浓度的药液每周冲洗泪小管数次,持续数周。

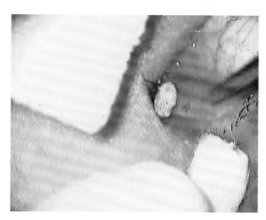

图 4-5-3 手术中所见的泪小管结石

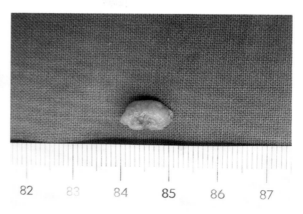

图 4-5-4 手术取出的泪囊结石

（陶 海）

参 考 文 献

1. Weber RK,Keerl R,Schaefer SD,et al. Atlas of lacrimal surgery. Berlin Heidelberg Germany:Springer Berlin Heidelberg,2007,20-23.

2. 李凤鸣. 中华眼科学. 第 2 版. 北京:人民卫生出版社,2005:932.

3. Orhan M,Onerci M,Dayanir V,et al. Lacrimal sac dacryolith:a study with atomic absorption spectrophotometry and scanning electron microscopy. Eur J Ophthalmol 1996,6:478-480.

4. Lew H,Lee SY,Yun YS. Measurement of pH,electrolytes and electrophoretic studies of tear proteins in tears of patients with dacryoliths:a novel concept for dacryoliths. Ophthalmologica 2004,218:130-135.

5. 胥利平,陶海,韩毳,等. 泪小管超声生物显微镜检查和测量的初步研究. 中华眼科杂志,2012,48(7):637-642.

第六节 泪 道 外 伤

泪道外伤是眼外伤的常见类型,临床常见的泪道外伤有泪小管断裂和泪囊鼻泪管的损伤,其中以泪小管断裂伤最为常见。

一、泪小管断裂

泪小管断裂按受伤后就诊的时机可分为新鲜泪小管断裂和陈旧泪小管断裂伤。

（一）新鲜泪小管断裂

泪小管断裂（canalicular laceration）是眼科急诊常见外伤之一,多为撞击、钝器伤或锐器切割伤累及眼睑内侧和内眦部所致,少数为动物咬伤或抓伤。临床上以下泪小管断裂最为常见,其次是上泪小管断裂,上下泪小管同时断裂的较少见。近年来,随着体育运动和交通事故中意外受伤的人员增多,泪小管断裂伤有增多趋势。泪小管全长约 10mm,水平部泪小管长约 8mm,从起始段开始约 6mm 走行于眼睑浅层,之后转向眼睑深部与内眦韧带前束相伴而行,最终上下泪小管汇入泪总管或泪囊,因此泪小管断裂常合并内眦侧眼睑裂伤及内眦韧带的前束或全束断裂[1],部分患者可合并眼睑撕脱或睑缘缺损、眼球损伤、眶壁骨折、眼外肌及视神经的损伤。

1. 病因及病史　患者有眼部外伤病史。常见原因有:钝挫伤(撞伤、拳击伤、摔伤等)、锐器伤(刀伤、剑伤),或撕裂伤(铁丝挂拉伤、狗咬伤等)。

2. 临床表现

(1)症状:伤眼疼痛、流泪,泪小管附近眼睑裂伤、红肿、流血等。部分患者合并眼睑撕脱或睑缘缺损、结膜裂伤、结膜下出血等,如有角膜或眼球损伤可伴视力下降,或伴有眶壁骨折损伤累及视神经或眼外肌时可伴视力下降、复视或眼球运动障碍。

(2)体征:眼睑肿胀、泪小管区域眼睑不同程度裂伤,伤口与泪点距离不等,可发生在泪小管任何部位,部分患者裂隙灯显微镜下泪小管远端可见。泪小管断裂多发生在下泪小管(图 4-6-1),也可发生在上泪小管(图 4-6-2)或上下泪小管同时受累(图 4-6-3)。

泪道探查:扩张泪点后,冲洗探针经患侧泪点探入泪小管后可经伤口露出,冲洗液经伤口外渗。

泪小管断裂可合并眼球钝挫伤、眼眶壁骨折、鼻骨骨折、鼻泪管骨折、眼球破裂伤或穿通伤等。

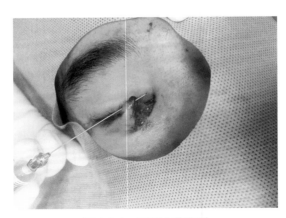

图 4-6-1　下泪小管断裂

3. 诊断与鉴别诊断[2]

(1)诊断要点:根据病史和临床表现及泪道探查一般可以做出明确临床诊断。

(2)诊断标准:眼睑肿胀、泪小管区域眼睑裂伤,泪道探查:冲洗探针经患侧泪点探入泪小管后可经伤口露出或冲洗液经伤口外渗。

(3)诊断程序:听取并记录病人主诉、病史,裂隙灯显微镜检查、泪道探查冲洗,直到获得足够证据可以完成诊断为止。对外伤严重的患者,需要做泪道 CT 三维重建检查,以明确是否并发眶壁骨折或鼻骨和鼻泪管骨折。

(4)鉴别诊断:部分患者可能仅存在浅层皮肤裂伤,并未累及泪小管,通过泪道探查即可明确诊断。详细询问病史、仔细检查了解合并的损伤对患者的整体预后十分重要。

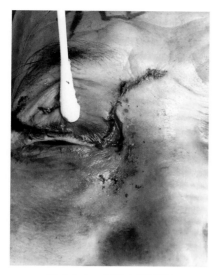

图 4-6-2　上泪小管断裂

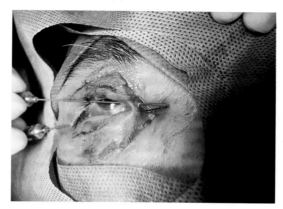

图 4-6-3　上下泪小管断裂

4. 治疗原则与方案

（1）原则：及时清洁伤口，行泪小管吻合和眼睑裂伤修复术，抗感染对症治疗，并注意兼顾合并伤的治疗。

（2）方案：

1）清洁伤口：首先应给予适当的伤口清洁，预防感染。有条件应一期吻合泪小管，并缝合眼睑伤口，无条件吻合者应初步处理伤口后转诊到上级医院手术，若转运路途较远则需要先行眼睑伤口清创缝合后再转诊。

2）泪小管吻合和眼睑裂伤修复：尽量在一期泪小管吻合的同时缝合眼睑裂伤，尽可能达到解剖复位。内侧泪小管断端寻找可采取手术显微镜下直接探查寻找法、上泪点注入消毒牛奶法、"猪尾"探针探查法。泪道内置入双泪小管置入式硅胶人工泪管作为支撑物，至少放置 3 个月，以免泪道吻合口瘢痕狭窄。≤4mm 泪小管损伤，由于创口多无张力，可使用 8-0 线直接吻合；4～7mm 及其以上距离的泪小管断裂，由于创口存在较大的张力，可使用 6-0 缝线管周组织缝合。也可采用陶海等报道的"经皮肤一针吻合法"吻合断裂的泪小管，这种方法使用 5-0 丝线经过皮肤吻合管腔上壁或前壁 1 针，垂直褥式缝合，在皮肤外打结，在管周做 1～2 针经皮肤的减张缝合，操作较简单，经济适用，且适用于张力较大的患者，9 天拆除缝线后管腔和管周不残留任何缝线，可避免因为缝线引起的肉芽肿阻塞泪管。如撕脱范围较大，应行管周轮匝肌断端缝合，再行睑板和眼睑皮肤缝合。如吻合口张力较大，先预置管周缝线 3 针，采用管周轮匝肌减张缝线后，再拉紧预置缝线吻合泪小管。关于泪道内支撑物，目前一般采用双泪小管置入式硅胶人工泪管作为泪道的内支撑物的泪道置管法，置管的方法可以选择：Crawford 置管法、Ritleng 置管法和"线套牵引式双泪小管置管法（Tao I 置管法）"等；不能置入这种人工泪管的患者，可以采用单泪小管置入式人工泪管置管。对于泪小管断端靠近泪囊且鼻侧断端寻找困难者可行泪小管泪囊吻合并双泪小管置管术[3, 4]。

3）防治感染：24 小时内给予破伤风抗毒素 1 500U 皮下注射，或破伤风人免疫球蛋白 250IU 肌肉注射。伤口污染严重可全身应用抗生素 3～5 天。

4）合并伤的处理：伴有结膜裂伤患者，应将结膜裂伤对位缝合；伴有眼球破裂伤或穿通伤的患者应优先行一期眼球裂伤清创缝合术；伴有视神经间接损伤和眶壁骨折的患者需按相关的诊疗规范给予治疗。

5）术后定期复查，观察泪道置管情况，泪点有无扩大，有无眼睑位置异常和泪点外翻。拔管后泪道冲洗是否通畅，观察有无溢泪。

（杨 华 杨晓钊 陶 海）

参 考 文 献

1. 李凤鸣，谢立信. 中华眼科学. 第 3 版. 北京：人民卫生出版社，2014：992.
2. 亚当·丁. 泪道病学. 陶海，主译. 北京：鼻镜科学技术出版社，2017：187-188.
3. 陶海，王伟，王朋，等. "经皮肤一针吻合法"修复泪小管断裂的临床研究. 眼外伤职业眼病杂志，2007；29（12）：959-961.
4. Manpreet S，Natasha G，Nitasha A. Is the distance from punctum a factor in the anatomical and functional success of canalicular laceration repairs? Indian Journal of Ophthalmology. 2017（11）：1114-1119.

（二）陈旧性泪小管断裂

由于各种原因，泪小管断裂没有及时行泪小管吻合手术，或者受伤后虽然做过泪小管吻合术，但伤口愈合后泪小管管腔仍不通畅的，则称为陈旧性泪小管断裂。由于眼睑和泪道错位愈合，往往伴有内眦部畸形，局部瘢痕组织形成使泪小管鼻侧断端寻找困难，故手术难度较大，修复成功率较低。过去认为，单纯上泪小管陈旧性断裂患者多无明显溢泪症状，可不予处理，但新近的研究表明，多数上泪小管断裂患者也会出现较明显的溢泪症状，所以目前一般认为上泪小管陈旧断裂和下泪管陈旧性断裂一样均需要修复。

1. 临床表现 有明确的内眦侧眼睑外伤及泪道外伤史；伤眼溢泪，眼睑内眦外伤瘢痕形成，部分患者表现为眼睑内眦的外伤后畸形。下睑皮肤由于泪液侵蚀可出现红肿、粗糙。

2. 诊断要点

（1）根据眼睑内眦侧外伤史和伤后溢泪症状，眼睑内眦有外伤瘢痕，泪道探查冲洗显示受伤的泪小管阻塞，或者断端外露形成瘘管等特点可以诊断。

（2）单纯的泪小管陈旧性断裂患者泪道 CT 或其他影像学检查显示泪囊和鼻泪管结构正常，若合并有其他外伤，例如骨性鼻泪管骨折、眼眶骨折，则会有相应的影像改变。

（3）泪小管鼻侧断端的术前定位：陈旧泪小管断裂患者的泪小管鼻侧断端的术前定位，是诊断治疗的难点，术前有如下的方法可以帮助完成。

1）超声生物显微镜（UBM）检查[1]：UBM 是一种高频超声，常用于眼前节检查。用 UBM 检查泪小管陈旧性断裂患者，部分患者能较好的显示泪小管鼻侧残段，有助于断端的定位。

2）泪道逆行插管 CT 造影检查[2]：经鼻泪管鼻腔开口插入导管，注入造影剂，逆行插管 CT 造影检查可以显示伤侧的泪囊和鼻泪管情况，部分患者甚至可以显示泪小管鼻侧残段，有助于断端的定位。

3. 治疗原则和方案

（1）原则：在受伤后 3 个月以上，行二期泪小管吻合手术，并同时修复眼睑内眦外伤畸形。

（2）方案

1）做局部切口，用泪道探针指示泪小管阻塞瘢痕处，由睑缘垂直切开，首先切除瘢痕组织，暴露出泪小管颞侧断端。

2）术中寻找陈旧泪小管鼻侧断端是手术的难点，方法有如下三种：①显微镜下切除瘢痕直接寻找法：切除瘢痕组织以后，具体方法同新鲜泪小管断裂时寻找断端的定位方法，但临床实践表明，这种方法对陈旧性泪小管断裂患者，由于瘢痕组织的影响，能成功找泪小管鼻侧断端的并不多。②猪尾巴探针探查法，自另一正常的泪点旋转进入，部分患者能探查到受伤泪小管鼻侧断端，但因其损伤较大、容易形成假道，采用时需要慎重。③以上两种方法不能成功者，可用微小切口切开泪囊找到泪囊内泪总管的入口，用猪尾探针逆行向外侧探查泪小管鼻侧断端处，切开瘢痕可暴露断端。一般泪小管断端有半透明的灰白色黏膜管壁，容易辨认。

3）找到泪小管鼻侧断端后，置双泪小管置入式人工泪管，吻合泪小管两断端[3, 4]。泪小管吻合方法同新鲜泪小管断裂[5]：①传统方法是缝合断裂的泪小管管壁3～4针，再缝合眼睑创口；②不缝合泪小管管壁，仅缝合管周组织3～4针，再缝合眼睑创口；③采用"经皮肤一针吻合法"，经皮肤缝合管壁一针，使断端对合良好，经皮肤面拆线后，管腔内没有缝线残留，不会发生异物反应，因此这种方法取得良好效果。

4）陈旧性泪小管断裂手术要注意同时修复眼睑内眦的外伤畸形，尽量争取眼睑内眦和泪点恢复正常（图 4-6-4A、图 4-6-4B 和图 4-6-4C）。术后人工泪管带管时间一般为3～6个月，必要时可适当延长，以免瘢痕收缩狭窄。

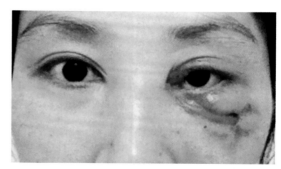

图 4-6-4A 左眼上下泪小管陈旧性断裂伴眼睑内眦畸形术前

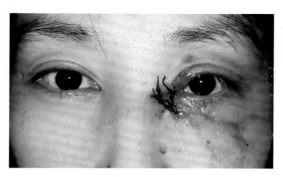

图 4-6-4B 同一患者左眼上下泪小管陈旧性断裂伴眼睑内眦畸形术后1周

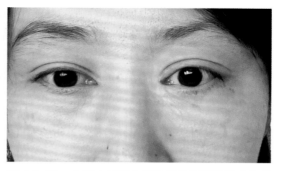

图 4-6-4C 左眼上下泪小管陈旧性断裂伴眼睑内眦畸形术后12个月

（钟建光 陶 海）

参 考 文 献

1. 陶海，吴海洋，韩甍，等．应用 UBM 成功定位陈旧泪小管断裂断端二例．中国实用眼科杂志，2009，26（1）：93.

2. 王婷婷，陶海，韩甍，等．CT 泪道逆行插管造影检查及其影响．中华眼科杂志，2014，50（10）：766-771.

3. Bai F, Tao H, Zhang Y, et al. Old canalicular laceration repair: a retrospective study of the curative effects and prognostic factors. Int J Ophthalmol. 2017, 10（6）: 902-907.

4. Tu Y, Qian Z, Zhang J, et al. Endoscopic Endonasal Dacryocystorhinostomy Combined with Canaliculus Repair for the Management of Dacryocystitis with Canalicular Obstruction. J Ophthalmol. 2015: 1-7.

5. Tao H, Wang P, Hang C, et al. One-stitch anastomosis through the skin with bicanalicular intubation: a modified approach for repair of bicanalicular laceration. Int J Ophthalmol. 2013, 6（5）: 656-658.

二、泪囊鼻泪管损伤

泪囊鼻泪管损伤（lacrimal sac and nasolacrimal duct injury）在临床上较为常见。泪囊区的锐器伤或穿通伤可导致泪囊的损伤，而面中部骨折和泪囊区深部的软组织损伤一样，也可能导致泪囊的损伤。此外，来自面中部的钝性骨折，包括鼻筛骨折、LeFort Ⅱ型和Ⅲ型骨折，可以导致鼻泪管的损伤，使局部解剖结构紊乱，破坏其正常结构，导致泪道流出系统的阻塞，出现流泪、流脓或局部肿痛，并易反复发作形成外伤性慢性泪囊炎。这些类型的损伤最常发生在钝性损伤之后，例如在机动车事故之后，其他原因还有暴力伤及动物咬伤等[1, 2]。有研究发现，29% 的鼻筛骨折患者，会出现继发于鼻泪管阻塞的持续性溢泪[3-5]。

1. 临床评估

（1）病史采集及记录：要对受伤情况、伤害性质和范围进行详细检查和记录。记录包括：损伤物质的性质、种类、大小、形状、外力来源，以及受伤时间、地点和视力、自觉症状。检查应在良好照明条件下进行。

（2）详细的眼科检查：任何疑似泪道系统损伤的患者首先应接受详细的眼科检查。尤其是严重的眼睑水肿，千万不要忽略了对眼球损伤的检查。要注意眼球有无损伤、眼眶有无骨折，有无头晕、呕吐、昏迷等。如果伴有其他眼部损伤如眼球破裂，需要优先处置。对于陈旧性鼻泪管损伤患者，常常发展成外伤后鼻泪管阻塞，并继发慢性泪囊炎和内眦眼睑的畸形（图 4-6-5A）。

（3）泪道探查冲洗：对于泪囊区锐器伤或穿通伤的患者，应该认真考虑是否可能有泪囊损伤。可以进行泪道探查冲洗，如冲洗液自伤口流出，表明有泪囊损伤。

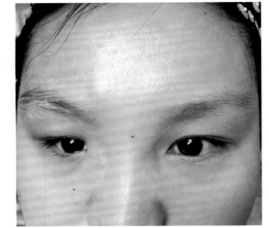

图 4-6-5A　右眼外伤后慢性泪囊炎、鼻泪管阻塞、内眦外伤后畸形

（4）影像学检查：面中部骨折的患者更易损伤泪囊和（或）鼻泪管。需要进行影像检查，以确定是否可能存在泪囊或鼻泪管的任何损伤。

对于评估是否有泪囊窝及鼻泪管损伤以及损伤程度，首选 CT 检查（图 4-6-5B）。同时对于评估是否有临近组织损伤尤其是骨损伤（眶壁骨折）以及是否存有解剖变异，用以指导手术方案的制订，也需进行 CT 检查以便进一步明确。对于外伤性慢性泪囊炎，可行泪道 CT 造影三维重建检查，进一步明确鼻泪管、泪囊情况，如判断泪囊大小、泪囊移位情况、鼻泪管骨折程度等[6]。

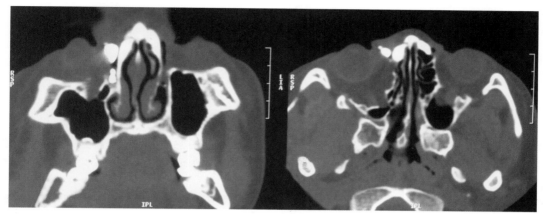

图 4-6-5B 同一患者泪道 CT 造影检查显示：右侧泪囊窝造影剂残留，眶内侧壁陈旧性骨折

2. 治疗原则与方案

（1）原则：一期修复泪囊及鼻泪管损伤，疏通泪液流出通道；对于损伤导致的外伤性慢性泪囊炎，行二期泪囊鼻腔吻合术（DCR）。

（2）泪囊鼻泪管损伤的一期修复（图 4-6-6 至图 4-6-9）：对于单纯的泪囊鼻泪管损伤，应及时清创缝合伤口。伤后及时注射破伤风抗毒血清，并酌情应用抗生素预防感染。

如果泪囊撕裂伤与内眦外部损伤相连，则用直接缝合和置入双泪小管置入式人工泪管的方法修复泪囊的伤口。撕裂的泪囊边缘可以用 5-0 或者 6-0 可吸收缝线间断缝合。如果泪囊损毁严重导致缝合困难，需要采用结膜瓣或者鼻黏膜瓣进行泪囊再造，部分特殊的患者可以使用筛窦黏膜进行泪囊再造。人工泪管放置时间为 3～6 个月。

在修复面中部骨折的同时可以行双泪小管置入式人工泪管置入术，置入方式同泪小管断裂吻合及泪囊破裂修复，但不同的是，需要同时置入人工鼻泪管，其支撑作用有助于泪囊和鼻泪管的修复过程。术后常规局部应用抗生素及类固醇眼液预防感染，术后 3～6 个月拔除人工泪管。

（3）泪囊鼻泪管损伤的二期手术：在多发外伤或外伤危及生命时，对于泪囊鼻泪管损伤，可以将伤口暂时缝合，待二期行泪道修复手术。

外伤性泪囊炎的患者通常需要二期再行泪囊鼻腔吻合术（DCR）。通过施行微小切口改良泪囊鼻腔吻合术，采用后瓣免缝合技术，不仅简化了手术操作，还避免了吻合口缝线肉芽和瘢痕形成导致吻合口阻塞等，从而明显提高了手术成功率，有多项研究证实了此技术的优势[7, 8]。二期手术的缺点是可能有大量的瘢痕组织形成，引起泪囊局部解剖不清，有时严重外伤可造成内眦韧带断裂从而使泪囊移位，甚至内眦变形，使手术更具挑战性。手术的关键在于泪囊的准确定位和充分暴露泪囊。术前用少量亚甲蓝注入泪囊使其着色、术中用

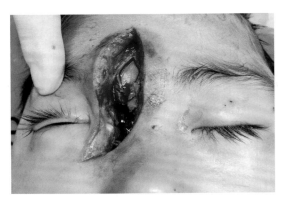

图 4-6-6　3 岁男孩，不慎被暖气片磕伤，致右侧额面部皮肤全层挫裂伤，泪囊窝骨折，泪囊严重裂伤

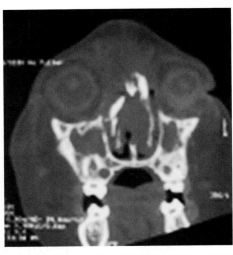

图 4-6-7　同一患者 CT 三维重建检查示右侧泪囊窝及鼻泪管骨折

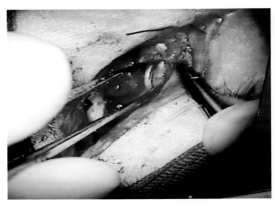

图 4-6-8　术中置入双泪小管置入式人工泪管并人工鼻泪管（RT 管）

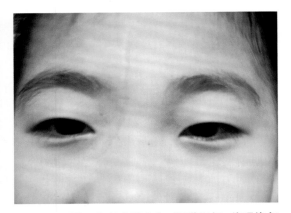

图 4-6-9　同一患者术后 2 年，泪道通畅，外观恢复良好

探针从下或上泪小管进入泪囊使泪囊略隆起，直视下分离组织找到泪囊，以及术中注意内眦韧带位置，为顺利寻找泪囊和修复内眦变形有重要的标识作用。

（周希彬　陶　海）

参 考 文 献

1. Ali M，Gupta H，Honavar S，et al. Acquired nasolacimal duct obstructions secondary to naso- orbito-ethmoidal fractures：patterns and outcomes. Ophthalmic plastic and reconstructive surgery，2012（4）：242-245.

2. Balaji SM. Management of nasolacrimal duct injuries in mid-facial advancement. Annals of maxillofacial surgery，2015，5（1）：93-95.

3. Becelli R，Renzi G，Mannino G，et al. Posttraumatic obstruction of lacrimal pathways：a retrospective analysis of 58 consecutive naso- orbitoethmoid fractures. Craniofac Surg，2004（15）：29-33.

4. 陶海，周希彬. 内窥镜泪道手术学. 北京：北京科学技术出版社，2017，9：7.

5. 陶海. 泪道病学：诊断、治疗和手术. 北京：北京科学技术出版社，2017，9：17.

6. 庆惠玲，杨慧丽，秦玲. 严重外伤性泪囊炎的手术时机与方法及远期效果观察. 眼外伤职业眼病杂志，2010，32（10）：774-776.

7. Kacaniku G，Begolli I. External dacryocystorhinostomy with and without suturing the posterior mucosal flaps. Medical archives. 2014，68（1）：54-56.

8. Dirim B，Sendul SY，Demir M，et al. Comparison of Modifications in Flap Anastomosis Patterns and Skin Incision Types for External Dacryocystorhinostomy：Anterior-Only Flap Anastomosis with W Skin Incision versus Anterior and Posterior Flap Anastomosis with Linear Skin Incision. The Scientific World Journal. 2015，2015：170841.

第五章　泪液分泌异常相关性疾病

第一节　先天性泪腺分泌不足

先天性泪腺分泌不足发病罕见，目前报道可见家族性自主神经失调症和先天性泪腺-大唾液腺发育不良（ALSG）这两种，患者多就诊于儿科或神经内科，无泪为伴发症状[1-4]。

一、家族性自主神经失调症

家族性自主神经失调症又称 Riley-Day 综合征，是少见的家族性常染色体隐性遗传病。由 Riley 与 Day（1949）首先报道，主要发生在东欧犹太家族及其他种族的小儿，患者近亲中基因携带者约 1/50。

1. 病因与病理　病因尚未完全明确，但其发病有明显的家族性，呈常染色体隐性遗传，可能为神经系统、特别是自主神经系统先天性功能异常。

2. 临床表现

（1）腺体分泌异常：哭时泪水极少或无泪是本病的主要特征，各种理化刺激均难以使患者增加泪液的产生。可合并有出汗过多，头部和背部在兴奋或进餐时大量出汗，但手掌、足底则不出汗，汗液成分分析如常。

（2）角膜痛觉减退，一半的患者有无痛性角膜溃疡。合并其他感觉异常：多数患者自出生后可有广泛性痛、温觉的轻度减退，对疼痛刺激无反应，可见皮肤红斑。

（3）合并其他的异常：多数患者自出生后出现交感神经功能障碍，智力正常或低下，无性别差异，婴儿期生长发育缓慢，常伴发作性呕吐、腹泻或便秘、肌痉挛、运动功能障碍、共济失调等。先天愚型样面容，斜的杏形眼、耳大及下巴突出。幼儿期易激惹、自闭。学龄期身材矮小，步态不稳，说话带鼻音。常并发肺部感染。常于进食或情绪激动时，面部、颈、肩、上胸可出现一过性境界分明的红色斑点，餐后迅速消失，甚者可出现肢体发绀发凉。

3. 诊断及鉴别诊断　Riley-Day 综合征的诊断主要根据家族史，婴幼儿期发病，患儿哭时无泪，舌蕈状乳头缺失，自主神经症状多变。组胺前臂皮内注射，无痛感，局部无红晕区和伪足；用毛果芸香碱滴眼，5 分钟滴 1 次，共滴 4 次，可出现上睑下垂。根据上述这些特点可以做出诊断。

需要和如下疾病做鉴别诊断：

（1）急性自主神经病（acute autonomous neuropathy）：急性起病，临床表现为视力模糊，瞳孔对光及调节反射异常，出汗少，无泪液，体位性低血压，尿潴留等。多数病例在数月或数周后自行恢复。皮内注射组胺后反应正常。

（2）Sjögren 综合征：主要特征为泪、唾液分泌明显减少，表现为干燥性角膜炎，口腔干燥，常伴有类风湿性关节炎。

4. 治疗　目前，本病尚无特效的治疗方法，以对症治疗为主。泪少和无泪可用人工泪液替代治疗，甲基纤维素眼液或者透明质酸钠眼液点眼治疗，可保护角膜。注射醋甲胆碱或新斯的明可有一时性效果，对于小儿，这类药物的剂量难以确切掌握。自主神经失调性危象发作时，可用氯丙嗪、地西泮、氯贝胆碱等对症治疗。涉及其他科的合并症需进行专科治疗。

宣教避免近亲结婚，推行遗传咨询，携带者基因检测及产前诊断和选择性人工流产等。

二、先天性泪腺 - 大唾液腺发育不良（ALSG）

先天性泪腺 - 大唾液腺发育不良（aplasia of lacrimal and major salivery glands，ALSG）是一种少见常染色体显性遗传病。2005 年此病致病基因 FGF10 被定位，至今世界范围内仅有少量病例报道。

1. 病因　由于功能性 FGF10 的单倍体功能异常引起。

2. 临床表现

（1）症状：临床表现轻重不同，多发现于婴儿增加辅食时，口干引起进食困难，需伴水服下，当腺体发育不良伴鼻泪管闭锁和泪点缺失时，会出现眼部感染和流泪、流脓；哭时泪少。

（2）体征：泪河窄或缺如，角结膜干燥斑，结膜充血，龋齿或牙齿发黄，舌表面干裂纹，味蕾缺失，腮腺导管缺如。心肺腹查体正常，四肢无异常。

实验室检查肝肾功能、血沉、C 反应蛋白、补体、Ig 均正常。

MRI 显示双侧腮腺区未见明显腺体组织，双侧泪腺及下颌下腺体积较小。

3. 诊断及鉴别诊断　该病很容易被误诊为干燥综合征，临床上对于起病早，免疫和炎症指标正常的患儿，要注意排除此病的可能。

4. 治疗　该病治疗为对症治疗，泪少和无泪可用人工泪液替代治疗，甲基纤维素眼液或者透明质酸钠眼液点眼治疗，可保护角膜。避免使用激素和免疫抑制剂。

（王秀丽）

参 考 文 献

1. Seymen F，Koruyucu M，Toptanci IR，et al. Clinical oral investigations. 2017；21（1）：167-172.

2. Mikolajczak M，Goodman T，Hajihosseini MK. The Biochemical journal. 2016；473（24）：4593-4607.

3. Ramírez-Estudillo A，González-Saldivar G，Espinosa-Soto I，et al. Journal of clinical and diagnostic research：JCDR. 2017；11（7）：ND01-ND02.

4. 李正红，王薇，魏珉，邱正庆. FGF10 基因错义突变致先天性泪腺和大唾液腺发育不良一例报道. 2011 年北京医学会儿科学分会学术年会论文汇编. 132-133. http://www.doc88.com/p-7048948370654.html

第二节　原发性泪液分泌增多症

泪液分泌过多是泪腺功能亢进的结果，原发性泪液分泌增多症的病例十分罕见，患者表现为不明原因流泪，有的伴流清涕。

1. 病因病理　病因不明，是泪腺分泌功能亢进的结果，但它所造成的流泪和溢泪病因和机制不同。

2. 临床表现

（1）症状：流泪，伴或不伴流清涕。少数患者可并发结膜炎、睑缘炎以及下睑皮肤湿疹。

（2）体征：结膜正常，无睫毛刺激，角膜正常，睑板腺正常，泪道正常，冲洗泪道通畅。

3. 诊断及鉴别诊断 [1] 在出现不明原因流泪不止时，诊断原发性泪液增多症，需逐项排除下列因素后方可考虑。

（1）生理性反射：由于感情冲动、呕吐、咳嗽、打呵欠等出现泪液过多的现象。该种情况为一过性，非持续性，很容易排除。

（2）泪道阻塞：泪道冲洗不通。

（3）"鳄鱼泪"：每当进食时出现流泪。

（4）神经性反射性：由于结膜或角膜、鼻腔等受到腐蚀性气体和机械性因素等刺激三叉神经引起反射性流泪。

（5）药物性反应：询问是否有应用新斯的明或接触有机磷农药等。

（6）泪腺本身的病变：如泪腺囊肿、泪腺肿瘤及米库利兹（Mikulicz）综合征的早期，但泪腺炎时并不一定流泪。

（7）中枢性反射：过度精神兴奋，癔症等。

（8）症状性流泪：一些全身性疾病，如脊髓痨，甲状腺功能亢进的早期。

4. 治疗 目前尚无特效的治疗方法，可给予对症治疗。可以选择镇静安神药物治疗，或通过药物阻断蝶腭神经节泪腺分泌神经，减少泪液分泌。有学者采用泪腺切除术，通过手术切除部分或全泪腺以减少泪液分泌 [2,3]，或者行泪腺 X 线照射治疗 [4] 而减少泪液分泌，但需要慎重选择。新近有文献报道，可采用局部注射肉毒素抑制泪腺分泌的方法 [5]。

（王秀丽 陶 海）

参 考 文 献

1. 陶海，白芳. 泪器病诊治新进展，北京，人民卫生出版社，2015

2. Hornblass A1，Guberina C，Herschorn BJ. Palpebral dacryoadenectomy for epiphora. Ophthalmic Plast Reconstr Surg. 1988；4（4）：227-230.

3. Hussein SS. Partial dacryoadenectomy in persistant lacrimination and epiphora. Bull Ophthalmol Soc Egypt. 1974；67：273-275.

4. Kantori F，Fukunaga K，Yamamoto T. X-ray management of epiphora following parotid duct transplantation for xerophthalmia. Nihon Ganka Kiyo. 1963；14：341-346.

5. Girard B，Piaton JM，Keller P，et al. Botulinum neurotoxin A injection for the treatment of epiphora with patent lacrymal ducts. J Fr Ophtalmol. 2018；41（4）：343-349.

第三节 免疫性病变

一、Sjögren 综合征

Sjögren 综合征 [1-3]（Sjögten syndrome）又称自身免疫性外分泌腺病（autoimmune exocrine gland disease）、干燥综合征、口眼干燥关节炎综合征。是一种侵犯外分泌腺体，尤以侵犯唾液腺和泪腺为主，全身性的慢性自身免疫性疾病。起病隐匿，主要及最初表现为口、眼干燥，也可有多器官、多系统损害。受累器官有大量淋巴细胞浸润，血清中多种自身抗体阳性。常与其他自身免疫性疾病重叠。Sjögren 综合征分两类：①口、眼干燥等表现单独存在时为原发性 Sjögren 综合征（primary Sjögren syndrome，PSS）；②口、眼干燥等表现与类风湿关节炎、系统性红斑狼疮、多动脉炎、皮肌炎等并存时，为继发性 Sjögren 综合征（secondary Sjögren syndrome）。早在 1933 年，瑞典眼科医生斯约格伦报道了 19 例干燥性角膜炎伴口干燥症和类风湿关节炎的病例，并提出它是一个系统性疾病。因此，在西方医学中称本病为 Sjögren 综合征。其后，各国学者也相继报道了相同的病例。

1. 病因病理　Sjögren 综合征发病率较高，影响大约 1% 的人群[1]。在自然人群中的发病率不详，有报告人群患病率为 0.4%～0.7%[1]。老年人群中患病率为 3%～4%，该综合征表现出女性与男性的比例为 9～20∶1，主要影响年龄在 30～40 岁的中年女性[2]。

Sjögren 综合征的发病机制尚不清楚[3]，大多数人认为其是一种慢性自身免疫性疾病。其特征在于自身反应性淋巴细胞浸润外分泌腺，导致腺体功能障碍和干燥症状。传统上，它被认为是由于淋巴细胞浸润、细胞凋亡、细胞毒性和细胞死亡而引起的腺体损伤，由颗粒状细胞和 Fas-Fas 配体相互作用产生。高球蛋白血症和多种自身抗体，反映了其 B 淋巴细胞功能高度亢进和 T 淋巴细胞抑制功能的低下。环境因素可能触发启动了自我免疫的过程，最有可能是病毒。可能的候选病毒是 EB 病毒（EBV）、巨细胞病毒（CMV）、人类疱疹病毒类型 8（HHV-8）、人类 T 淋巴病毒 1 型（HTLV-1）、丙型肝炎病毒和肠病毒，还有柯萨奇病毒。

Sjögren 综合征的病理主要为唾液腺、泪腺以及体内其他器官都可能受累。泪腺、腮腺和颌下腺等体内呈大量淋巴细胞浸润，以 B 细胞为主，重症病例 B 细胞浸润可似淋巴结的生发中心，腺体萎缩，导管的上皮细胞增殖形成上皮 - 肌上皮细胞瘤，腺管狭窄或扩张，后期被结缔组织替代。腺外的淋巴样浸润可累及肺、肾或骨骼肌等并引起其功能障碍。

2. 临床表现　Sjögren 综合征最初以眼干和口干为表现，到后期可累及多个器官及系统，表现为多器官及系统的受损，并出现相应的临床表现。主要表现为以下几个方面：

（1）干眼症：主要为干燥性角、结膜炎，可导致视力受损甚至丧失。

（2）口腔干燥：主要为唾液减少，口干，舌燥，龋齿等。

（3）腮腺肿大：质地坚硬，无触痛，但在继发感染时可有触痛。

（4）耳鼻喉表现：随着病情发展，可出现鼻出血、鼻腔干燥结痂、黏膜萎缩、嗅觉减退、喉咙干燥疼痛不适、声音嘶哑等。

（5）关节表现：多数病人可有关节症状，表现为关节疼痛、肿胀，少数有关节腔积液，有时也可出现关节周围肌肉疼痛与肌肉萎缩。

（6）呼吸系统表现：淋巴细胞与浆细胞浸润累及喉、气管、支气管，可引起呼吸道黏膜萎缩，最后导致严重的干咳或者粘痰不易咳出。随着病情进展，往往可引起肺部反复感染、支气管扩张、弥漫性肺纤维化，有时还可发生胸腔积液。

（7）消化系统表现：重症病人由于环状软骨后食管狭窄和食管黏膜干燥，食管蠕动障碍，可出现吞咽困难。个别病人可发生食管炎、慢性萎缩性胃炎、恶性贫血或慢性胰腺炎等。

（8）泌尿系统表现：可表现为肾小管间质性损害、肾小球肾炎和肾功能损害。

（9）神经肌肉系统表现：近半数病人有神经衰弱。也有的病人可发生肌炎与重症肌无力等。个别病人可发生孤立性颅神经瘫痪，有时也可发生多发性颅神经及周围神经病变。

（10）皮肤黏膜表现：干燥如鱼鳞病样，有结节性红斑、紫癜，雷诺现象和皮肤溃疡；阴道黏膜亦可干燥和萎缩。

（11）心血管系统改变：部分病人可出现心包炎、心肌炎、充血性心力衰竭等。

（12）其他：部分病人可伴有系统性红斑狼疮、硬皮病、皮肌炎、多动脉炎、脉管炎、慢性淋巴细胞性甲状腺炎、周期性发热等病的临床表现。

另外，本病与系统性红斑狼疮一样，也易发生青霉素等多种药物过敏。

3. **诊断与鉴别诊断**

（1）诊断：根据临床表现、相关实验室检查及部分影像学检查可确诊。

（2）鉴别诊断：与系统性红斑狼疮、类风湿关节炎、流行性腮腺炎等相鉴别。

4. **治疗原则与方案**

（1）原则：早确诊，早治疗，根据病情选择糖皮质激素、免疫抑制剂及对症治疗。

（2）方案：多年来，原发性干燥综合征（pSS）被认为是孤立性疾病，至今尚没有特效的治疗方法能够根治这种疾病。口腔和眼部特征以及系统性器官受累的治疗由不同亚专科医师共同管理，如眼科医生，耳鼻喉科医生，口腔科医生和风湿科医生。Sjögren 综合征的治疗包括干燥并发症的全身治疗和糖皮质激素的应用，而免疫抑制剂，包括咪唑硫嘌呤、甲氨蝶呤、和环磷酰胺用于重症者的治疗。对于 Sjögren 综合征干眼症，可使用局部眼泪替代品，凝胶和软膏，抗炎治疗剂，促分泌剂，自体血清，黏液溶解剂，治疗性隐形眼镜以及泪点栓塞等治疗[4, 5]。

（莫　亚）

参 考 文 献

1. Chao WC，Lin CH，Liao TL，et al. The risk of nontuberculous mycobacterial infection in patients with Sjögren's syndrome: a nationwide，population-based cohort study. Bmc Infect Dis. 2017；17（1）：796.

2. Patel R，Shahane A. The epidemiology of Sjögren's syndrome. Clin Epidemiol. 2014；6：247-255.

3. Sandhya P，Kurien BT，Danda D，et al. Update on Pathogenesis of Sjögren's syndrome. Curr Rheumatol Rev. 2017，13（1）：5-22.

4. Del PN，Vitali C. Management of primary Sjögren's syndrome: recent developments and new classification criteria. Ther Adv Musculoskelet Dis. 2018；10（2）：39-54.

5. Vivino FB，Carsons SE，Foulks G，et al. New Treatment Guidelines for Sjögren's Disease. Rheum Dis Clin North Am. 2016；42（3）：531-551.

二、Mikulicz 病

Mikulicz 病（Mikulicz's disease，MD）又名 von Mikulicz 综合征、Mikulicz-Radecki 综合征、Mikulicz-Sjögren 综合征、泪腺涎腺病变综合征、泪腺涎腺肿胀综合征。是一种好发于30 岁以上的中年女性，原因不明的先天的，双侧的，无痛的和对称的泪腺、腮腺、颌下腺肿大为特征的慢性自身免疫性疾病[1, 2, 4, 5]。

1. **病因病理**　Mikulicz 病由波兰医生 Mikulicz 在 1888 年首次报道，是一种原因不明的慢性自身免疫性疾病。病理学改变表明它是一种良性淋巴细胞增生性疾病，一般为良性过程，但具有肿瘤的特征。1952 年 Godwin 根据病理学又将其命名为"良性淋巴上皮病（benign lymphoepithelial lesion，BLEL）"，现国内外文献多用此名。Mikulicz 疾病近来报道与血清中免疫球蛋白 G4（IgG4）浓度升高和泪腺及唾液腺中 IgG4 表达的显著的浆细胞浸润相关 [1，3，5]。IgG4 相关性 Mikulicz 病的中间年龄在 55～65 岁之间，在 20 岁以下的人中极少见 [6]。由于组织学的相似性，Mikulicz 病被认为是 Sjögren 综合征的亚型。然而与 Sjögren 综合征相比，Mikulicz 病缺少抗 -SS-A 和抗 -SS-B 抗体 [4]。

2. **临床表现**　该病早期出现眼睑及颜面水肿、流泪等症状，经过数周或数年后侵犯腮腺、颌下腺，由于唾液分泌量减少，口腔、鼻咽部出现干燥症状。其典型症状为泪腺弥漫性、持续性、无痛性肿大，伴眼睑肿胀（图 5-3-1 及图 5-3-2），可伴有眼球突出或视力下降，触诊质韧、无触痛，但通常不伴有结膜炎。还可以累及眼外肌、眼睑、眶脂体、三叉神经分支等。若泪腺明显的突起使眼球移向鼻侧，眼球运动受限可能发生。当有严重的压迫症状存在时可能发生屈光不正和视力下降，但视力丧失的发生率较低。同时可能会伴发腹膜后纤维化、间质性肾炎、自身免疫性胰腺炎等其他系统相关疾病 [2，4]。

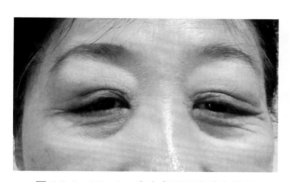

图 5-3-1　Mikulicz 病患者双泪腺肿大外观

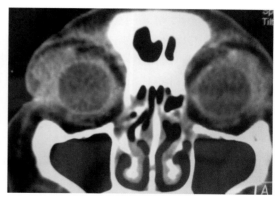

图 5-3-2　Mikulicz 病患者眼眶 CT 冠状位显示双泪腺肿大

3. 诊断与鉴别诊断

（1）临床诊断要点：根据病史、临床表现及相关辅助检查，一般可以做出明确的临床诊断。

（2）诊断标准：双侧性，无痛的和对称的泪腺、腮腺、颌下腺肿大，伴或不伴其他临床症状。超声检查显示涎腺增大，内见实性结节、包块，腺体周围淋巴结广泛肿大，形态失常，肿块及淋巴结血供丰富。CT 扫描显示边界清楚，泪腺中的低密度团块，但不伴随骨质破坏 [2，6]。

（3）诊断程序：结合临床，询问病史，进行相关查体。如发现眼睑水肿，伴有口、鼻等干燥症状，应高度考虑本病的可能性，提示临床做相关进一步检查，如 CT、超声、超声引导下活组织穿刺病理检查及相关实验室检查（血清 Ig4、血沉等），做到早发现、早诊断、早治疗，及时阻止病情发展 [2]。

4. 鉴别诊断

（1）Sjögren 综合征（干燥综合征）：主要好发于女性，男女比例达 1∶9～1∶20，腺体肿大常为间断性，眼干及口干为其突出表现，血清学检查抗核抗体、SSA、SSB 阳性，血清 IgG4

水平正常,涎管造影术可见特征的"苹果树征",经系统激素治疗腺体功能无明显改善。

（2）Mikulicz 综合征（MS）：是全身性疾病如白血病、结节病、淋巴瘤、结核病等累及泪腺和唾液腺引起腺体肿大,结合病理活检及临床病史可鉴别。

（3）泪腺淋巴瘤：好发于老年女性,单侧或双侧,可以局限于眼眶,也可以是全身淋巴瘤的一部分,大多数为黏膜相关性 B 细胞淋巴瘤。

（4）结节病：是一种病因不明、多器官受累的肉芽肿性病变,眼附属器结节病的最常累及泪腺、眼睑和眼眶,特征病理表现为非干酪坏死性肉芽肿性病变,血清中血管紧张素转换酶（angiotensin-con-verting enzyme,ACE）升高,ACE 是结节病诊断、判定病情以及指导治疗的指标之一[2]。

5. 治疗原则与方案

（1）原则：早发现、早诊断、早治疗,根据实际情况选择糖皮质激素、免疫抑制剂和对症治疗。

（2）方案：干眼患者给予人工泪液滴眼,以减轻干眼症状,并预防角膜损伤。全身治疗目前主要采取糖皮质激素治疗,可明显改善临床症状及体征,但复发率较高。糖皮质激素治疗效果不佳者,可采用免疫抑制剂（如利妥昔单抗、罗替单抗等）、手术治疗。结合激素及免疫抑制剂治疗,经药物治疗后,泪腺、唾液腺的外分泌功能得以很大程度恢复,治疗效果常较满意。目前国内多用免疫治疗并结合中医药治疗本病,早期积极治疗能明显改善腺体分泌功能,延缓纤维化进程、改善预后。目前,对于 IgG4 相关的 Mikulicz 病没有治疗标准,可行糖皮质激素及手术治疗。日本有学者提出如下糖皮质激素治疗方案：治疗标准为泼尼松（0.6mg/kg）2～4 周,然后在 3～6 个月内逐渐减量至 5mg/d,然后维持在 2.5～5mg/d 的剂量约 3 年。糖皮质激素治疗的剂量和过程的调整基于血清学和影像检查。也可用免疫调节剂治疗,例如硫唑嘌呤、甲氨蝶呤、雷公藤多苷等[2,5,6]。

（莫 亚 陶 海）

参 考 文 献

1. 王丽英,刘宗艳,高珊. 超声检查 Mikulicz 病 3 例并文献复习. 中外医学研究,2014；（10）：112-113.

2. 冯莉莉,燕飞,付琳,等. 泪腺 Mikulicz 病的 MRI 表现. 眼科,2014；23（1）：47-50.

3. Yamamoto M,Takahashi H,Ohara M,et al. A new conceptualization for Mikulicz's disease as an IgG4-related plasmacytic disease. Mod Rheumato. 2006；16（6）：335-340.

4. Kuruma S,Kamisawa T,Tabata T et al. Clinical Characteristics of Patients with Autoimmune Pancreatitis with or without Mikulicz's Disease and Mikulicz's Disease Alone. Gut & Liver,2013；7（1）：96-99.

5. Wu Y,Xu ZR,Zhou WJ,et al. Immunoglobulin G4-related Disease with Features of Mikulicz's Disease and Autoimmune Pancreatitis Which Firstly Presented as Asymptomatic Lymphadenopathy：A Case Report. Chin Med J 2015；128：706-707.

6. Zhang Y,Du Y,Li K,et al. IgG4-Related Mikulicz's Disease Associated with Thyroidi a Case Report and Review of the Literature. Eye Science,2014；29（1）：47-52.

第六章　溢泪相关性疾病

第一节　功能性溢泪

功能性溢泪是泪道阻塞性溢泪之外的另一种因泪液导流系统的异常引起的溢泪。关于其定义，目前国内外还不统一。综合国内外文献，目前其定义可概括为广义和狭义两种：广义的功能性溢泪是指在泪道通畅、无器质性阻塞或狭窄的情况下溢泪，包括结膜、泪点及眼睑等其他异常引起的溢泪。狭义的功能性溢泪是指泪囊周围眼轮匝肌松弛泪泵功能不全所致的溢泪，是排除了结膜、泪点和眼睑等其他异常引起的溢泪。

1. **病因病理**　功能性溢泪病因主要包括泪道泵功能不全、结膜松弛症、泪阜肥大、下眼睑松弛、泪点和眼睑位置异常及鼻炎等。

（1）泪道泵功能不全：2005年Narayanan叙述了泪道泵的功能：是指泪液通过一个主动的和被动的机制把泪液引流入泪小管和鼻泪管，每次眨眼时泪道泵主动把泪液吸入泪囊。眼轮匝肌的收缩牵拉下泪点，使其靠近泪囊并使泪囊壁向外侧移位，泪囊此时呈负压状态，这样就把泪液从泪小管吸入到泪囊。所以泪道泵功能不全时，泪液就不能正常的被吸入泪囊，泪液排出减少，就会导致溢泪[1]。

（2）结膜松弛症：结膜松弛是引起功能性溢泪的主要原因之一。其造成溢泪的原因一是松弛的球结膜机械性阻碍了泪液的流向，二是松弛的球结膜堆积直接阻塞了下泪点开口[2,3]。

（3）泪阜肥大：泪阜在泪液引流中起重要作用。泪阜肥大是引起功能性溢泪的解剖因素之一[4]。功能性溢泪的患者大部分有肥大的泪阜[5]。泪阜体积变大影响泪液引流的机制为：①增大的泪阜组织遮挡了泪点，影响瞬目过程中泪道系统负压的形成，从而影响泪液的排出；②增大的泪阜组织使下泪点离开眼球并轻度外翻，影响泪液进入泪道；③增大的泪阜组织使泪液滞留于睑外翻处，影响泪液在泪湖的收集[6]。当临床上遇到溢泪患者排除了泪液分泌过多及泪道阻塞的原因后，应该考虑到泪阜的因素。临床上还存在一些泪阜肥大但无溢泪症状的患者，应考虑可能其同时存在泪液分泌减少。

（4）下眼睑松弛、泪点及眼睑位置异常：下眼睑松弛作为引起溢泪的原因之一早已达成共识。外眦角正常在内眦角水平之上，随着年龄增长其位置逐渐下降，外眦韧带逐渐松弛，眼睑逐渐延长。眼轮匝肌的松弛先从内眦开始，再逐渐到外眦。因此造成的下睑松弛、外翻会影响眼泪的流出方向。眼睑外翻的常见原因：①老年人因皮肤松弛和眼轮匝肌张力减退引起的眼睑外翻；②因感染、外伤、手术等导致眼睑皮肤、眼轮匝肌、睑板和眶隔广泛瘢痕粘连收缩引起眼睑外翻；③由于面神经麻痹导致眼轮匝肌收缩丧失，又因下睑本身重量使之下坠形成的眼睑外翻。下睑外翻可导致睑缘和泪点离开眼球，其可影响泪液的引流导致溢泪。睑松弛和睑外翻还会造成对结膜、角膜的刺激，从而引起泪液的高分泌导致溢泪。

（5）鼻炎：鼻炎是功能性溢泪的一个原因。因为泪道下开口在下鼻道内，鼻炎造成鼻黏膜水肿，从而使鼻泪管下口的阻力增加，导致功能性溢泪 [2、3]。

2. 临床表现

（1）症状：溢泪、眼红、异物感，偶有干涩。

（2）体征：结膜松弛症者可见松弛的球结膜堆积在眼球与下睑缘、内眦部、外眦部之间形成皱褶，突出于眼表 [7]。泪阜肥大轻者仅见增大的泪阜遮盖下泪点，重者可见泪阜突出睑裂外，眼睑闭合时不能被遮盖，突出的泪阜充血、水肿，甚至有出血和小溃疡形成。睑外翻者可见睑缘及泪点离开眼球表面，严重者可见睑缘外翻，部分或全部睑结膜外露，结膜干燥、粗糙、角化，严重者伴眼睑闭合不全导致角膜上皮干燥、脱落，甚至暴露性角膜炎或溃疡。

3. 诊断与鉴别诊断

（1）临床诊断要点：根据病史和临床表现，一般可以做出明确的临床诊断。

（2）诊断标准：溢泪症状明显，泪点大小、位置正常，冲洗泪道通畅，部分患者伴泪阜肥大或球结膜松弛。下睑外翻者则下睑缘及下泪点外翻，泪点位置离开眼球表面。

（3）诊断程序：听取并记录病人的主诉、病史，顺序地进行裂隙灯显微镜检查、泪囊区和泪小管区触摸按压，泪道排泄试验，泪道探查冲洗。

（4）鉴别诊断：功能性溢泪要注意和泪道器质性阻塞或狭窄相鉴别，通过泪道冲洗很容易鉴别；还要注意和结膜炎、角膜炎、结膜角膜异物、葡萄膜炎等疾病进行鉴别。上述疾病通过详细询问病史和裂隙灯显微镜检查也较易鉴别。

4. 治疗原则与方案

（1）原则：去除引起溢泪的原因

（2）方案

1）泪道泵功能不全的治疗：目前尚无特效治疗方法，需要同患者充分沟通，取得理解后，可试行如下手术：①双泪小管置入式人工泪管置入术：泪道泵功能不全的患者可能存在轻微的不宜察觉的泪道狭窄，通过泪道置管术一方面可以解决泪道的轻度狭窄，另一方面置管作为导引，可以促进泪液排出，从而改善一部分患者溢泪症状；②泪囊鼻腔吻合术：在一定程度上减小了泪囊后泪液引流的阻力，增加了泪液的排出，从而可以改善一部分泪道泵功能不全患者的溢泪症状；③眼睑紧缩术和睑板带状切除术：泪道排泪的动力来源于眼轮匝肌的收缩和舒张，其可引起泪小管和泪囊部收缩和舒张进而泪小管形成的负压及泪液虹吸作用共同完成泪液的排泄，眼轮匝肌的松弛、紧张力减弱、收缩迟缓，导致泪道排泪功能相应降低，通过眼睑紧缩和睑板带状切除术，眼轮匝肌收缩功能提高，能够更有效的提高泪液的排泄动力，也能增加泪囊壁的牵拉力，创造压力差有助于眼泪进入泪囊，故可以直接提高泪道泵功能，治疗泪道泵功能不全引起的溢泪 [8]。需要注意，以上手术的效果不一定令人满意，所以取得患者的理解很重要。

2）结膜松弛症的治疗：症状不明显的结膜松弛症无须治疗。症状较为严重者，可给予人工泪液等药物治疗，如果无效，可考虑手术治疗。手术方法共有 5 种：松弛部结膜新月形切除；眼轮匝肌缩短术；结膜缝线固定术；结膜切除羊膜移植术；角膜缘结膜梯形切除术，不同的方法适用于不同的患者 [9、10]。

3）泪阜肥大的治疗：无溢泪症状者可不予处理。伴溢泪症状者可手术切除部分肥大泪阜 [2]。

4）下睑松弛的治疗：手术方式的选择取决于下睑显著松弛是位于内眦、外眦还是中间。手术方法有：外眦韧带缩紧术、睑板带状切除术、眼睑外眦带状切除术、眼睑带状切除术、眼睑紧缩术。其中治疗外眦松弛的首选术式为睑板的带状切除术。下睑紧缩术对缓解大部分患者的溢泪症状疗效较好。

5）泪点及眼睑位置异常的治疗：首先是病因治疗，消除引起眼睑痉挛或麻痹的因素，使泪点恢复到正常位置，为了保护角膜，防止眼球干燥，可于结膜囊内涂抗生素眼膏。对于病因治疗无效的痉挛性或麻痹性睑外翻可手术治疗。对于瘢痕性睑外翻，需进行手术矫正。

6）鼻炎的治疗：对于鼻炎引起的溢泪，需要治疗鼻炎，必要时请耳鼻喉科医生会诊协助诊治。

（单秀水　陶　海）

参 考 文 献

1. Narayanan K，Barnes EA. Epiphora with eyelid laxity. Orbit，2005，24（3）：201-203.

2. 陶海，白芳. 泪器病诊治新进展. 北京：人民卫生出版社，2015：156-158.

3. 范金鲁，郑颖洁. 鼻腔内镜下泪道微创手术学. 北京：科学技术文献出版社，2016：186-187.

4. 杨媛，江玉川. 肥大泪阜部分切除术治疗功能性溢泪. 内蒙古医学杂志，2004，36（80）：585-586.

5. Mombaerts I，Colla B. Partial lacrimal csrunculectomy，a simple proeedure for epiphora. Ophthalmology，2001，108（4）：793-797.

6. 刘艳，张倩，黄丹琳. 部分泪阜切除术治疗伴泪阜肥厚溢泪的疗效观察. 实用医学杂志，2001，14（4）：28.

7. 张兴儒. 球结膜松弛症. 上海：第二军医大学出版社，2011：82-83.

8. Vick VL，Holds JB，Harstein ME，et al. Tarsal procedure for the correction of tearing. Ophthal Plast Reconstr Surg，2004，1（20）：37-39.

9. 张兴儒. 球结膜松弛症. 上海：第二军医大学出版社，2011：109-110.

10. 张兴儒，李青松，许琰. 球结膜松弛症手术治疗远期疗效观察. 眼外伤职业眼病杂志，2004，26（10）：683-685.

第二节　结膜松弛症

结膜松弛症（conjunctivochalasis）是由于球结膜过度松弛和（或）下睑缘张力过高，造成松弛的球结膜堆积在眼球与下睑缘之间形成皱褶，引起眼表泪液动力学异常，并伴有眼部干涩、异物感、溢泪等不适症状的眼病 [1]（图 6-2-1A 和图 6-2-1B）。它是老年人常见的眼部疾病，国外文献报道其在 61 岁至 100 岁的人群中，患病率从 98% 上升到 100% [2，3]。国内的文献报道 60 岁至 96 岁以上的人群患病率从 35.29% 到 89.2% 不等。并且各项研究表明其患病率及严重程度都随年龄增长而增长，呈现年龄相关性 [1]。国外的研究表明女性较男性的患病率更高，症状更严重。另外配戴角膜接触镜的患者较未配戴角膜接触镜的患者结膜松弛症患病率更高，硬性角膜接触镜较软性角膜接触镜更容易导致结膜松弛症发生。另外，与结膜松弛症发生呈正相关的还有短眼轴状态、大睑裂以及长期的紫外线暴露，以及眼睑皮肤松弛、夜间眼睑闭合不全、下睑的老年性睑内翻、睑下垂、睑缘炎、睑板腺功能障碍（meibomian gland dysfunction，MGD）、自身免疫性甲状腺疾病及氯沙坦（血管紧张素Ⅱ受体拮抗剂）的使用等[3]。另外，干眼症和结膜松弛症常常共同存在[3]。结膜松弛症可导致干眼症，这可能与泪膜不稳定有关。另一方面，由于眼表摩擦和炎症的加重，干眼症可诱导或加重结膜松弛症[3]。

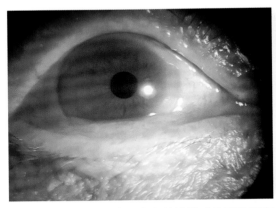

图 6-2-1A　结膜松弛症患者松弛的球结膜堆积在眼球和下睑缘之间

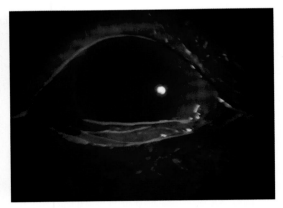

图 6-2-1B　结膜松弛症患者松弛的球结膜堆积在眼球和下睑缘之间引起泪河异常（荧光素染色后在钴蓝光下所见）

1. **病因病理**　球结膜组织弹力纤维减少、胶原纤维溶解是主要的病理改变。松弛的结膜在睑缘处形成皱褶，影响泪液的分布和引流。一方面松弛的结膜表面无法形成正常泪膜，泪膜不稳定，增加眼表摩擦力，另一方面泪河变窄残缺，使泪液不能正常流入泪湖，再者皱褶的结膜遮盖在泪点表面，造成机械性阻塞，使得泪液排出延迟。最后泪液于结膜囊潴留导致大量降解酶堆积，同时摩擦导致炎症反应，炎性因子增加，特别是结膜成纤维细胞中金属基质蛋白酶（matrix metalloproteinases，MMPs）的高表达，致使球结膜基质和球筋膜过度降解，加重结膜松弛，形成恶性循环[3, 4, 5]。

2. **临床表现**

（1）症状：轻度者多主诉眼部干涩、溢泪、异物感，部分患者出现视物模糊、视疲劳、痒、疼痛、眼红、畏光等症状。严重者突出于下睑缘的松弛结膜可出现出血或小溃疡，常有刺痛感和灼痛感。

（2）体征：裂隙灯显微镜检查显示松弛的球结膜可以发生在任何部位，最常见的是堆积于内眦、外眦及下睑缘，可遮挡泪点，严重者可影响眼睑闭合。部分患者可见球结膜充血、出血和浅表点状角膜炎。

（3）辅助检查：眼表染色（荧光素钠、玫瑰红和丽莎绿）可用于进一步明确显示多余的结膜和评估泪膜。荧光素钠染色还可以清楚的显示结膜褶皱以及间断的泪河，同时还能显示泪膜及角膜点状糜烂的状况。染料消失试验可以明确的显示泪液排出受阻。

3. **诊断与鉴别诊断**

（1）诊断标准

1）眼干、异物感，合并溢泪（排除泪道器质性阻塞）等。

2）裂隙灯显微镜检查见松弛的球结膜堆积于内眦、外眦部及下睑缘。

3）出现泪液动力学异常，如泪膜不稳定、泪河残缺、泪液清除延缓等。

（2）结膜松弛症临床分级：见表6-2-1。

（3）鉴别诊断：结膜松弛症主要与单纯结膜水肿及泪阜肥大相鉴别。根据裂隙灯显微镜下观察到松弛的结膜堆积在下睑缘上，内眦侧松弛的结膜遮盖下泪点，较容易鉴别。

表6-2-1　结膜松弛症的临床分级[1]

临床分级	必备诊断条件			辅助诊断条件		
	症状	松弛结膜皱褶	向下注视时结膜松弛程度	泪河	BUT（s）	泪液排出情况
Ⅰ	无症状	细小单层皱褶，未超过泪河高度	不变	泪河高度≤3mm	≥10	泪河完整，泪点无堵塞
Ⅱ	有症状	明显多层皱褶，超过泪河高度	加重	泪河部分残缺	6～9	泪河部分残缺，泪点部分堵塞
Ⅲ	症状明显	皱褶骑跨或覆盖下睑缘	明显加重	泪河残缺	4～5	泪河残缺，泪点堵塞
Ⅳ	症状严重	皱褶明显影响眼睑闭合，可合并眼球暴露	严重加重	无泪河	≤3	无泪湖，无泪河，泪点完全堵塞

注：症状包括溢泪、异物感、干涩、刺激等；BUT（tear break-up time）为泪膜破裂时间

4. 治疗原则与方案

（1）原则：解除症状，去除病因，抑制并发症。

（2）方案：无症状的结膜松弛症无须治疗，对于症状性结膜松弛症可以给予药物或手术治疗。

药物治疗的目的是改善泪膜功能和抑制眼表炎症，从而减少患者的眼部刺激症状。为了改善泪液功能，可以使用滴眼液或眼膏类的眼部润滑剂；自体血清滴眼液可以实现更具功能性的泪液状态。另外，眼部润滑剂不仅可以改善泪膜不稳定，还有助于减少松弛的球结膜与眼睑之间的机械摩擦；含有等渗甘油和透明质酸钠的人工泪液，也能减少结膜松弛症的症状。局部糖皮质激素可用于减轻眼表的炎症。

手术治疗用于药物治疗无效的患者，临床分级≥Ⅱ级或（和）下睑缘张力不断增高导致的结膜松弛症患者。手术的目的是去除或固定松弛的结膜，形成光滑的结膜表面，消除其对泪膜的干扰。

1）结膜新月形切除术[1, 5]：常规消毒后，结膜囊内局部浸润麻醉。开睑器开睑，估计切除的结膜范围，在距离角膜缘4～5mm处新月形切除松弛的结膜，必要时羊膜覆盖裸露区，10-0可吸收缝线连续缝合结膜切口，抗生素眼膏涂眼，包扎术眼。术后抗生素及促上皮生长因子滴眼液点眼2周，10天拆线。适用于Ⅲ、Ⅳ级结膜松弛症患者。

2）结膜缝线固定术[1, 5]：消毒麻醉同前。开睑器开睑，斜视钩向结膜囊下方穹隆部轻推结膜，使结膜与眼球紧贴，6-0可吸收缝线在距离角膜缘6～8mm处固定结膜于浅层巩膜，抗生素眼膏涂眼，包扎术眼。术后抗生素及促上皮生长因子滴眼液点眼1周，1～3个月缝线吸收或自行脱落。适用于Ⅱ、Ⅲ级结膜松弛症患者。

3）结膜烧灼术[1,5]：常规消毒，结膜囊内表面麻醉。开睑器开睑，斜视钩向结膜囊下方穹隆部轻推结膜，使结膜与眼球紧贴，在距离角膜缘 4mm 以外电凝烧灼，使多余结膜收缩，并使其固定于下面的巩膜表面。抗生素眼膏涂眼，包扎术眼。适用于Ⅱ、Ⅲ级结膜松弛症患者，不适用于下睑张力过高的患者。

4）下睑缘高张力减弱术[1,5]：常规消毒，局部麻醉。在下睑缘睫毛后 2mm 处平行睑缘切开皮肤，根据下眼睑皮肤松弛程度切除多余皮肤，在睑缘中央处开始分离眼轮匝肌与睑板之间的间隙，剪除靠近睑缘处残留的眼轮匝肌组织，继续分离，剪除中央部位 3～5mm 眼轮匝肌组织，将其断端对位褥式缝合以缩短眼轮匝肌，并于睑板下缘及眶隔组织上缝合固定，缝合皮肤，检查睑缘微外翻即可。抗生素眼膏涂眼，包扎术眼。术后七天拆线。本手术方法主要适用于由下睑缘张力过高所引发的结膜松弛症。

（白 芳 陶 海）

参 考 文 献

1. 张兴儒，李青松，项敏泓. 结膜松弛症的诊断与治疗. 中华眼科杂志，2010，46（1）：88-91.

2. Mimura T，Yamagami S，Usui T，et al. Changes of Conjunctivochalasis with Age in a Hospital-based Study. American Journal of Ophthalmology，2009，147（1）：0-1770.

3. Marmalidou A，Kheirkhah A，Dana R. Conjunctivochalasis: a systematic review. Surv Ophthalmol 2017；doi：10.1016 /j.survophthal. 2017.10.010.

4. Gan JY，Li QS，Zhang ZY，et al. The role of elastic fibers in pathogenesis of conjunctivochalasis. Int J Ophthalmol 2017；10（9）：1465-1473

5. 陶海，白芳. 泪器病诊治新进展. 北京：人民卫生出版社，2015.167-179.

第三节 泪阜疾病

一、泪阜肥大

泪阜位于睑裂的内眦部，结膜半月皱襞鼻侧。从胚胎角度看，实际上是下睑的一部分，其高约 5mm，宽约 3mm，状如红色肉样的卵圆形小体，表面为无角化的复层鳞状上皮[1]，内含皮脂腺。表面有很细的毛发，约 15～20 根。泪阜肥大是指泪阜体积变大，遮盖下泪点，重者可突出于内眦外，眼睑闭合时也不能被眼睑遮盖（图6-3-1）。

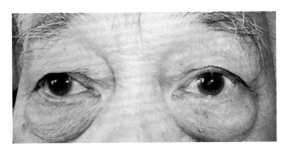

图 6-3-1　双眼泪阜肥大患者，泪阜体积增大，向前突出

1. **病因病理** 泪阜肥大好发于中老年人，随着年龄的增加发病率增加，所以年龄因素是泪阜肥大的主要影响因素；外界环境中的微生物和化学物质也可造成泪阜感染、变性等。Mombaerts[1]等认为泪阜在泪液引流中起重要作用。他们发现功能性溢泪的患者大部分有肥大的泪阜。国内刘艳等[2]指出泪阜肥大致溢泪的机制可能如下：①增大的泪阜组织遮挡了泪点，影响瞬目过程中泪道系统负压的形成，从而影响泪液的排出；②增大的泪阜组织使下泪点离开眼球并轻度外翻，影响泪液进入泪道；③增大的泪阜组织使泪液滞留于睑外翻处，影响泪液在泪湖的收集。

2. **临床表现**

（1）症状：溢泪、眼睛干涩、异物感[1]。

（2）体征：轻度泪阜肥大仅见增大的泪阜遮盖下泪点，重度者可见泪阜突出睑裂外，眼睑闭合时不能被遮盖，突出的泪阜充血、水肿，甚至有出血和小溃疡形成。

3. **诊断与鉴别诊断**

（1）临床诊断要点：根据病史和临床表现，一般可以做出明确的临床诊断。

（2）诊断标准：目前尚无统一的诊断标准，国外 Mombaerts 等和国内杨媛、江玉川等均认为增大的泪阜达到下泪点水平，并排除引起泪阜增大的其他疾病，如炎症、肿瘤等，便可认为是泪阜肥大[1,3]。当临床上遇到溢泪患者排除了结膜松弛症、泪液分泌过多及泪道阻塞的原因后，应该考虑到泪阜的因素。

（3）诊断程序：听取并记录病人的主诉、病史，顺序地进行裂隙灯显微镜检查、泪囊区和泪小管区触摸按压，泪道排泄试验，泪道探查冲洗。

（4）鉴别诊断：泪阜肥大主要与结膜松弛症相鉴别。根据裂隙灯显微镜下观察到遮盖下泪点的是松弛结膜很容易鉴别。

4. **治疗原则与方案**

（1）原则：切除部分肥大的泪阜，消除炎症。

（2）手术方案：可以用亚甲蓝标明拟切除的泪阜组织，沿亚甲蓝标志线切除泪阜组织，下方偏向穹隆部，并环形保留距泪阜边缘 1～2mm 范围的泪阜组织，以 8-0 可吸收缝线 8 字缝合切口[4]，使泪阜恢复成正常大小。如有泪点或下睑外翻一并矫正。术后给予典必殊滴眼液点眼，每日 4 次。术后 12 天拆线。

（单秀水 陶 海）

参 考 文 献

1. Mombaerts I, Colla B. Partial lacrimal csrunculectomy, a simple proeedure for epiphora. Ophthalmology, 2001, 108（4）: 793-797.

2. 刘艳, 张倩, 黄丹琳. 部分泪阜切除术治疗伴泪阜肥厚溢泪的疗效观察. 实用医学杂志, 2001, 14（4）: 28.

3. 杨媛, 江玉川. 肥大泪阜部分切除术治疗功能性溢泪. 内蒙古医学杂志, 2004, 36（80）: 585-586.

4. 陶海, 白芳. 泪器病诊治新进展. 北京: 人民卫生出版社, 2015: 156-158.

二、泪阜肿瘤

泪阜肿瘤分为良性肿瘤和恶性肿瘤，早期常因泪阜肿瘤的形状、大小、颜色的改变而影响患者外观，部分患者伴有异物感、溢泪和干涩等症状，严重者对患者的生活和健康有一定的影响，泪阜恶性肿瘤可发生转移而危及生命[1]。2006 年 Ostergaard 等[2] 将泪阜疾病大体分为良性病变、癌前病变、恶性肿瘤三大类。

1. 病因病理 因为泪阜是眼睑的一部分，所以好发的肿瘤也和眼睑一致。泪阜为界于皮肤与黏膜之间的变态组织，因此是色素痣和乳头状瘤的好发部位。泪阜的上皮下有皮脂腺与汗腺，还可有副泪腺等，故可发生皮脂腺增生及皮脂腺囊肿。因为泪阜包含结膜和上皮组织，所以泪阜肿瘤的异质性很高。尽管泪阜肿瘤通常是良性的，但为了排除恶性肿瘤必须进行活检。泪阜最常发生的肿瘤是色素痣、乳头状瘤、泪阜皮脂腺增生等。也可发生鳞状细胞癌、恶性黑色素瘤等恶性肿瘤。

2. 临床表现

（1）泪阜色素痣：是来源于神经外胚层的先天性良性错构瘤，一般不含血管，极少恶变，比较多见。临床上表现为扁平状或轻度隆起的不规则的圆形色素斑块，大小不等，界限清楚，表面光滑，一般为棕色、黑色、棕红色，深浅不一。受性激素作用的影响，随着生长发育，有些色素痣颜色可逐渐变深或体积增大，并不是恶性病变的指征[1]。成年后一般不再继续增大。如痣体突然变大且表面粗糙、有溃疡形成、有血管长入者提示有恶变的可能（图 6-3-2）。

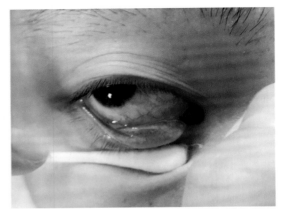

图 6-3-2 泪阜黑色素痣患者的痣体突然变大且表面粗糙、有血管长入，有恶变可疑

（2）泪阜皮脂腺增生及皮脂腺腺瘤：前者为错构瘤性病变，临床表现为多脂微黄色的颗粒状肿物[1]。皮脂腺腺瘤为一种少见肿瘤，是由局限性增殖的不完全分化的腺状结构组成的肿瘤。孤立的皮脂腺腺瘤为一隆起，表面光滑，常带有蒂[3]。

（3）泪阜乳头状瘤：人乳头瘤病毒（HPV）6 可以诱发眼睑皮肤表皮细胞和血管增殖形成带蒂的结膜乳头状瘤，主要通过性接触传染，也可通过接触性物品、医源性、母婴及自体接触传染。常发生于泪阜及睑缘位置，瘤体色鲜红，质软，呈肉样隆起。带蒂泪阜乳头状瘤有多个小叶组成，外观平滑，有很多螺旋状血管。表现为典型的菜花状、乳头状、桑葚状。

（4）泪阜原发性基底细胞癌：较少见，临床表现为棕黑色的隆起的结节，表面有扩张的毛细血管[1]。

（5）泪阜鳞状细胞癌：是一种比较常见的结膜恶性肿瘤，很少见于结膜的非暴露区。紫外线照射被认为是一诱发因素。大多数肿瘤呈胶质，扁平状隆起，随着肿瘤生长逐渐表现为乳头状或草莓状，质脆，新生血管丰富，容易出血，上皮异常角化，肿瘤生长缓慢，但可向深部组织浸润，很少发生转移[4]。

（6）泪阜皮脂腺癌：十分少见，临床表现为黄色、坚硬的无痛性肿物[5]。

（7）泪阜色素性的嗜酸细胞瘤：不是很常见，临床表现为边界清楚，部分可见色素，小叶状的肿物，外观像痣。

（8）泪阜的未分化癌：十分少见，表现为泪阜上逐渐增大的略带红色的结节，未与眶骨及深部组织粘连[6]。

（9）泪阜恶性黑色素瘤：泪阜的黑色素瘤非常罕见，多发生于成年人，多数起源于原发性获得性黑色素沉着症，一部分起自泪阜色素痣，极少自正常结膜新发。根据肿瘤色素的多少，黑色素瘤可呈黑色、棕色或淡红色，肿瘤呈隆起状，分叶或结节状，有时可出现血性泪水。病程短且较易转移至局部淋巴结及远处脏器，恶性程度比皮肤和其他黏膜恶性黑色素瘤要高。组织病理学显示：①上皮样细胞型：此型最多见，为大的多形细胞，核圆形，核仁明显，胞浆丰富，常含有细小的黑色素颗粒，偶可形成多核巨细胞。②纺锤细胞型：核圆形，细胞两端拉长形成纤维，形如纺锤，但在横切面的切片上，看起来为圆形或椭圆形。③痣样细胞型：大小界于良性痣细胞和上皮样细胞之间，核圆形，染色质深[7]。

3. 诊断与鉴别诊断

（1）临床诊断要点：根据病史、临床表现结合组织病理学检查，一般可以做出明确的临床诊断。

（2）诊断标准：泪阜处可见肿物生长，部分患者伴有异物感、溢泪等症状。可通过泪道冲洗明确溢泪症状是否和泪道疾病相关。

（3）鉴别诊断：泪阜肿瘤的诊断主要靠临床表现和组织病理学检查，其中组织病理学检查是最重要的。单凭临床表现很难鉴别诊断，主要依靠组织病理学检查进行鉴别[1]。

4. 治疗原则与方案

（1）原则：及早手术切除肿物做组织病理学检查，明确肿物性质，以确定下一步的治疗方案。

（2）方案

1）良性泪阜肿瘤只需完整切除肿物。带蒂乳头状瘤因为蒂细小，切除后一般不需缝合，可用2%或5%碘酊烧灼创面，也可对创面进行冷冻，以降低其复发率。对于基底宽阔的良性肿瘤，比如无蒂型乳头状瘤或色素痣等，可手术切除后，8-0可吸收缝线间断缝合手术切口，手术后应用左氧氟沙星滴眼液点眼，每日4次。7天拆线。

2）恶性泪阜肿瘤一经确诊，应尽早手术，需要广泛彻底切除，以免复发。手术切除后，8-0可吸收缝线间断缝合手术切口，手术后应用左氧氟沙星滴眼液点眼，每日4次，12天拆线。术后根据需要行冷冻疗法、放射治疗或化疗等辅助治疗。如果肿瘤侵入眶内则需行眶内容物剜除术[8]。

（单秀水　陶　海）

参 考 文 献

1. 马雪莲，陶海. 泪阜疾病的研究现状. 国际眼科杂志，2009，9（2）：347-349.

2. Otergssrd J，Prausel JU，Heegaard S. Caruncular lesions in Denmark 1978-2002：a histopathological study with correlation to clinica referral diagnosis. Acta Ophthalmol Scand，2006，84（1）：130-136.

3. 王映芬，黄书伟. 泪阜皮脂腺腺瘤一例. 中华眼科杂志，1986，22（4）：226.

4. 李凤鸣. 中华眼科学. 第2版. 北京：人民卫生出版社，2005：1281-1282.

5. Zhang Z，Sun S. Sebaceous carcinoma of lacrimal caruncle in a Chinese patient. Optom Vis Sci，2014，91（3）：72-75.

6. Lam DC，ToK F，Fan DC，et al. An uncommon Malignant Neoplasm of the Caruncle：Report of a Case of

Undifferentiated Carcinoma. Ophthalmol, 1998, 116（3）：374-376.

7. 李凤鸣. 中华眼科学. 第 2 版. 北京：人民卫生出版社，2005：1170-1171.

8. Luthra CL, Doxanas MT, Green WR. Lesions of the caruncle: a clinicohistopathologic study. Surv Ophthalmol, 1978, 23（3）：183-195.

第四节 睑板腺功能障碍

睑板腺功能障碍（meibomain gland dysfunction，MGD）是一种慢性、弥漫性睑板腺病变，以睑板腺终末导管的阻塞和（或）睑酯分泌的质或量改变为主要病理基础，临床上可引起泪膜异常、眼部干涩刺激症状、炎症反应，严重时会导致眼表损伤[1]。

1. **病理生理** 睑板腺功能障碍的病理生理改变有以下几点：①睑板腺终末导管及开口的过度角化；②睑酯黏滞度增加；③睑板腺导管阻塞；④睑板腺腺泡萎缩。

2. **病因**

（1）内部因素

1）眼部因素包括：睑缘炎、配戴角膜接触镜、毛囊蠕形螨及干眼[2]。

2）全身因素包括：雄激素缺乏、女性更年期、年龄相关、干燥综合征、胆固醇水平高、银屑病、红斑狼疮、过敏性疾病、高血压及良性前列腺增生等[3]。

（2）外部因素：主要为环境因素等。包括长时间进行电脑及手机屏幕操作、高油高糖饮食习惯等[4]。

3. **分类**

（1）睑酯低排出性睑板腺功能障碍：低分泌型和阻塞型。

（2）睑酯高排出性睑板腺功能障碍。

4. **临床表现**

（1）症状：眼干涩、异物刺激感、视力波动、睑缘分泌物增多。

（2）体征

1）睑缘改变：①睑缘形态的变化：睑缘肥厚、睑缘毛细血管扩张充血及新生血管、睑缘过度角化、睑缘形态不规则；②皮肤黏膜交界处（Mucocutaneous junction，MCJ）的变化：MCJ前移、后移、黏膜萎缩、嵴皱；③睑板腺开口的变化：腺口缺乏、腺口高于睑缘表面、狭窄和闭塞；④皮肤黏膜交界线（Marx 线）位置的改变。

2）睑板腺分泌异常：①分泌物性状异常 0～3 分：0 分 = 清亮、透明的液体睑酯；1 分 = 混浊的液体睑板腺排出物；2 分 = 混浊颗粒状液体睑板腺排出物；3 分 = 浓稠牙膏状睑板腺排出物；②分泌状态的异常 0～3 分：0 分 = 轻压眼睑，中央全部 5 条腺体均有分泌；1 分 = 轻压眼睑，有分泌的腺体数在 3～4 条之间；2 分 = 轻压眼睑，有分泌的腺体数在 1～2 条之间；3 分 = 轻压眼睑，无睑板腺腺体分泌。

3）睑板腺缺失：缺失程度评分 0～3 分：0 分 = 无缺失；1 分 = 睑板腺缺失 < 1/3；2 分 = 睑板腺缺失 1/3～2/3；3 分 = 睑板腺缺失 > 2/3。

5. **诊断**

（1）无症状睑板腺功能障碍的诊断标准：①患者无自觉症状；②睑板腺分泌物的性状有轻度改变；③睑板腺分泌物减少；④患者睑缘处无明显异常。

（2）睑板腺功能障碍的诊断标准：①患者有眼部症状；②睑缘形态改变；③睑板腺分泌异常；④睑板腺缺失。

6. 治疗

（1）睑板腺功能障碍的治疗原则

1）以局部治疗为主，对严重病例联合全身治疗。

2）尽量寻找可能的病因或危险因素，并予以去除。

3）疗程一般为 3～6 个月，疗程要足，避免复发。

4）若伴有干眼或相关角结膜病变，应同时治疗。

（2）治疗方案

1）对于无症状睑板腺功能障碍者，注意眼部卫生，眼部热敷及睑板腺按摩[5]。

2）对于有症状睑板腺功能障碍的治疗方案：

①睑缘清洁、热敷、按摩，去除导管开口的阻塞并促进睑板腺的分泌。

②应用人工泪液润滑眼表，改善症状。

③应用抗感染及抗炎药物，抑制炎症反应。

④对于重度或有全身疾病患者，应同时全身用药。

⑤及时处理眼表并发症。

（3）睑板腺功能障碍的具体治疗方法

1）物理治疗：

①睑缘清洁：使用无泪配方的婴儿洗发液清洗睑缘，2 次 / 日。

②眼部热敷：40℃左右持续 5～10 分钟，2 次 / 日。

③睑板腺按摩：一手向外牵拉外眼角，另一手按腺管走行方向轻按睑板腺，每次 3～5 分钟，2 次 / 日。

2）药物治疗：①人工泪液和眼表润滑剂：对于轻度患者最好选用无防腐剂人工泪液，不低于 3 个月。对于中、重度患者应选用眼膏或凝胶，不低于 3 个月。②局部抗菌药：主要用于睑缘涂擦，主要选用眼膏或凝胶。③局部抗炎药物：主要包括糖皮质激素、免疫抑制剂和非甾体抗炎药三类。

轻中度患者给予非甾体类抗炎药；中重度患者先给予糖皮质激素，症状控制后改用非甾体类抗炎药；重度患者需加用免疫抑制剂。

3）全身药物治疗：①口服抗菌药：可选择多西环素、米诺环素、红霉素、阿奇霉素等抗生素。②口服不饱和脂肪酸：主要为 ω3 脂肪酸口服，疗程 2 个月，凝血异常者慎用。

4）手术治疗：对于伴有结膜松弛症、睑缘畸形及角膜溃疡等疾病者，应给予相应的手术治疗[5]。

（王立华　陶　海）

参 考 文 献

1. 欧弗雷，斯科林. 眼科治疗手册 - 临床指南. 第 3 版. 赵培泉，金海鹰，主译. 北京：北京大学医学出版社，2013.8.325.

2. Jie Y, Xu L, Wu YY, et al. Prevalence of dry eye among adult Chinese in the Beijing Eye Study. Eye（London England）. 2009, 23（3）：688-693.

3. Siak JJ, Tong L, Wong WL, et al. Prevalence and risk factors of meibomian gland dysfunction: the Singapore Malay eye study. Cornea. 2012, 31(11): 1223-1228.

4. Li J, Zheng K, Deng Z, et al. Prevalence and risk factors of dry eye disease among a hospitalbased population in southeast china. Eye & contact lens. 2015, 41(1): 44-50.

5. 李凤鸣. 中华眼科学. 第2版. 北京: 人民卫生出版社, 2006.

第五节 血 泪

　　血泪是指眼睛流出血性泪液的症状, 病因多种多样[1,2], 不同的病因导致的血泪症状也大有不同, 大部分患者表现为泪中带血, 部分患者表现为流鲜血(图6-5-1)。

　　1. 病因及机制 [1-4]

　　(1) 眼睑、结膜、巩膜及泪腺组织的病变或损伤: 结膜的病变及损伤是最常见的血泪病因。有报道的如结膜的化脓性肉芽肿、巩膜扣带术后结膜瘘以及结膜水蛭寄生、白血病结膜浸润形成绿色瘤等。机制为结膜损伤出血、结膜的糜烂及肿瘤细胞的结膜浸润出血, 还包括血液病导致的血小板的减少。眼睑的病变也可以导致血泪, 已有文献报道的如睑缘的虱子感染、波及眼睑的淀粉样变性病。泪腺炎也可引起血泪, 其机制为血泪屏障破坏, 血管通透性增加, 或直接破坏组织或血管结构。

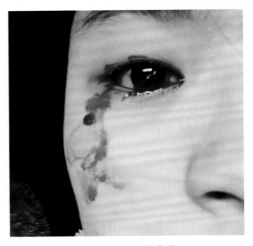

图 6-5-1　血泪发作

　　(2) 泪道病变及损伤: 大多数情况下泪囊及鼻泪管肿物导致的泪点内血性分泌物提示恶性病变。泪囊恶性黑色素瘤、泪囊移行细胞癌和泪囊鼻孢子虫病都曾经被报道引起血泪。但是泪小管炎、泪囊化脓性肉芽肿、泪囊炎性息肉、人工泪管置入后及泪道结核等良性病变也可能会引起血泪。

　　机制包括: 肿物或病变直接压迫、浸润周围组织, 引起周围组织糜烂出血; 另外, 肿物或病变直接侵蚀血管、空腔脏器, 其侵犯性生长引发血管破裂出血; 而且肿物往往血供比较丰富, 新生血管多, 且血管壁脆性大, 容易造成自身出血。再者, 泪囊和鼻泪管的肿物导致鼻泪管阻塞, 血性液体逆向自泪点流出, 导致血泪。

　　(3) 鼻腔病变: 正常情况下泪道内存在多个瓣膜, 防止泪液及鼻腔分泌物反流, 但当鼻腔大量出血时, 捏鼻子或鼻腔填塞可以导致鼻腔内压力增大, 血液可以逆向流入鼻泪管、泪囊, 最终可能从同侧泪点流出, 形成血泪症状。还有涉及鼻腔的骨折, 如 Le Fort I 骨折能导致鼻出血和血液逆行自泪点溢出。

　　(4) 凝血功能异常: 血液系统疾病能够导致凝血因子缺乏, 任何凝血因子缺乏都有可能造成出血。目前有报道可引起血泪的有 PF3 因子功能障碍、血小板减少性紫癜、严重的溶血性贫血、血液系统的恶性肿瘤。其导致血泪的机制可能为: 全血细胞减少, 凝血功能异常, 及病变对周围组织的侵犯导致组织坏死出血。抗凝药物如华法林等也能引起血泪, 但常常同时伴有血汗及鼻出血。在接受华法林治疗的患者中，结膜下出血是最常见的眼部并发症，血泪可以发生在继发于华法林使用而导致的结膜下出血。

（5）血管形态及功能异常：形态异常的毛细血管容易因某些刺激因素导致其破裂出血。毛细血管扩张症（Rendu-Osler-Weber 病）表现为小血管和毛细血管呈持续扩张，海绵状血管瘤表现为众多薄壁血管组成的海绵状异常血管团。这些病理性的血管若存在于眼部，则可因某些刺激导致破裂，发生血泪。有些疾病会导致血管通透性改变，如过敏性紫癜、多形性红斑样药疹，前者导致小或毛细血管功能异常，后者导致血管炎及血管周围炎。血管通透性增加，可使红细胞容易自血管内到达血管外，最终出现血泪症状。另外血管形态及功能的异常，往往同时伴有其他部位的出血。

（6）其他疾病或外伤：严重的未能控制的高血压能引起持续的出血，所以血压失控的高血压患者也可以出现血泪症状，并且有可能伴有其他多部位出血，当血压控制后，血泪和其他部位出血也会停止。另外，无论什么原因引起的血泪，过高的血压都会加重出血，血压控制后，出血有可能自行停止。甲亢可能与血泪有关，其机制可能是甲亢导致凝血功能异常。糖尿病能够导致血管内皮的损伤，引起小血管通透性增加，可能与血泪的发生有一定关系。肾衰竭能够导致溶血性贫血，并且血液中的毒素能导致血小板功能异常，凝血异常引起血泪。子宫内膜异位症的患者存在于眼部的异常的子宫内膜组织月经期会出现血泪。外伤颅底骨折可能导致脑脊液流入结膜囊或鼻腔，也可能与血泪有关。一些血泪可能不是由单一因素引起的。对于一个患有多系统疾病的血泪患者而言，控制不良的高血压、慢性肾衰竭、抗凝药物的使用、贫血及糖尿病等均可能与血泪有关。

（7）其他病因及机制：①药物的使用：乙酰甲胆碱能够导致血管扩张，引发泪腺的炎症反应，增加血泪的风险；②人为因素：人为在结膜囊内放入异物，造成结膜损伤、血管破裂出血，导致血泪，如孟乔森综合征患者（这种患者会伪装或制造自身的疾病来赢得别人的同情、照顾，或控制他人）；③精神及心理因素：精神及心理因素被认为可能与血泪的发生有关。可能是心理压力引起的汗腺周围的小血管收缩（通过肾上腺素刺激），最终导致小血管破裂和血液外渗，可表现为血泪及血汗；④特发性血泪：常见于青少年，出血原因不明确，具有自限性。

2. 常见临床表现 [1, 2] 可单眼发生，也可双眼发生，可单独发生，也可同时伴有其他部位出血。局部组织病变引起者多为单眼，双眼或联合其他部位出血者多提示与全身病变或其他因素相关。性状可以为稀薄的血性泪液，也可为血性分泌物，甚至为鲜血。稀薄的血性泪液通常提示泪湖周围组织的病变。血性分泌物者通常见于泪囊病变，特别是同时有溢脓者。血管破裂造成的流鲜血通常提示异常血管或恶性病变。血泪发生偶尔可与月经同步的周期性发作，通常提示为子宫内膜异位症。

血泪有时会伴随其他症状，如鼻出血、溢泪、流脓、泪囊区包块等。与全身疾病相关的血泪常常伴有如其他部位的出血，可见于血液病、高血压病、糖尿病等。

3. 血泪的病因诊断 [1, 2] 仔细而全面的检查是血泪病因诊断的关键。

血泪发作时的特征、伴发症状及特征性的病史常常提示其发生的真正原因。出血当时仔细检查眼表及鼻腔，初步判断血液来源尤为重要。

（1）裂隙灯显微镜检查眼表组织，重点查结膜、睑缘、上下泪点和泪腺导管口的情况，有助于判断血泪的来源。取结膜囊血泪镜检和化学检验，可以判断血泪的性质及成分，是否含有异物及如肿瘤细胞或子宫内膜细胞等异常细胞。泪腺的超声或影像学检查可以明确是否伴有泪腺炎。目前尚没有文献提到直接检测到泪腺导管内渗血，但是或可在血泪当时行眼部荧光素钠染色，若能在背景色下看到来自泪腺的血色细流，即可诊断。考虑血泪为来自泪腺以外眼表组织病变者，以棉签摩擦结膜表面观察是否可引发出血，因为对于结膜毛细血管扩张的患者，轻微的结膜擦伤就有可能引发出血。

（2）特殊检查：相关部位 CT 血管造影可以发现血管的异常形态及毛细血管通透性改变。荧光素钠血管造影同时裂隙灯显微镜观察泪湖中是否有荧光素钠渗漏，可诊断是否有泪湖周围组织血管通透性异常。做 Valsalva 动作（深吸气后屏气，再用力做呼气动作，呼气时对抗紧闭的会厌），再以超声测量眼眶内容积改变，可以排除眶内静脉曲张等血管异常。B 超、CT、MRI 对于排除肿瘤或眼眶静脉曲张等有很大帮助。当怀疑血泪来自泪道系统疾病者，可行泪道 CT 造影、泪道 MRI 及泪道探查冲洗，评估泪道内是否存在肿物，是否伴有其他病变。

（3）内镜检查：泪道内镜检查可以直视下探查泪道内出血。考虑为鼻部病变或外伤出血逆行所致血泪者，需做鼻内镜检查明确。

（4）其他检查：出血部位活检有时可明确病变性质，比如泪腺活检。对于怀疑为子宫内膜异位症者，可给予醋酸甲羟孕酮试验来明确诊断。未成年人的血泪要重点考虑人为因素、心理因素及特发性。对于原因不明的血泪患者需进行心理评估，对于考虑特发性者可给予诊断性治疗（肾上腺素 β 受体阻滞剂）。

4. 血泪的治疗 [1,2,3] 原则是明确血泪的病因，针对病因个性化治疗及止血对症治疗。

（1）保守治疗：对于精神心理因素引起的血泪患者，可尝试使用口服普萘洛尔（心得安，β 肾上腺素受体阻滞剂，10 毫克，每天 2 次）进行治疗，被报道有效。也有报道口服劳拉西泮（抗焦虑药）也有效果。另外，药物控制高血压，替代治疗或其他治疗纠正低凝状态，外放射治疗改善白血病导致的结膜浸润和出血，硬化治疗血管功能或形态异常都属于对因治疗。对于因为感染而引起的结膜损伤导致血泪者，可联合抗生素的治疗。

（2）手术治疗：手术切除病变组织是治疗赘生性病变导致血泪的有效方法，同时给予病理检查明确病变性质。伴有鼻泪管阻塞和泪囊炎者可以同时给予外路泪囊鼻腔吻合术或经鼻内镜泪囊鼻腔造口术。恶性肿瘤引起者，可同时辅以放疗或化疗。

总之，血泪的病因多种多样，诊治重点在于详细、全面的检查，明确病因，对因治疗。

（白　芳　陶　海）

参 考 文 献

1. 陶海，白芳. 血泪的研究现状. 中华眼科杂志，2015，51（12）：957-960.

2. 陶海，白芳. 泪器病诊治新进展. 北京：人民卫生出版社，2015，180-186.

3. Alsermani M, Alzahrani H, El Fakih R. Hematidrosis: A Fascinating Phenomenon-Case Study and Overview of the Literature. Semin Thromb Hemost 2018；44（3）：293-295.

4. Ho VH, Wilson MW, Linde JS, et al. Bloody tears of unknown cause: case series and review of the literature. Ophthal Plast Reconstr Surg 2004；20（6）：442-447.

第七章　泪器病相关综合征

第一节　鳄鱼泪综合征

鳄鱼泪综合征，又叫 Bogorad 征、鳄泪综合征、味泪反射等。

1. 病因病理

（1）伴发于先天性外直肌麻痹的鳄鱼泪综合征，是由于外展神经元核上性或核性异常和脑桥泌涎核的异常分化引起先天性进食时反射性流泪[1]。

（2）面神经麻痹早期出现的后天性鳄鱼泪综合征，是瘢痕组织内的泪腺神经纤维与唾腺神经纤维发生交叉，咀嚼时刺激唾腺纤维而引起泪腺纤维末梢的刺激。

（3）面神经麻痹后或浅岩神经切除后的鳄鱼泪综合征见于颅底骨折、疱疹发病数周后，是唾腺神经纤维在外伤后发生再生方向性错误而长入泪腺所致。

2. 临床表现　咀嚼或强烈香味食物进入口中引起单侧反射性流泪，机械性刺激或无食物咀嚼时不引起流泪。除进食时流泪之外，患者的泪液分泌一般无异常，但亦有患者哭泣时患侧反而不见流泪。

3. 鉴别诊断和鉴别诊断　鳄鱼泪综合征根据病史、临床表现和 Schirmer 试验多可明确诊断。患者多有面神经受损的病史，进食时流泪为其特征性临床症状，体征主要是面神经麻痹后出现的睑裂闭合不全，眼睑松弛，下睑外翻，患侧额纹变浅，鼻唇沟变浅，嘴角歪向患侧等，进食前和进食后 Schirmer 试验可作为泪液分泌的定量检测。鳄鱼泪综合征在临床上需要与如下疾病相鉴别[2]。

（1）先天性眼外肌麻痹（congenital ophthalmoplegia externa）：多在生后即发生，多为遗传发育性疾患，见外展神经核发育不全或脑桥泌涎核的异常分化。此时除见鳄鱼泪征外，尚有眼外直肌麻痹征候，如患侧眼球外展受限、头面经常转向麻痹肌的作用方向侧。

（2）周围性面神经麻痹（peripheral facial paralysis）：病灶同侧全部颜面肌肉瘫痪，常见 Bell 氏征，即闭眼时麻痹侧眼球上窜（或内转），于角膜下与露出巩膜的现象；麻痹侧的眼球与健侧不在同一水平，较健侧上移，瞳孔水平也比健侧高；患侧颈阔肌不能收缩；伸舌向健侧偏移；麻痹侧舌前 2/3 味觉出现障碍，各种反射活动低下；泪腺和唾液分泌减少乃至消失。鳄鱼泪综合征多出现在面神经麻痹后数周或数月。除此之外，尚有其他后遗症状如面肌痉挛、面肌的联合运动（张口时产生闭眼，闭眼时口角上提或颈阔肌收缩等）[3]。

（3）Bell 面瘫（Bell's facial paralysis）：即伴有 Bell 征的周围性面瘫，可有与进食无关的单纯性流泪，与鳄鱼泪征易混淆，其系因泪管部之 Horner 氏肌麻痹，泪液自鼻腔流出受到阻碍。

（4）耳颞综合征：系腮腺损伤以及手术后出现的症状，表现为进食时颞部和颊部潮红和出汗、流泪、流鼻涕等。常伴一侧面部疼痛。

4. 治疗 鳄鱼泪综合征的治疗，可采用药物对症治疗[4]，如抗肾上腺素类药物、5% 胍乙啶液滴眼或口服抗乙酰胆碱药普鲁苯辛等，也可做蝶腭神经节局部无水乙醇封闭治疗；对迁延不愈或症状较重已严重影响生活者，可进行外科手术治疗，手术目的是切断鳄鱼泪综合征反射弧，可行鼓索神经，岩浅神经切断术。也可行泪腺大部切除术，减少泪液的分泌。近年来国外有报道用 A 型肉毒碱 BTX-A（Dysport）泪腺注射 15u 治疗鳄鱼泪综合征，安全有效[5]。

（郝尚臣　陶　海）

参 考 文 献

1. 林顺潮，赵秀琴. 常见眼病综合征. 北京：人民卫生出版社，2008.216-217.
2. 孙复兴，眼科综合病征手册. 沈阳：辽宁科学技术出版社，1986.172-173.
3. 廖建兴，新编口腔颌面部综合征. 上海：同济大学出版社，2009.231.
4. 陶海，白芳. 泪器病诊治新进展. 北京：人民卫生出版社，2015.10.
5. Barañano DE，Miller NR. Long term efficacy and safety of botulinum toxin A injection for crocodile tears syndrome. British Journal of Ophthalmology，2004，88（4）：588-589.

第二节　泪-耳-牙-指（LADD）综合征

泪 - 耳 - 牙 - 指（lacrimo-auriculo-dento-digital，LADD）综合征，又称莱 - 霍综合征（Levy-Hollitser syndrome），在一个家系报道中首次被 Hollister 等人描述[1]。以泪器先天性发育不全，外耳畸形或听力异常，唾液腺、指 / 趾、牙齿等先天发育异常为典型表现[2]。其遗传方式为表现度不一致的常染色体显性遗传和散发[3]。

1. 病因 目前病因尚不完全明确，有研究发现突变导致的 FGF10-FGFR2 信号传导通路活性减弱可引起本病[4]，其突变类型包括 C106F、K137X、I156R、A628T、R649S，其中 C106F 突变者有泪道发育异常表型描述[5]。

2. 临床表现 本病表型多样化。眼部发育异常可包括先天性泪腺缺失或发育不全、泪器发育不全、上睑下垂、远视、眼睑闭合不全、弥散性眼肌麻痹等[3、6、7]。泪道发育不全主要表现为泪点、鼻泪管先天性异常[8]，包括泪点闭锁或缺失，鼻泪管阻塞，其他异常包括泪小管狭窄、泪道瘘等[5]，均以溢泪和（或）溢脓为主要临床表现。泪腺发育不全或萎缩者主要表现泪液缺乏，眼干和慢性反复性干燥性角结膜炎[2]。

其他全身器官组织发育异常有外耳畸形（小耳畸形、壳斗状低位耳），听力丧失（传导性耳聋、感音神经性耳聋、混合性耳聋），牙列畸形（钉状牙、牙釉质发育不全），指弯曲、并指 / 趾、远端指节重复发育（以第 2、3、4 指异常较常见[2]，泌尿生殖器发育异常（尿道下裂、肾缺如、肾硬化、肾盂积水）等[5]。

3. 诊断 诊断主要根据典型的症状及体征。部分患者有明确的家族遗传史。

4. 治疗 本病尚无特效的治疗方法，以对症治疗为主。

溢泪影响正常生活或溢脓者：可考虑手术治疗，术式根据泪道发育情况包括泪点咬切成形术、泪道激光成形置管术、经鼻内镜泪囊鼻腔造口术、外路泪囊鼻腔吻合术、结膜泪囊吻合术等。干眼者可行人工泪液替代治疗或加用润滑眼膏或凝胶,每晚睡前滴用。其他全身器官组织异常需进行专科治疗。

(郝尚臣　王　菲　陶　海)

参 考 文 献

1. Hollister D W, Klein S H, De Jager H J, Lachman R S, Rimoin D L. The lacrimo-auriculo-dento-digital syndrome. The Journal of pediatrics, 1973, 83 (3): 438-444.

2. Mathrawala NR, Hegde RJ. lacrimo-auriculo-dento-digital syndrome. J Indian Soc Pedod Prev Dent. 2011, 29 (2): 168-170.

3. Lim LT1, Blum R, Chia SN, et al. Lacrimal-auricular-dental-digital (LADD) syndrome with diffuse ophthalmoplegia--a new finding. Semin Ophthalmol. 2012, 27 (3-4): 59-60.

4. Shams I1, Rohmann E, Eswarakumar VP, et al. Lacrimo-auriculo-dento-digital syndrome is caused by reduced activity of the fibroblast growth factor 10 (FGF10) -FGF receptor 2 signaling pathway. Mol Cell Biol. 2007, 27 (19): 6903-6912.

5. Milunsky JM, Zhao G, Maher TA, et al. LADD syndrome is caused by FGF10 mutations. Clin Genet, 2006, 69 (4): 349-354.

6. Inan U U, Yilmaz M D, Demir Y, et al. Characteristics of lacrimo-auriculo-dento-digital (LADD) syndrome: Case report of a family and literature review. Int J Pediatr Otorhinolaryngol, 2006, 70 (7): 1307-1314.

7. Heinz, Grant W, Bateman, et al. Ocular manifestations of the Lacrimo-auriculo-dento-digital Syndrome. American Journal of Ophthalmology, 1993, 115 (2): 243-248.

8. Thompson E, Pembrey M, Graham J M. Phenotypic variation in LADD syndrome. Journal of medical genetics, 1985, 22 (5): 382-385.

第八章　泪器手术学

第一节　泪腺切除术

泪腺脱垂不能复位、泪液分泌过多或者泪道阻塞而无法通过泪道手术治愈溢泪时,需手术切除部分泪腺或者全泪腺。

一、适应证[1-4]

1. 泪腺脱垂,不能复位者。
2. 慢性泪腺炎泪腺肿大,药物治疗不能有效控制者。
3. 原发性泪液分泌增多症,保守治疗不能有效控制者。
4. 泪道阻塞致溢泪症状严重,但无法通过泪道手术缓解者。

二、禁忌证

1. 急性泪腺炎。
2. 干眼症。
3. 全身性疾病,如心血管病、肺功能障碍与出血性疾病不能接受手术者。

三、术前准备

1. 检查泪液分泌功能。
2. 剃除患者眉毛。

四、麻醉

局部眶深部、眉弓及其周围组织皮下及眼轮匝肌浸润麻醉。

五、操作方法及程序

1. 在眉弓下眶缘中部向颞侧做 2~3cm 长,稍呈弧形的皮肤切口,分离皮下组织,切开轮匝肌至眶隔。
2. 暴露眶隔,并于泪腺脱垂最大处做一平行于眶缘、长度约 1.5cm 的切口切开眶隔。
3. 切除部分泪腺或整个泪腺。若行部分泪腺切除,切除多少泪腺组织应依据泪腺的病变情况、泪腺脱垂的程度和溢泪症状的严重程度而定。部分泪腺切除者,一般第一次手术不超过泪腺的一半。慢性泪腺炎泪腺肿大,多反复发作,不能耐受激素治疗者,可切除眶部泪腺（图 8-1-1）。

4. 加固眶隔，将切开的眶隔相互重叠，使上唇在上，做 3～5 针褥式缝合，固定于眶外缘的骨膜上。

5. 切除松弛的皮肤，逐层缝合皮下深层组织眼轮匝肌及皮肤，涂抗生素眼膏，遮盖术眼。

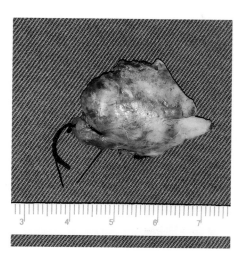

图 8-1-1　切除的慢性泪腺炎患者的眶部泪腺标本，泪腺体积明显增大

六、术后处理

1. 次日换药，局部滴抗生素滴眼液每日 3～4 次，持续 1～2 周。

2. 术后 1 周拆除皮肤缝线。

七、注意事项

1. 皮肤切口紧贴眉弓，使创口愈合后不影响外观。

2. 切开和分离眼轮匝肌时勿伤及提上睑肌，否则会出现上睑下垂。

3. 暴露眶隔后，可向眶内稍加压力，即可见脱垂的泪腺与脂肪组织疝出。

4. 行部分泪腺切除术需要注意，因泪腺的所有排泄泪液的泪腺导管都要经过睑部泪腺，所以如果完整切除睑部泪腺，实际上等于将整个泪腺都摘除[5]。

5. 全泪腺切除的手术适应证选择要从严，因为部分患者术后会导致严重干眼症，所以术前要与患者和家属充分沟通，取得理解。

（叶　琳　杨美娜　李月月　陶　海）

参 考 文 献

1. 赵家良. 眼科疾病临床诊疗规范教程. 北京：北京大学医学出版社，2007：5.

2. 任晓霞，郑晓芬. 不同病因所致泪腺脱垂的治疗方法. 国际眼科杂志，2007，7（02）：538-539.

3. Hornblass A，Guberina C，Herschorn BJ. Palpebral dacryoadenectomy for epiphora. Ophthalmic Plast Reconstr Surg. 1988；4（4）：227-230.

4. Hussein SS. Partial dacryoadenectomy in persistant lacrimation and epiphora. Bull Ophthalmol Soc Egypt. 1974；67：273-275.

5. 肖利华. 眼眶手术学及图解. 郑州：河南科学技术出版社，2000.3. 290.

第二节　泪腺肿瘤切除术

一、手术切口选择

泪腺肿瘤切除术，根据肿瘤大小选择切口形态和部位，切口有以下几种：

1. **Kronlein 术切口**　取外上眶缘切口，从眉弓中 1/2 弧形切开至外眦部。缺点是在剥离瘤体内下方时操作不便，同时破坏了外眦角的正常形态。

2. **外眦延长切口**　由外眦向外切开 2～2.5cm 皮肤、皮下组织，切开眶隔，暴露泪腺窝，摘除肿瘤。需注意，目前临床上已较少采用这种术式。

3. **Stallard-Wright 术切口**　为眶外上方"S"形切口，可以较好地暴露泪腺窝，但"S"形切口的下半部可能影响患者的外观。

4. **重睑外侧皮肤切口**　睑部泪腺肿物可选择重睑外侧皮肤切口，术后瘢痕小，恢复快（图 8-2-1 和图 8-2-2）。

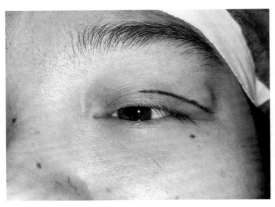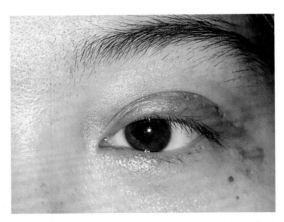

图 8-2-1　左睑部泪腺肿物，重睑外侧皮肤切口设计，见上睑蓝紫色线　　图 8-2-2　左睑部泪腺肿物，重睑外侧皮肤切口术后 7 天

5. **眉下缘弧形切口**　可完整摘除泪腺多形性腺瘤。

二、手术方式选择

（一）前方径路泪腺摘除术

1. **适应证**　体积不大的慢性泪腺肿大或泪腺肿瘤。

2. **术前准备及麻醉**　手术前晚口服镇静剂。术中用 2% 利多卡因 2ml，加等量 0.5% 丁哌卡因或者罗哌卡因，自眶外下角作眶上裂麻醉，另用 2～3ml 上述混合麻药，沿眶外上缘切口线作皮下浸润麻醉。

3. 术中注意事项　术中要保护好泪腺或肿瘤包膜，分离过程中切不可用剪刀剪，以免伤及上睑提肌腱膜、外直肌和穹隆部结膜。止血要彻底。

4. 手术步骤

（1）自眶上缘中点，沿眶缘作弧形皮肤切口，达外眦腱上缘。沿纤维走向钝性分离切口内眶轮匝肌。用小拉钩拉开创口并止血，暴露眶缘骨膜及眶隔。

（2）距眶上缘 3mm，用剪刀沿眶缘剪开眶隔，即有眶脂肪脱出。切除脱出的脂肪即可暴露泪腺。

（3）向上穹隆插入一眼睑板保护眼球。用镊子夹起泪腺包膜，并向前下方牵拉，用骨膜分离器分离眶顶与泪腺间的结缔组织。

（4）再用拉钩将上睑提肌腱膜拉向鼻侧，分离泪腺与上睑提肌腱膜间的联系，使泪腺眶叶充分游离（图 8-2-3）。

（5）如只摘除眶叶，在泪腺眶叶和睑叶连接部结扎后切除泪腺。

（6）如要摘除全部泪腺，则应将睑部泪腺游离出来。用血管钳夹住泪腺包膜，将其拉出创口，有少数粘连可继续分离。如有血管，应结扎后剪断，然后将泪腺摘除（图 8-2-4）。

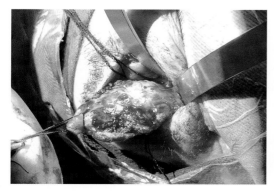

图 8-2-3　术中脑压板保护提上睑肌及周围组织，沿边界分离增大的泪腺组织

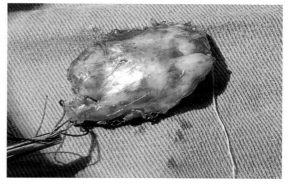

图 8-2-4　完整摘除的慢性泪腺炎的泪腺组织，泪腺小叶结构消失，表面有包膜，呈扁平杏仁状

（7）空腔内注入少许抗生素。摘下的泪腺应送病理。分层缝合，眶隔用 5-0 可吸收缝线缝 3～4 针，眼轮匝肌缝 2～3 针，皮肤用 5-0 或 6-0 缝线缝 4～5 针。用绷带轻加压包扎。

5. 术后处理

（1）全身常规使用抗生素，24 小时换药，5 天拆线。

（2）术后并发症及处理：少数病人术后会出现轻度血肿，约 2 周后会自行吸收。

（二）颞侧径路泪腺摘除术

1. 适应证　体积较大的泪腺肿瘤（一般当肿瘤直径 >1.5cm[1]）、肿大较明显的泪腺，或肿瘤虽不大，但扩展到眼球后方的，或疑有恶变，要求完整摘除的。

2. 术前准备及麻醉　采用全身麻醉。除一般器械外，应准备深部拉钩、脑压板、骨膜分离器、骨凿、锤子、骨钳、骨动力系统电锯等。

3. 手术步骤

（1）缝合睑裂。作皮肤切口，自眉下方眶上缘中点沿眶缘向颞侧作弧形皮肤切口（图 8-2-5）。

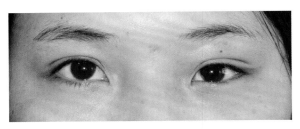

图 8-2-5　左泪腺区肿物，术前左眼球明显向下移位

（2）钝性分离切口内眼轮匝肌。用拉钩拉开创口并止血，暴露眶外缘骨膜、眶隔及颞肌筋膜。在眶外缘前面骨膜上，距眶缘 2mm 处平行眶缘切开骨膜，长 30mm。两端各作一水平切口。

（3）用骨膜剥离子分离两侧骨膜，暴露骨壁。用平骨凿及锤子凿断眶缘上下端的厚硕部分骨壁，并自眶缘后 1.5cm 处将后部较薄弱的骨壁凿断不需要那么大的骨瓣。有骨动力系统电锯者，可用电锯将外上眶缘骨瓣整齐锯下，上方需在眶上神经外缘至少 0.5cm 处，下方视肿瘤侵犯情况，最大可至眶下裂以上颧骨体水平截断骨瓣。

（4）折断骨片，推向颞侧，切开并分离骨膜，可见肿瘤自骨膜切口露出。

（5）用骨膜分离器贴近骨膜上下分离，游离出泪腺眶叶，拉出切口。

（6）拉开上睑提肌，分离睑叶泪腺与腱膜的联系，游离睑叶泪腺，拉出切口。结扎泪腺蒂部后切除泪腺。术野出血需电凝止血，如有少量渗血，可放入橡皮引流条 1 根。

（7）缝合眶面骨膜，复位骨瓣，必要时可用钛钉和钛板固定（图 8-2-6）。5-0 可吸收线缝合骨膜及皮下组织。

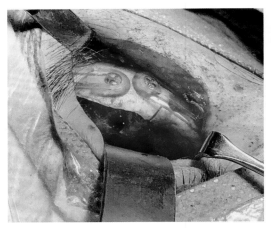

图 8-2-6　左泪腺肿物，术中外上开眶，骨动力系统截取眶外上缘骨瓣，切除肿物后复位骨瓣，用可吸收钉和板固定骨瓣

（8）用 6-0 缝线缝合皮肤，以绷带轻加压包扎。

（9）摘下的泪腺应作病理检查。

4. 术中注意事项　术中坚持钝性分离，保护好泪腺或肿瘤包膜，避免肿瘤破裂，最大程度防止复发。多形性腺瘤复发程度与第一次手术是否完整切除肿瘤有关；切不可用剪刀剪，以免伤及上睑提肌、外直肌、上直肌和穹隆部结膜。肿瘤位置表浅，操作空间大，肿瘤体积小于 2cm 时，可前路开眶。位置深且体积较大者可采用外侧开眶。如考虑外观可行冠状切口。

　　5. 术后处理　全身常规使用抗生素 5 天。每日换药，第 2、3 天拔出引流条。第 6 天若切口愈合好（图 8-2-7）可拆线。

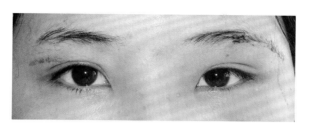

图 8-2-7　左泪腺区肿物术后 6 天，左眉弓下皮肤切口愈合良好

　　6. 术后并发症及处理　常见并发症为肿瘤摘除不完全和伤及上睑提肌。肿瘤摘除不完全者，待病理结果报告后采取补救措施，必要时再手术。发生上睑下垂时，轻度者无碍，严重的上睑下垂可作矫正手术。

　　（三）改良的颞侧径路泪腺摘除术

　　手术切口采用 S 形，向上延伸到眉弓部，向下延伸到颧弓部，长度 35～40mm。通过皮下层钝性分离直到颞肌筋膜和肌肉，然后进行一个锐性分离以确定额颧骨区域，并继续进行分离，直到颧骨的前端被暴露。暂时移除眶外侧壁，以进入整个泪腺窝区域。手术锯截骨，完整暴露肿瘤并切除，钛小夹板及螺钉重新固定骨端[3,4]。

　　（四）其他术式及手术中需注意的要点

　　1. 泪腺多形性腺瘤[1]　良性多形性腺瘤以前被称为泪腺良性混合瘤，其具有不全切除后弥漫性复发可能和复发后潜在性恶变倾向。此类肿瘤可能通过一次手术治疗即终生治愈，但一旦复发甚至可危及生命。盲目进行活体检查或部分切除，是导致该类肿瘤复发的重要原因之一。因此，泪腺多形性腺瘤术前禁忌进行活体检查，即使术前无法鉴别诊断多形性腺瘤与腺样囊性癌，活体检查亦无必要，因为这两类肿瘤均需要全部切除。

　　2. 眼眶颅骨切除术治疗腺样囊性泪腺癌[2]　眼眶颅骨切除术的目标是实现眼眶内容物、肿瘤和邻近骨的整体足够大范围的清除。手术使用冠状切口，进行额颞开颅手术。开颅后暴露眶顶和眶外侧壁，从眼眶顶部解剖硬脑膜，并且在最小的脑回缩的情况下，在上眶骨和外眶骨形成截骨术。并且如果不涉及肿瘤则将其去除。上截骨术向后延伸至眼眶顶。侧截骨开始于外侧壁和眶底的交界处，并穿过外侧眶壁的颧骨和蝶骨部分，进入蝶骨翼。然后横向移动骨沿着内侧眶壁进入眶尖，保护眶上裂的内的神经纤维束，分离肿瘤后将其完整切除。然后用来自开颅骨瓣内表取出的骨移植物或钛网重建眶顶和眶外侧壁。

（叶　琳　杨美娜　李月月　陶　海）

参 考 文 献

1.　肖利华. 重视提高泪腺良性多形性腺瘤的治愈率，中华眼科杂志，2016；52（4）：241-243.

2.　Spector ME，Wilson KF，Ward PD，et al. Orbitocranial Approach for Treatment of Adenoid Cystic Carcinoma of the Lacrimal Gland. Ann Otol Rhinol Laryngol. 2011，120（6）：397-400.

3. Halli RC，Mishra S，Kini YK，et al. Modified Lateral Orbitotomy Approach：A Novel Technique in the Management of Lacrimal Gland Tumors. J Craniofac Surg. 2011，22（3）：1035-1038.

4. Kini YK，Halli R，Mishra S，et al. Comprehensive management of a rare carcinoma ex pleomorphic adenoma of the lacrimal gland with a modified lateral orbitotomy access osteotomy. A case report. Oral Maxillofac Surg. 2012，16（1）：123-126.

第三节 泪腺脱垂矫正术

泪腺脱垂矫正术是一种泪器病手术之一，其目的是复位脱垂的泪腺，该手术是泪腺脱垂唯一有效的治疗方法。

一、适应证

适应于因先天性或后天性原因所致的泪腺脱垂。

二、禁忌证

患影响手术的全身性疾病，如心血管病与出血性疾病者。

三、术前准备

术前进行仔细、全面的检查，包括：询问病史，裂隙灯显微镜检查及外眼触诊，必要时行眼眶 CT 检查[1]。术前将病人的眉毛剔除。

四、麻醉

成人患者一般采取上睑皮下局部浸润麻醉；儿童患者采用全身麻醉。

五、操作方法及程序

1. **切开皮肤** 自眶上缘中点沿眶缘向颞侧做一长约 20mm 呈弧形皮肤切口。也可做重睑皮肤切口（图 8-3-1）。

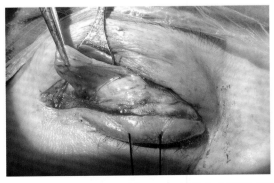

图 8-3-1　右眼重睑皮肤切口，打开外上方眶隔，可去除外上方增多脂肪组织

2. **分离皮下组织，暴露眶隔**　分离皮下组织，切开眼轮匝肌，分离眼轮匝肌层即可见弹性较强的眶隔，其分布于眶缘及睑板上缘间。向眶内稍施加压力，可见脱垂泪腺从眶隔薄弱处疝出。

3. **切除脱垂的泪腺**　于脱垂最高处，平行眶缘切开眶隔，长约 15mm；轻钝性分离眶隔，脱垂泪腺及眶脂肪自然涌出，剪除脱垂的泪腺及脂肪组织。或保留脱垂的泪腺组织，用 3-0 黑色线缝挂脱垂的泪腺组织。切除泪腺窝处的眶骨膜，暴露眶外上缘骨壁，用骨动力系统电钻在泪腺窝眶缘处打 2 个骨孔，骨孔间距 0.5cm，将缝挂好脱垂泪腺组织的 3-0 黑丝线从下方穿过 2 个骨孔，将缝线在骨孔表面打结，固定在眶缘骨孔中央，还纳脱垂的泪腺组织。

4. **加固眶隔**　将切开的眶隔上下唇相互重叠，褥式缝合 3～5 针，并将泪腺前的眶隔组织固定在眶骨膜上，以加强泪腺前方眶隔的张力。褥式缝合眼轮匝肌层，根据眶隔松弛程度决定其缝合宽度。缝合不可太紧，以免闭睑困难[2]。部分学者表示，泪腺脱垂复位术治疗上睑皮肤松弛症的关键是泪腺复位要牢固地挂牢在泪腺窝的骨膜上，眶隔可缝合，也可不缝合[3]。

5. **缝合皮肤**　间断缝合皮肤。如有皮肤松弛者，按重睑切口设计切除部分多余的皮肤[4]，既达到治疗目的，又起到美容效果[5]。

六、术后处理

术后 24 小时换药；术后 5～7 天拆除皮肤缝线。

七、注意事项

1. 紧贴眉弓做皮肤切口，以减少创口对外观的影响。
2. 切开分离眼轮匝肌时，注意勿损伤提上睑肌纤维，否则会造成上睑下垂。
3. 切开眶隔时，最好先做标记线，以便于之后寻找。
4. 泪腺组织切除不应该超过泪腺的 1/2。

（叶　琳　郭　慧　李月月　陶　海）

参 考 文 献

1. 长河. 泪腺脱垂的 CT 及 MRI 诊断分析. 中国实用医药, 2016, 11（09）: 85-86.
2. 宋琛, 马志中. 眼科手术学. 北京: 人民军医出版社, 2008: 230-232.
3. 李英, 欧宁江, 董芬, 等. 泪腺脱垂复位术手术方法的探讨分析. 宁夏医学杂志, 2013, 35（05）: 452-454.
4. Çakmak S, Göncü T. Lacrimal gland prolapse in two cases of blepharochalasis syndrome and its treatment. Int Ophthalmol. 2014; 34（2）: 293-295.
5. 韦敏, 高铁瑛, 孙兰萍. 重睑切口泪腺脱垂复位术的临床观察. 国际眼科杂志, 2011, 11（03）: 563.

第四节　自体颌下腺移植代泪腺术

自体颌下腺移植代泪腺术是一种比较新的泪器病手术之一，其目的是移植自体颌下腺以重建泪腺分泌源，是治疗重症干眼的一种有效的可选择性手术方法[1]。

一、适应证

适应于眼部或全身多种因素引起的重度干眼症患者。

二、禁忌证

全麻手术禁忌的全身疾病患者。

三、术前准备

术前进行仔细、全面的检查，包括：询问病史，裂隙灯显微镜检查等，着重检查角膜敏感度、泪液及泪膜状况、泪膜破裂时间及基础（非刺激）与反射（刺激）泪液分泌量。

取部分下睑小涎腺体行活组织病理检查，排除自身免疫涎腺破坏性疾病；多普勒超声血流图检查颞浅部血管血供，以保证与移植腺体血管吻合；核素显像检查评估颌下腺功能。

四、麻醉

需在全麻下进行手术，由眼科医生与口腔颌面外科医生（熟悉颌下腺解剖）共同完成手术 [2]。

五、操作方法及程序

1. 供区处理　通过颌下三角常规手术途径暴露供区颌下腺及附带血管，充分分离腺体与颌下腺鞘之间的疏松结缔组织，保存腺体被膜的完整性。分离颌下腺主要血管—面动脉的近、远侧端，并结扎远侧端。再分离腺体近面静脉分支与面静脉远端，后结扎面静脉远侧端。沿颌下腺分泌导管的近端向远侧端口底分离，直到分离至舌下阜开口处游离结扎切断；若病人结膜穹隆瘢痕化且浅窄，颌下腺分泌导管的开口端需连同黏膜一起切下，以保证腺管可一同被移植进睑结膜。切断颌下腺的支配神经。

2. 移植颌下腺　于面神经前支后方（颞侧窝）准备植床，分离并暴露颞浅动脉及静脉，分离约 1～2cm，形成血管蒂，以方便显微血管吻合。将颞部肌肉打孔潜行游离至颅骨，以便形成大小足够可容纳颌下腺的巢状植床。分别切断游离植床处面动脉远侧端及面静脉远侧端，并清楚标记动、静脉。移颌下腺于受区植床，显微镜下，先将颌下腺的面动脉断端与颞浅动脉断端两端吻合，再吻合颌下腺静脉断端与颞浅静脉断端两端。于患者上结膜穹隆外侧方向分离，形成皮下通道，将腺体分泌管末端穿过皮下通道，植入术眼上穹隆结膜囊内，显微缝线固定其开口处，插入 Redon 泪液引流装置后关闭伤口。

六、术后处理

1. 在手术前及术后三天内，所有病人均全身及局部应用抗生素。

2. 在患者住院期间，小剂量规律地应用肝素抗凝血药。

3. 在术后 1 周、3 个月及 1 年行视力及眼部常规检查（包括 Schirmer 试验，泪膜破裂时间 [3]）及普勒超声血流检查及腺体核素显像检查（判断腺体存活情况）。

七、注意事项

1. 自体颌下腺移植手术仅适应于颌下腺功能正常者，或颌下腺功能部分受损者。

2. 自体颌下腺移植手术时间较长，常常需要数小时，常规需要全身麻醉。眼科医生不能独立完成手术，须与口腔颌面外科医生共同完成。

3. 颌下腺移植最好只行部分移植，腺体移植后必然会影响到口腔涎液的分泌量。

4. 自体颌下腺移植术后个别病人也会因腺体分泌功能过强而出现溢泪[1]。是否需切除部分腺体及何时切除，取决于是否为持续性溢泪，且需考虑若切除部分腺体，是否有可能引起干眼复发。

（叶 琳 郭 慧）

参 考 文 献

1. Geerling G, Sieg P, Bastian G, et al. Transplantation of the autologous submandibular gland fot most severe cases of keratoconjunctivitis sicca. Ophthalmology, 1998；105：327-335.

2. 万修华，姚克. 颌下腺移植再造泪腺治疗重症干眼. 国际眼科纵览，2000（2）：116-121.

3. McCarty CA，Bansal AK，Livingston PM，et al. The epidemiology of dry eye in Melbourne，Australia 11 Consumable items for the dry eye examinations were provided by Smith & Nephew，Melbourne，Australia，and Alcon Australia，Sydney，Australia. Aust Ophthalmol，1998，105：1114-1119.

第五节 泪点成形术

一、适应证

1. 泪点狭窄，经扩张治疗无效。
2. 泪点膜覆盖或泪点闭塞。
3. 病变累及泪点或泪小管垂直段（如：色素痣）需手术切除者[1]。

二、禁忌证

1. 除了泪点异常外，各种原因导致的生理泪道缺失，和（或）术前无法找到和疏通生理泪道者。
2. 睑缘及内眦部皮肤有急性炎症，或者严重的慢性炎症。
3. 泪囊及眼内有急性炎症者。
4. 严重的精神疾病，或心脑血管及其他影响手术进行和效果的全身病患者。

三、术前准备

1. 做全身、眼局部和泪道系统检查明确是否为泪点开大成形术手术适应证，有无禁忌证，确定手术方法。
2. 泪点痕迹已经消失者，术前先行确定、找到生理泪点位置，并冲洗同一眼的另一泪点处疏通生理泪道。
3. 完成术前谈话签字手续，对患者及家属进行术前健康教育和指导。

四、麻醉

成年人采取眼表面麻醉加局部麻醉。小儿采取全身麻醉。

五、操作方法及程序 [2-5]

1.病人仰卧位。术眼点 1% 丁卡因滴眼液 3 次。手术区皮肤常规消毒铺巾。

2.麻醉 用 1% 利多卡因 1.0~2.0ml 泪点、泪囊区域局部皮下注射麻醉;压迫止血 3~5 分钟。

3.手术显微镜下扩张、咬切形成新的泪点 用泪点扩张器充分扩张相应的泪点,令扩张口直径为 1.0~1.5mm,用小号巩膜咬切器(咬切头直径为 1mm,图 8-5-1)下唇送进扩张口,在泪小管垂直段里让咬切器开口朝向泪点的后外方向。咬切泪点及泪小管垂直段近睑结膜面侧壁和颞侧壁,去除部分组织,切除后呈现以泪小管垂直部管壁环绕直径约为 1.0~1.5mm 之圆形孔,适度修切孔边缘,形成新泪点(图 8-5-2~图 8-5-4)。

4.切口处理 压迫止血 3~5 分钟,冲洗清理新的泪点,冲洗确认泪道通畅。

5.泪点咬切创缘≤1/3 泪点圆周者,行单纯泪点咬切成形术,无须放置泪点和泪小管支撑物;泪点咬切创缘＞1/3 泪点圆者,为防止瘢痕增殖和粘连,需放置泪点和泪小管支撑物,

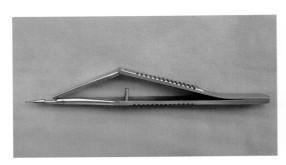

图 8-5-1 巩膜咬切器,咬切头直径为 1mm

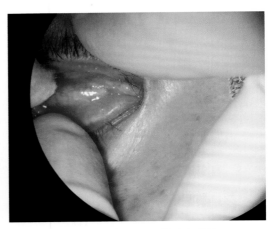

图 8-5-2 右眼下泪点狭窄术前

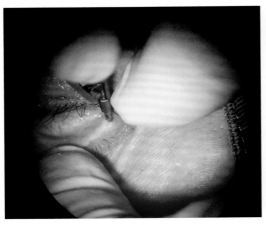

图 8-5-3 巩膜咬切器环形咬切泪点,使之成正常形状

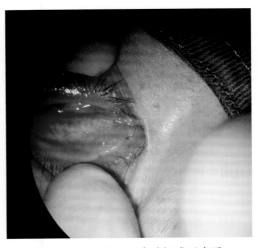

图 8-5-4 右眼下泪点咬切成形术后

目前有双泪小管人工泪管置入术、单泪小管人工泪管置入术或带孔泪点塞置入术,由术者根据情况选择[5]。

6. 涂抗生素眼药膏后敷料包术眼。

六、术后处理

1. 手术后24～48小时可除去遮盖眼罩,每日点抗生素滴眼液3～4次。

2. 手术次日复诊,之后每周复诊1～2次,若不置入支撑物,一般复诊2周即可;有人工泪小管置入或者泪点塞置入的患者,需要延长随访时间,一般术后3个月取出。

3. 复诊时用裂隙灯显微镜观察眼表和泪点,行泪道冲洗。明确有无术后感染,伤口恢复情况和新泪点位置、解剖形态和生理功能是否满意。用抗生素注射液或者抗生素滴眼液清洁新泪点和结膜囊,确定下次复诊时间。

七、注意事项

1. 咬切时,咬切器一定要与睑缘面呈垂直,要切除全层的泪点和泪小管垂直部组织,避免切面呈坡状,否则,外口虽够大,而泪小管垂直段组织往往咬切不够,致新成形的泪点外大里小,不利于泪液的引流。

2. 手术操作时要注意咬切器咬切头开口朝向泪点的后外方向,咬切除泪点的部分组织及泪小管垂直段近睑结膜面侧壁和颞侧壁的部分组织,使新形成泪点能与眼球紧密接触,以利泪液引流。

3. 泪点口也不宜开太大,并注意保护泪点旁的环形组织,传统的泪点"三剪成形"开大术,因为会破坏泪点的环形组织结构而影响泪小管的虹吸功能,不宜继续采用。

4. 合并有泪点后续泪道阻塞者,需统筹制订治疗方案,必要时联合其他手术。

(叶 琳 彭 云 陶 海)

参 考 文 献

1. 张敬先,邓宏伟,黄一涛,等. 泪点炎的临床观察研究. 国际眼科杂志,2010,10(4):788-790.

2. George L. Spaeth Ophthalmic Surgery Principles and Practice. Beijing: People's Medical Publishing House. 2003,470-473.

3. 刘中华,李厚秀. 泪道逆置硅胶管术的疗效观察. 中国中医眼科杂志,2007,23(5):87-88.

4. 辛欣,谭文静,尹红,等. U型硬膜外导管联合Y型硅胶管植入术治疗全程泪道阻塞. 中国当代医药,2009,16(11):5-7.

5. 孙红梅,韩毳,张宁,等. 应用小梁咬切器行泪点咬切成形术治疗泪点膜. 中华眼外伤职业眼病杂志,2014;36(3):219-222.

第六节　泪点外翻矫正术

一、适应证[1, 2]

1. 下泪点向皮肤面方向外翻离开眼球,溢泪症状明显者。

2. 严重的下眼睑外翻合并下泪点外翻，先行下睑外翻矫正术后泪点本身还存在外翻者。

二、禁忌证

1. 眼局部禁忌证　眼睑和结膜有急性炎症，或者存在严重的慢性睑缘炎和结膜炎，泪囊及内眼有急性炎性疾病者等。

2. 虽然有泪点外翻，但无溢泪等不适症状者。

3. 全身禁忌证　严重的精神疾病，或者心脑血管及其他影响手术的全身病。

三、术前准备

1. 做全身、眼局部和泪道系统检查明确是否为泪点外翻矫正术适应证，有无禁忌证。设计确定泪点外翻矫正的手术方法。

2. 术前经上下泪点疏通生理泪道并冲洗。

3. 完成术前谈话签字手续，对患者及家属进行术前健康教育和指导。

四、麻醉

成年人采取眼表面麻醉加局部麻醉，术眼点 1% 丁卡因滴眼液 3 次。用 1% 利多卡因 0.5～1.0ml，泪点周围局部注射麻醉。小儿采取全身麻醉。

五、操作方法及程序 [3-4]

（一）烧灼矫正法

1. 翻转下睑，暴露下睑结膜。

2. 用烧红的大头针头部或者电透热器的粗电极针，在距离泪点后约 2.5mm 结膜面，做一排烧灼，电极针刺的深度达睑板组织浅层，烧灼点间距 2mm，呈放射状半环绕泪点，烧灼点的数量依外翻程度而定。术毕结膜囊内涂抗生素眼膏，用敷料包盖术眼。

（二）睑结膜梭形切除后线形缝合矫正法

1. 翻转下睑，暴露下睑结膜（图 8-6-1）。

2. 在泪点后约 2.5mm 结膜处，做一梭形、宽约 2mm、长约 5mm、深达睑板之切口（图 8-6-2），梭形最宽处恰对准泪点，先切近泪点之一侧，再切另一侧，最后将梭形睑结膜连同睑板组织同时去除，做切口的水平向缝合，线形闭合切口（图 8-6-3），使外翻的泪点向内翻转到正常位置（图 8-6-4）。

3. 如泪点外翻较重，可适当增加切除组织的长度及宽度。

4. 术毕结膜囊内涂抗生素眼膏，用敷料包盖术眼。

六、术后处理

1. 手术次日复诊，之后每周复诊 1～2 次，一般复诊 2 周即可。

2. 手术后 24～48 小时可除去遮盖眼罩，每日点抗生素滴眼液 3～4 次。

3. 复查时裂隙灯显微镜观察眼表和泪点，结合泪道冲洗。明确有无术后感染，伤口恢复情况和新泪点位置、解剖形态和生理功能是否满意。用抗生素注射液或者抗生素滴眼液清洁新泪点和结膜囊，指导病人自我康复，确定下次复诊时间。

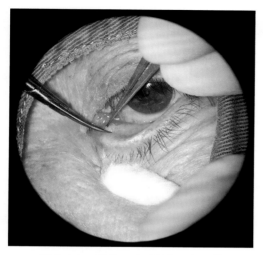

图 8-6-1　翻转下睑，暴露下睑结膜

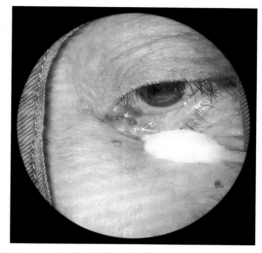

图 8-6-2　在泪点后做一梭形切口，切除部分睑结膜和睑板组织

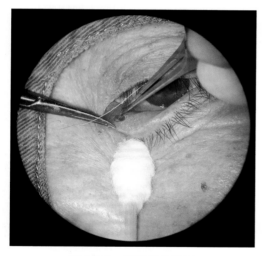

图 8-6-3　线形缝合切口

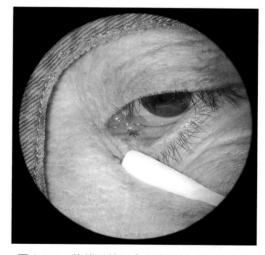

图 8-6-4　使外翻的泪点向内翻转到正常位置

七、注意事项

1. 烧灼法矫正的效果有限，更适用于泪点外翻程度较轻的患者。操作电透热器时，电极针必须深达睑板组织的浅层，否则起不到矫正泪点外翻的作用。

2. 结膜成形法矫正效果更为确切，适应证更广。手术切除下睑结膜和睑板组织梭形切除的宽度和长度要预估好，依赖于泪点外翻的程度，先少后多，必要时再增加，避免过度矫正。

3. 合并有下睑外翻、泪道阻塞等，需统筹制定联合的手术方案。

（叶　琳　彭　云　陶　海）

参 考 文 献

1. 张敬先,邓宏伟,黄一涛,等. 泪点炎的临床观察研究. 国际眼科杂志,2010,10(4):788-790.

2. George L. Spaeth Ophthalmic Surgery Principles and Practice. Beijing: People's Medical Publishing House. 2003:470-473.

3. Jones BR. Cautery to cure epiphora from punctal eversion. Trans Ophthalmol Soc UK. 1973;93(0):597-599.

4. 陈炜,王智. 泪道阻塞性疾病治疗方法新进展. 国际眼科杂志,2008,5:1015-1017.

第七节　泪点封闭术

泪点封闭术(lacrimal punctual occlusion)是治疗中重度干眼症的手术之一,其目的是封闭泪点及部分泪小管,阻止泪液经泪道流入鼻腔,最大限度地保存眼表的泪液。

一、适应证

1. 适应于治疗重度干眼症。

2. 中度以上干眼症患者,经过泪点塞治疗,干眼症状明显改善,但因各种原因不宜再继续配戴泪点塞治疗。

二、禁忌证

1. 干眼症同时伴有泪道阻塞、泪囊炎、泪小管炎、泪点及其周围肿瘤者。

2. 严重的精神疾病,或者心脑血管及其他影响手术进行和效果的全身病。

三、术前准备

术前准确评价干眼的等级,排除泪囊炎、泪小管炎等疾患,患者及家属知情同意。该手术是通过破坏正常泪点结构,使其正常的开放状态变成封闭状态以达到治疗干眼症的目的,有少数患者手术后短期内可能出现溢泪症状属于正常情况,一般会逐步减轻至消失,但有极少患者溢泪症状明显,必要时需做泪点成形术再恢复其开放的状态,手术前需向患者及家属交代清楚,取得理解。

四、麻醉

一般采用局部麻醉,结膜囊表面麻醉,2%利多卡因注射液在穹隆结膜及眼睑皮肤做局部浸润麻醉。

五、操作方法及程序

将泪点扩张器由泪点沿泪小管方向插入约5mm,用尖刀片沿泪点扩张器尖端沿着睑缘向泪点方向做一长4～5mm的直线全层切口;退出泪点扩张器,显微镊夹住切缘外翻,充分暴露内面黏膜。环形分离并完整剪除距泪点开口4～5mm的黏膜组织层(包括完整泪点及部分泪小管)。充分止血,用8-0丝线沿切口垂直方向间断缝合3～4针,闭合切口并封闭泪点和部分泪小管管腔[1](图8-7-1到图8-7-5)。典必殊眼膏涂眼,包扎术眼[2]。

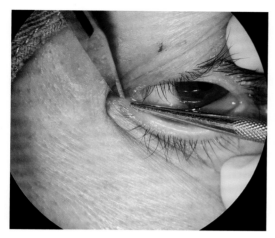

图 8-7-1　切开泪点和部分泪小管

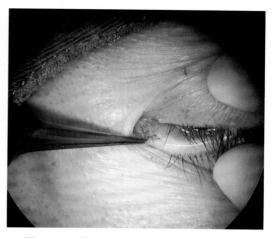

图 8-7-2　暴露泪点和部分泪小管管腔上皮

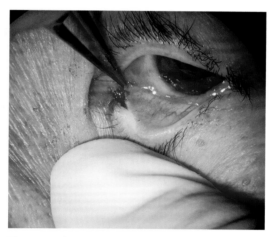

图 8-7-3　切除暴露出来的泪点和部分泪小管的管腔上皮组织

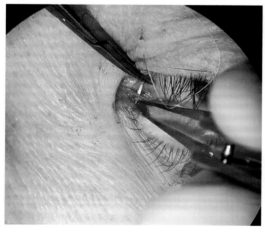

图 8-7-4　缝合泪点和泪小管切口

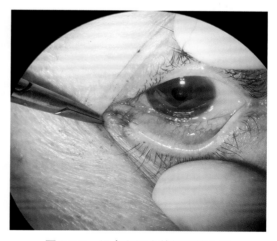

图 8-7-5　泪点和泪小管切口缝合后

其他术式有：

1. 烧灼封闭泪点法 [3]。

2. 激光光凝封闭泪点法 [4,5]。

3. 纤维蛋白胶封闭泪点泪小管法 烧灼、激光光凝封闭泪点的方法术后很容易形成粗糙的瘢痕，摩擦眼表，导致异物感，并且烧灼或光凝后的泪点瘢痕容易脱落，造成泪点再通。应用纤维蛋白胶封闭泪点近几年研究较热，操作过程方便、快捷，不需特殊器械。在治疗后的临床观察中发现，注入的纤维蛋白胶凝结胶体可成功、有效的封闭泪点泪小管 2～3 周，且基本无异物感及炎症反应，但 3 周后大部分患者泪道再通，所以此方法一般也只能短期改善干眼患者的临床症状 [6]。

六、术后处理

1. 术后 1 周常规点抗生素滴眼液，每天 3～4 次，涂抗生素眼药膏，每晚 1 次。

2. 术后 5～7 天拆除缝线。

七、注意事项

1. 缝合伤口时尽量对位整齐，以减少术后瘢痕异物感。

2. 术后避免揉眼，每日清洁消毒伤口。

3. 注意观察泪膜及眼表恢复的情况。

4. 该手术简单易行，能最大限度地保存了眼表的泪液，术后可明显改善眼干、异物感、烧灼感等临床症状，但有极少数患者手术后溢泪症状明显，必要时需做泪点成形术再恢复其开放的状态。

5. 为避免手术后极少数患者有明显的溢泪症状情况发生，做泪点封闭手术之前，可以先做泪点栓塞术，术后以观察 3～6 个月，根据其恢复情况再决定是否是泪点封闭术的适应证。

（王立华　陶　海）

参 考 文 献

1. Putterman AM. Canaliculectomy in the treatment of keratitis sicca. Ophthalmic Surg. 1991 Aug；22（8）：478-480.

2. 玛琼，张文佳，胡竹林. 下泪点封闭术治疗中重度干眼症的疗效评价. 国际眼科杂志，2012，12（4）：733-735.

3. Murube J，Murube E. Treatment of dry eye by blocking the lacrimal canaliculi. Surv Ophthalmol. 1996；40（6）：463-480.

4. Vrabec MP，Elsing SH，Aitken PA. A prospective，randomized comparison of thermal cautery and argon laser for permanent punctal occlusion. Am J Ophthalmol. 1993；116（4）：469-471.

5. Nelson CC，Reed S. Argon laser versus thermal cautery for punctal occlusion. An animal study. Ophthalmic Plast Reconstr Surg；7（3）：173-176.

6. 姚涛，邸新，赵宇丹，等. 纤维蛋白胶封闭泪道治疗干眼症的临床观察. 沈阳医学院学报，2009，11（2）：87-90.

第八节 泪道栓塞术

泪道栓塞术是目前治疗中、重度干眼症的有效方法之一，其原理是通过置入泪道塞，阻塞泪液的排除系统，增加眼表面的泪液蓄积，其作用机制是减少泪液的排出，延长泪液在眼表面的停留时间，重新建立泪液的平衡，促进改善眼表环境，改善泪膜的稳定性，减少患者对人工泪液的依赖程度，甚至脱离人工泪液，达到治疗干眼的目的[1]。泪道塞按置入的位置分为泪点塞（图 8-8-1）和泪小管塞（图 8-8-2）；按材质分为可降解泪道塞和不可降解泪道塞；临时的可降解泪道塞一般为泪小管塞，常见的材质是胶原蛋白，不可降解的泪道塞包括泪小管塞和泪点塞两种，常见的材质为硅胶。泪点塞优点在于安放及取出容易，缺点是患者有时会有异物感，有时会造成眼表损伤[2]。泪小管塞优点在于患者无明显异物感，缺点是有时不容易明确其是否存留以及取出较为困难[2]，另外作为异物存留于泪小管内，有继发泪小管炎的风险。

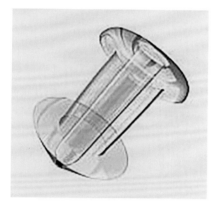

图 8-8-1 泪点塞示意图，不同厂家泪点塞造型各异，但多为类栓状

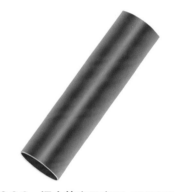

图 8-8-2 泪小管塞示意图，形似短棒状

一、适应证 [3-7]

1. 中、重度干眼症，眼表面染色阳性者；特殊时期干眼症状严重者；干眼药物治疗效果不佳或治疗有副作用，或患者不接受药物长期治疗者；佩戴角膜接触镜后有干眼症状者。

2. 一些需要长期使用滴眼液者，为延长眼表药物停留时间以增强疗效，减少眼表用药次数及药量，以减轻药物的眼表毒性，特别是需要长期用药，而泪点较大者。

3. 眼科手术后，如准分子激光角膜屈光手术、白内障手术、青光眼手术、角膜移植手术后干眼较严重的病例或为促进伤口愈合时等；也可作为部分临界干眼或轻度干眼患者围手术期的治疗。

4. 无法明确诊断干眼症时，或干眼症治疗效果不明确，或患者有眼表多种问题无法确定主要矛盾时，可采用临时置入泪道塞以明确诊断，或作为诊断性治疗。

二、禁忌证

1. 对泪道塞材料过敏者。

2．泪道系统感染性疾病，如泪小管炎及泪囊炎等。

3．泪道阻塞及畸形。

4．炎症性眼病，如红斑痤疮、过敏性结膜炎、睑缘炎等。

5．无自主生活能力者。

6．未取得患者和法律监护人同意签字者。

三、术前准备

1．裂隙灯显微镜观察患者是否眼表有急性炎症表现。

2．术前冲洗同侧眼的上、下泪小管，明确泪道情况。

3．完成术前谈话签字手续，对患者及家属进行术前健康教育和指导。

四、麻醉

应用奥布卡因滴眼液进行眼表麻醉。必要时可用 2% 利多卡因注射液行泪道冲洗，表面麻醉泪道，并确定泪道通畅。

五、操作方法及程序

1. 泪点塞置入及移除[2]

（1）置入操作方式：在显微镜下，一手轻压下眼睑内侧，暴露下泪点，另一手用显微镊夹住泪点塞，将其沿泪小管垂直段方向垂直插入，使塞子头端与泪点平齐。上泪点置入法同理。或使用自带置入器，将推注器头部完全插入泪点后，按压控制臂释放泪点塞同时撤出置入器即完成置入。术毕，显微镜下检查泪点塞尾部顶盖覆盖于泪点开口处[10]（图 8-8-3 和图 8-8-4）。嘱患者眨眼，确保泪点塞位置正确。结膜囊内滴入左氧氟沙星滴眼液。

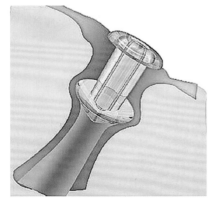

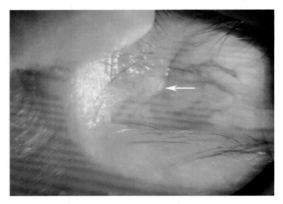

图 8-8-3　泪点塞置入后剖面示意图　　　　图 8-8-4　左眼上泪点置入泪点塞后泪点塞在位，↑所示

（2）自泪点移除泪点塞的方法：应用奥布卡因滴眼液进行眼表麻醉，显微镜下以显微镊撬起泪点塞外露端，夹住其根部完整取出，注意防止遗失。

2. 泪小管塞置入及移除[2, 8]

（1）置入操作方法：在显微镜下，一手轻压下眼睑内侧，暴露下泪点，另一手用显微镊夹住泪小管塞，将其沿泪小管垂直段方向垂直插入，再沿泪小管水平段方向置入泪小管塞全长的 2/3，并观察剩余的 1/3 随体温膨胀，长度缩短，缩进泪道，或用镊子头端将泪小管塞轻推入合适的位置（图 8-8-5）。嘱患者眨眼数次。上泪小管塞置入法同理。术毕，结膜囊内滴入左氧氟沙星滴眼液。

（2）自泪点移除操作方法：应用奥布卡因滴眼液进行眼表麻醉，用小的睑板腺囊肿夹夹住眼睑，包括泪点及泪小管水平部，将眼睑向外翻转，如泪点够大，此时泪小管塞可自行脱出。如泪点过小，用显微镊插进泪点，随即将泪点扩大，勿用泪点扩张器扩张泪点，防止将塞子向内推移。如仍未脱出，可自泪小管远处向泪点推动睑板腺囊肿夹，以促进塞子脱出。术后冲洗泪道通畅后，注入 0.3% 妥布霉素注射液 +0.1% 地塞米松注射液。

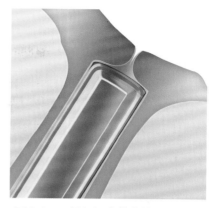

图 8-8-5　置入泪小管内的泪小管塞

六、术后处理

1. 置入手术次日复诊，之后每周复诊 1～2 次，一般复诊 2 周即可。

2. 手术后 24～48 小时可除去遮盖眼罩，每日点抗生素滴眼液 3～4 次。

3. 术后告知患者注意切勿接受泪道冲洗，以免造成泪道塞脱落，若发生眼表炎症反应，可用抗生素滴眼液滴眼，也可继续使用人工泪液。

七、注意事项[8, 9]

1. 全面评估患者的眼表情况，判断患者是否符合泪道塞置入适应证。

2. 行泪道塞治疗应首先置入临时泪小管塞，判断患者对泪道塞的耐受程度及治疗效果后再行永久性泪道塞置入。

3. 泪道塞置入前告之患者治疗目的在于缓解症状，置入后必要时正可继续使用人工泪液。

4. 特殊时期干眼症状严重者，如季节性干眼患者，可用临时泪道塞。

5. 过敏性结膜炎患者使用泪道塞可能导致结膜囊内过敏原堆积，从而加重症状，应尽量避免使用。

6. 泪道塞大小应合适，太大会导致置入困难，太小容易导致移位或遗失，应根据患者泪点大小选择尺寸合适的泪道塞。

7. 一些泪道塞厂家说明书中提到泪道塞在泪小管内可以通过泪道冲洗的方式冲入鼻腔，但由于泪道内许多瓣膜和皱褶的存在，导致泪道塞容易嵌顿在泪道内引起泪小管炎甚至泪囊炎，故而建议不要盲目进行泪道冲洗，必要时可借助泪道内镜，在直视下冲入鼻腔。

8. 泪小管塞置入于泪小管内，作为异物可能引起继发性泪小管炎，而且容易出现塞子在泪小管内移位，故需要告知患者需严格按要求维护和随访观察。

9. 理论上可降解泪道塞在泪小管内能够完全崩解代谢，但是临床上有不少继发性泪小管炎的病例就是因为可降解泪道塞未完全崩解而存留泪小管内造成的，故在使用可降解泪道塞时应当非常谨慎，密切随访。

（叶　琳　彭　云　王　媛　白　芳　陶　海）

参 考 文 献

1. International Dry Eye Workshop. Management and therapy of dry eye disease: reportof the Management and Therapy Subcommittee of the International Dry Eye WorkShop (2007). Ocul Surf, 2007, 5: 163-178.

2. Gillogly A, Stout N, Lighthizer N. Plug the Drain with Lacrimal Occlusion Keep dry eye patients flowing into your office with this time-honored technique. June 15, 2016.

3. 杨璐, 罗萌, 王丽媛, 等. 泪点栓治疗视频终端顽固性干眼症的临床效果研究. 中国当代医药, 2014, 25: 20-22.

4. 于莉, 黎明, 周晓萍, 等. 睑板腺功能障碍性干眼症临床治疗探讨. 中华实用眼科杂志, 2014, 32(1): 76-78.

5. 洪颖, 夏英杰, 张钰, 等. 可吸收泪点栓对术前伴干眼症患者 LASIK 术后疗效观察. 中华眼视光学与视觉科学杂志, 2014, 14(4): 208-211.

6. Ambrósio R Jr, Tervo T, Wilson SE. LASIK associated dry eye and neurotropicepithdiopathy: pathophysiology and strategies for prevention and treatment. J Refract Surg, 2008, 24: 396407.

7. Song JS., Woo IH, Eom. Y, et al. Five Misconceptions Related to Punctal Plugs in Dry Eye Management. Cornea 2018; 37 Suppl 1: S58-S61.

8. 白芳, 陶海. 泪点栓或泪小管栓置入后继发泪小管炎的临床诊治. 眼科新进展, 2014, 34(3): 264-267.

9. 阳雪, 李莹. 弹性软硅胶泪点塞治疗对重度干眼的短期疗效及对患者心理状况影响的研究. 中华眼科杂志, 2018, 54(6): 437-444.

第九节 泪道瘘管切除术

一、适应证

1. 先天性泪道瘘, 瘘口溢泪或溢脓, 影响日常生活者。

2. 先天性泪道瘘伴急性感染性炎症, 急性炎症控制后的患者。

3. 后天性泪道瘘, 包括外伤泪道瘘管, 导致皮肤破溃后形成的泪道瘘管不能自行愈合, 或者急性泪囊炎泪囊脓肿和急性泪小管炎泪小管脓肿切开引流术后不能自行愈合形成的泪道瘘[1, 2]。

二、禁忌证

1. 泪道、眼表组织以及内眼有急性炎性疾病者。

2. 严重的精神疾病, 或者心脑血管及其他影响手术的全身病。

三、术前准备

1. 行泪道探查和瘘管探查、泪道造影检查, 了解泪道通畅程度和瘘管的深度和进入泪道的位置。

2. 完成术前谈话签字手续, 对患者及家属进行术前健康教育和指导。

四、麻醉

成年人采取眼表面麻醉加局部麻醉，结膜囊内滴表面麻醉剂，2% 利多卡因注射液瘘管周围行局部麻醉。小儿采取全身麻醉。

五、操作方法及程序[3]

1. 多数泪道瘘管开口于内眦角内下方（图 8-9-1），但少数患者位置和数目会有变化，有的很隐蔽，需要仔细探查，排除多个瘘管的可能。分别从上下泪小管和瘘管口注入 0.3～0.5ml 亚甲蓝注射液，染色标记瘘管和泪道的走行，再用生理盐水 10ml 冲洗净多余的亚甲蓝液，便于术中分离瘘管，查找瘘管和泪道的连接部。

2. 在瘘管内插入一泪道冲洗针（也有学者采用置入一缝线的方法）至泪道内作为参照物，手术显微镜下在瘘管周围沿眼睑皮纹方向作皮肤梭形切口，细心分离瘘管与周围组织，将瘘管完整分离至和泪道的连接部，完整切除瘘管（图 8-9-2）。

3. 后天性泪囊瘘，若发现有残余黏膜或异物，需仔细清除干净。

4. 从上下泪点入双泪小管置入式人工泪管，8-0 可吸收缝线缝合修复泪道壁的缺损区。

5. 分层缝合皮肤切口，涂抗生素眼膏，眼垫敷眼。

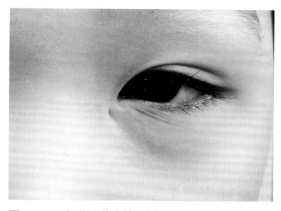

图 8-9-1　左眼泪道瘘管，瘘管开口于内眦角内下方

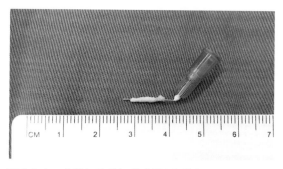

图 8-9-2　完整切除的泪道瘘管（瘘管内插有冲洗针头）

六、术后处理

1. 术后第 1 天开放点眼，抗生素滴眼液滴眼，皮肤切口换药。

2. 术后 1 周拆除皮肤缝线，术后 1 个月冲洗泪道，术后 3 个月拆除人工泪管。

七、注意事项

1. 做好术前检查、诊断等各项准备，掌握好手术适应证、禁忌证，不宜盲目匆忙做手术。

2. 不伴有溢泪或溢脓症状的患者一般不行手术治疗。也有学者提出不伴泪液引流异常的患者可行单纯瘘管切除术[4]，但需慎重选择。

（叶　琳　王　媛　陶　海）

参 考 文 献

1. 孙红,张丹,张清兰. 新生儿泪道阻塞部位的临床观察. 中国实用眼科杂志,2005,23(4):389-390.

2. 王小军,刘国华,张京京. 先天性鼻泪管阻塞的发生和转归特点. 中国斜视与小儿眼科杂志,2003,11(2):83-85.

3. 李绍珍. 眼科手术学. 第2版. 北京:人民卫生出版社,2000:207-208.

4. 黎小军,田蔓男,丁锐,等. 35例先天性泪管瘘的疗效观察. 中国斜视与小儿眼科杂志,2017,25(3):38-40.

第十节 人工鼻泪管逆行置入术

人工鼻泪管逆行置入术(nasolacrimal duct stent retrograde placement),是将人工鼻泪管(外径约3.0mm,管内径约1.5mm的硅胶管状支架)从鼻腔经鼻泪管下口置入鼻泪管,使其对鼻泪管起支撑作用,并引流泪液,对合并有慢性泪囊炎的鼻泪管阻塞有较好的治疗效果。这种置管方法是我国张敬先教授发明的,因为置入的方向和泪液在泪道中正常流动的方向相反,故又称为泪道逆行置管术[1-2]。目前国内应用的人工鼻泪管主要有张教授敬先发明的类Y型硅胶管(图8-10-1)、陶海教授研制的RT人工鼻泪管(图8-10-2)、球头硅胶管等。

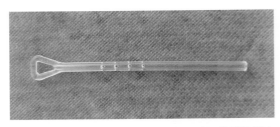

图8-10-1 类Y型硅胶管(张氏A型泪道引流管)

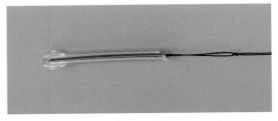

图8-10-2 陶海教授研制的RT人工鼻泪管

一、适应证

1. 主要适用于鼻泪管重度狭窄、鼻泪管阻塞或伴有慢性泪囊炎。

2. 先天性非骨性鼻泪管阻塞[2]。

二、禁忌证

1. 泪道以及其周围组织的急性炎症者,手术操作可能引起炎症迁延扩散[3,4]。

2. 泪囊黏液囊肿患者,泪囊可能多个分隔开的脓腔,泪道置管无法充分引流。

3. 陈旧性泪道外伤或眶壁骨折导致的鼻泪管骨性阻塞患者,人工鼻泪管置入困难。

4. 泪小管、泪总管阻塞患者,即使置入人工鼻泪管仍然无法解决泪道通畅问题。

5. 泪囊和(或)鼻泪管肿瘤,鼻窦肿瘤患者。

6. 鼻泪管骨性闭锁或重度骨性狭窄(无法置入人工鼻泪管)者。

7. 患有全身疾病,如心脑血管疾病,无法耐受手术者。

8. 先天无泪囊、泪囊毁损严重及泪囊重度萎缩者。

9. 重度萎缩性鼻炎患者，或慢性肥厚性鼻炎下鼻道重度狭窄者。

三、术前准备

术前对泪道进行仔细、全面的检查，包括：询问病史，裂隙灯显微镜检查，泪道探查、冲洗，泪道造影、泪道 CT 三维重建检查。鼻腔检查，排除严重鼻炎、鼻窦炎、鼻腔肿物和萎缩性鼻炎等鼻部疾患。

四、麻醉

成人一般采用局部麻醉，包括：滑车下神经、筛前神经、眶下神经鼻侧支阻滞麻醉，鼻泪管下口表面麻醉（用萘甲唑啉以及含 1∶100 000 肾上腺素的 1% 丁卡因）局部浸润麻醉，眼表面麻醉（1% 丁卡因眼液点术眼 3 次）；也可以采用全身麻醉。

儿童采用全身麻醉。

五、操作方法及程序 [1, 5]

1. 泪点扩张器扩张上、下泪点，用泪道冲洗针经上下泪小管冲洗泪道，洗净泪囊内的脓液，并再次确定为鼻泪管阻塞。

2. 用探通导引针插入上泪点，经过泪小管、泪囊、鼻泪管入鼻腔，将记忆导丝直接从鼻泪管下口引出鼻孔。

3. 将泪道硅胶扩张条的牵引线穿入导丝反折处，从泪点侧上拉导丝至扩张条的牵引线出泪点，向上牵拉牵引线至扩张条的顶端到达泪囊顶部，留置扩张条扩张鼻泪管 3 分钟。

4. 用 3-0 丝线在泪点侧穿过硅胶扩张条引线反折处，从鼻孔侧拉出扩张条和牵引线的同时将 3-0 丝线反折的线套从鼻孔拉出。

5. 把人工鼻泪管的牵引线穿过鼻孔外的线套，从泪点侧上拉 3-0 丝线，将把人工鼻泪管的牵引线拉出上泪点。

6. 继续上拉人工鼻泪管牵引线将人工鼻泪管的头端拉至泪囊内，完成人工鼻泪管置入（图 8-10-3）。

7. 冲洗泪道，剪除牵引线及人工鼻泪管露出鼻孔的多余部分。

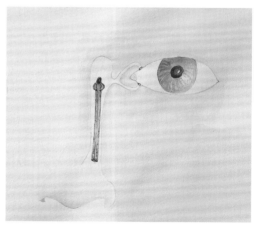

图 8-10-3　人工鼻泪管置入术示意图

六、术后处理

1. 术后 2～3 周常规点抗生素滴眼液，呋喃西林麻黄碱滴鼻液和复方薄荷油滴鼻剂滴鼻，每天 3～4 次，必要时全身抗生素预防感染治疗 3 天。

2. 术后第 1 个月，每周复查冲洗泪道；第 2 个月，每两周复查；第 3 个月，每 2～3 周复查；其后每月复查。

3．关于取管时间，不同的人工鼻泪管，要求有所不同：泪 Y 型硅胶管（张氏 A 型泪道引流管）一般术后 1 个月取管，若延迟取管，有部分患者会有肉芽和瘢痕组织长入泪 Y 型硅胶管的三角孔内，造成取管困难。RT 人工鼻泪管一般是术后 3 个月取管，极少发生取管困难。根据患者恢复情况，必要时提前取管或延迟取管。

七、注意事项

1．手术操作要轻柔，顺其自然，尽量减少损伤，避免假道形成。

2．人工鼻泪管逆行置入的术后并发症包括：人工鼻泪管移位、管脱落、泪点扩张或撕裂及肉芽组织形成，以及由于泪道瘢痕收缩及自身炎症反应刺激导致人工泪管取出后阻塞部位粘连而再次阻塞。

3．术后嘱患者做"闭嘴-捏鼻-轻吸气"动作，促进泪液引流，每天 2～3 组，每组 3 次。打喷嚏或擤鼻涕时，用手指按于内眦部，以防气流及鼻腔分泌物上窜。

4．一旦发现管丢失、滑脱或脱出，应立即复查，必要时需再次置入管。

5．定时复查，若出现分泌物明显增多时，若判断因人工泪管刺激导致继发感染，则应提前取出人工泪管。

6．患者术后定期复查，做好鼻腔及硅胶管的规范护理可有效提高疗效 [6, 7]。

（杨　华　杨晓钊　王　朋　陶　海）

参 考 文 献

1．张敬先，邓宏伟，颜波，等．新型泪道逆行置管术治疗鼻泪管阻塞．中华眼科杂志，2007（9）：806-809．

2．王朋，陶海，白芳．泪道置管术治疗泪道阻塞性疾病的研究现状．中国中医眼科杂志，2016：26（1）：50-54．

3．李凤鸣，谢立信．中华眼科学．第 3 版．北京：人民卫生出版社，2014：988．

4．肖满意，张子曙，朱晖．泪囊黏液囊肿的鼻泪管支架植入治疗观察．眼科研究，2004（4）：431-433．

5．杨华，肖湘华，朱秀萍，等．泪道逆行置管治疗慢性泪囊炎的临床研究．临床眼科杂志，2011（2）：162-164．

6．陈莹，干锦华．鼻泪管支架植入术治疗鼻泪管阻塞的护理．泸州医学院学报，2011（4）：423-425．

7．张红莲．人工鼻泪管植入术的观察护理．现代中西医结合杂志，2010（19）：4340-4341．

第十一节　双泪小管置入式人工泪管置入术

双泪小管置入式人工泪管置入术，又叫双泪小管置管法（bicanalicular intubation），是经过上下泪小管置入人工泪管的一种泪道手术，可分为：Crawford 泪道置管法，Ritleng 泪道置管法，双节棍式硅胶管置入术（RS 管），Tao Ⅰ型泪道置管法（"线套牵引式"双泪小管置管术）。

一、适应证

1．泪小管、泪总管阻塞和重度狭窄。

2．泪点闭锁或者重度狭窄，合并泪小管或泪总管狭窄。

3．泪小管断裂和泪小管炎治疗。

4. 儿童膜性泪道阻塞，探通治疗无效患者[1]。

二、禁忌证

1. 泪道急性炎症者，手术操作可能引起炎症蔓延扩散。
2. 泪囊黏液囊肿患者，泪囊可能多个分隔开的脓腔，泪道置管无法充分引流。
3. 患有全身疾病无法耐受手术者。
4. 先天无泪囊、泪囊毁损严重及泪囊萎缩者。

三、术前准备

术前对泪道进行仔细、全面的检查，包括：询问病史，裂隙灯显微镜检查，泪道探查冲洗，泪道 X 线造影或泪道 CT 造影三维重建检查。鼻腔检查，排除严重肥厚性鼻炎和重度萎缩性鼻炎、鼻窦炎、鼻腔肿物等鼻部疾患[2]。

四、麻醉

成人一般采用局部麻醉，包括：滑车下神经、筛前神经、眶下神经鼻侧支阻滞麻醉，鼻泪管下口表面麻醉（用萘甲唑啉以及含 1:100 000 肾上腺素的 1% 丁卡因）局部浸润麻醉，眼表面麻醉（1% 丁卡因眼液点术眼 3 次）；也可以采用全身麻醉。

儿童采用全身麻醉。

五、操作方法及程序

（一）Crawford 泪道置管法

1977 年加拿大 John Crawford 医生发明了 Crawford 泪道置管法。Crawford 置管系统（图 8-11-1）由两根伸展性能好，尖端成橄榄球形的不锈钢探针和连接它们的硅胶管，专用牵引钩组成。Crawford 人工泪管外部直径为 0.64mm，内部直径为 0.3mm。国内有类似的人工泪管，又叫做泪道引流管。具体置入方法及程序如下：

1. 泪点扩张器扩张上、下泪点，如泪点狭窄或膜闭患者先行泪点咬切成形术。

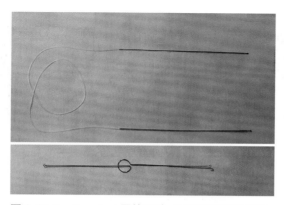

图 8-11-1　Crawford 置管系统：由两根伸展性能好，尖端成橄榄球形的不锈钢探针和连接它们的硅胶管及专用牵引钩组成

2．用泪道冲洗针冲洗泪道，洗净泪囊中的脓液，并再次确定泪道阻塞部位。

3．用泪道激光打通泪道阻塞部位，或者用泪道探通针探通泪道。

4．将 Crawford 探针的两末端分别从上、下泪点插入经泪小管、泪总管入泪囊，旋转 90度再经鼻泪管至鼻腔。

5．使用专用的钩将探针的尖端橄榄球部分钩住，并拉出鼻腔外，牵拉使硅胶管也拉出鼻腔。

6．上泪点操作同上，人工泪管的两侧端在鼻腔汇合，用 5-0 丝线打结固定，用剪刀剪除在鼻孔外多余的人工泪管，管的末端藏于鼻前庭。

（二）Ritleng 泪道置管法

1996 年法国 Ritleng 医生最先报道 Ritleng 泪道置管法。Ritleng 置管系统（图 8-11-2 至图 8-11-4）：包括置管器械（特制空心带凹槽的 Ritleng 泪道探针、牵引钩）和两侧段连接有聚丙烯导丝硅胶人工泪管。具体操作方法及程序如下：

1．泪点扩张器扩张泪点，如泪点狭窄或膜闭患者先行泪点成形术。

2．用泪道冲洗针冲洗泪道，洗净泪囊内的脓液，并再次确定泪道阻塞部位。

3．将特制空心带凹槽的探针自下泪点经泪小管插入泪囊，向下插入鼻泪管并通过膜性阻塞部位。

4．将聚丙烯导丝经探针末端漏斗形开口穿入，当引导线进入鼻腔时，用导丝钩从鼻腔钩住导丝，缓慢往上退出探针，退出时导丝经过探针凹槽缝隙留置在泪道和鼻腔内。

5．上泪点操作同上，从鼻孔侧牵拉两根导丝将硅胶人工泪管的两侧端拉入鼻腔，再拉出鼻孔，人工泪管的两侧端在鼻腔汇合，用 5-0 丝线打结固定，用剪刀剪除在鼻孔外多余的人工泪管，管的末端藏于鼻前庭。

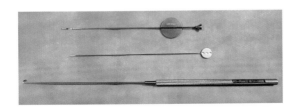

图 8-11-2　Ritleng 置管器械

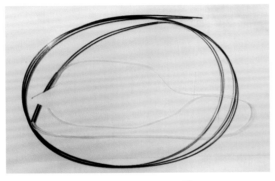

图 8-11-3　Ritleng 管

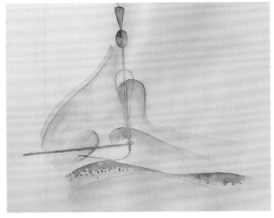

图 8-11-4　Ritleng 置管示意图

以上两种置管方法的区别是：Ritleng 泪道置管术是使用导丝钩钩住 Ritleng 引流管接续的导丝，Crawford 泪道置管术使用微型钩勾住与 Crawford 引流管连接的弹性探针并拉出鼻腔。

（三）双节棍式硅胶管或 RS 管置入术

双节棍式（Nunchaku-style）硅胶管图是外的一种新型的人工泪管，其内插不锈钢针芯，从内部针芯到头部大约 10mm，具有很强的活动性和操作性，内部针芯弯曲大约 10°～20°，适应泪道系统三维弯曲[3]。国内与这种人工泪管类似的产品是 RS 管（图 8-11-5）。由两根金属探针外套硅胶管组成的新型泪道引流装置，两根金属探针为两根头端钝圆，长5.3cm，直径 0.3mm 的光滑的不锈钢探针，韧性与可塑性良好。硅胶管长度 7cm，中间段直径 0.7mm，两侧段直径 1.0mm，弹性与韧性良好[4]。具体操作方法及程序如下：

1. 泪点扩张器扩张上下泪点，如泪点狭窄或膜闭患者先行泪点成形。
2. 用泪道冲洗针冲洗泪道、洗净泪囊的脓液，并再次确定泪道阻塞部位。
3. 用泪道探通针探通泪道或用泪道激光探通泪道。
4. 将内插不锈钢针芯人工泪管分别自上下泪点插入泪小管，达骨壁时垂直向下插入鼻泪管。
5. 将不锈钢针芯退出，将人工泪管固定于泪道中，不需打结。

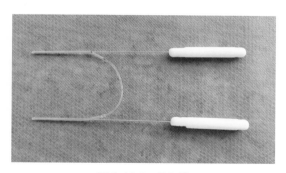

图 8-11-5　RS 管

（四）"线套牵引式"双泪小管置管术

"线套牵引式"双泪小管置管术是国内陶海教授带领的团队最先开展的泪道置管术，故又被称为 Tao Ⅰ型泪道置管法[4-5]。具体的操作方法及程序如下（图 8-11-6～图 8-11-9）：

1. 用探通导引针插入上泪点，经过泪小管、泪囊、鼻泪管入鼻腔。
2. 下推记忆导丝使之直接从鼻泪管下口引出鼻孔，用 3-0 丝线穿过导丝中间，反折做成的线套从上泪小管拉出上泪点。
3. 将硅胶人工泪管的一端穿过线套反折处，从鼻腔侧牵拉牵引线，把人工泪管的一侧端经上泪点置入泪道，再经鼻腔出鼻孔。
4. 同样的操作完成经过下泪点的线套，并把硅胶管的另一端经过下泪点置入泪道，再经鼻腔出鼻孔。
5. 将硅胶人工泪管的两端汇合后 3-0 丝线打结固定，剪除鼻孔外多余的硅胶管，末端置于鼻前庭。

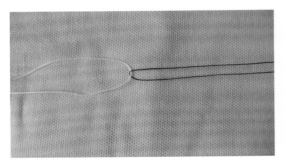

图 8-11-6 线套牵引人工泪管（松弛状）

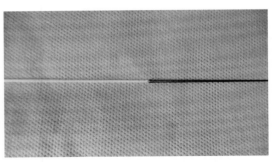

图 8-11-7 线套牵引人工泪管拉紧后管变细变直，使之便于进入泪点和泪小管

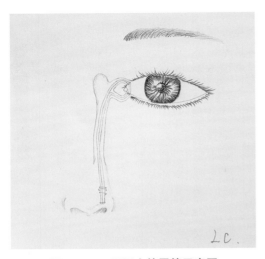

图 8-11-8 双泪小管置管示意图

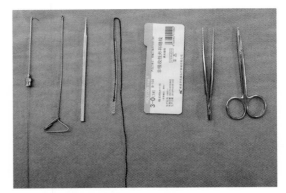

图 8-11-9 Tao Ⅰ型置管法的器材包括：由左到右依次为探通导引针、导丝钩、泪点扩展器、鼻泪管扩张条、3-0 丝线、眼科镊、眼科剪

六、术后处理

1. 术后常规点抗生素滴眼液 2～3 周；呋喃西林麻黄碱滴鼻液和复方薄荷油滴鼻剂滴鼻，每天 3～4 次，1～2 周；必要时全身抗生素治疗 3 天。

2. 术后第 1 个月，每周复查冲洗泪道；第 2 个月，每两周复查；第 3 个月，每 2～3 周复查；其后每月复查。

3. 术后 3～6 个月，根据患者溢泪改善情况和泪道探查冲洗情况，决定是否取出人工泪管。

七、注意事项

1. 人工泪管置入的并发症包括：人工泪管脱出、管移位、泪点扩张或撕裂及肉芽组织形成，以及由于泪管瘢痕增生及炎症反应刺激导致人工泪管取出后阻塞部位粘连。

2. 嘱患者做"闭嘴 - 捏鼻 - 轻吸气"动作，促进泪液引流，每天 2～3 组，每组 3 次。

3. 打喷嚏或擤鼻涕时，要把手按于内眦部，以防气流及鼻腔分泌物上窜。

4. 操作轻柔，避免泪点损伤、泪道假道形成。

5. 一旦发现管丢失、滑脱或脱出，应立即就诊。

6. 注意擦泪、洗脸的方向：要由外向内，防止人工泪管从内眦角被揉出导致脱落、断裂。

7. 定时复查，若出现分泌物明显增多时，若判断是因人工泪管刺激导致继发感染，则在控制炎症后，应提前取出人工泪管。

（王　朋　陶　海　杨　华　杨晓钊）

参 考 文 献

1. 吴倩，曹文红，全晓杰，等. 儿童 Crawford 泪道置管术治疗先天性泪道阻塞临床观察. 眼科，2010，19（5）：327-330.

2. Mary RLP，John DL，John V L，et al. Ritleng intubation system for treatment of congenital nasolacrimal duct obstruction. Arch Ophthalmol. 1998；116（3）：387-391.

3. Mimura M，Ueki M，Oku H，et al. Indications for and effects of Nunchaku-style silicone tube intubation for primary acquired lacrimal drainage obstruction. Jpn J Ophthalmol，2015：28.

4. 王朋，陶海，白芳. 泪道置管术治疗泪道阻塞性疾病的研究现状. 中国中医眼科杂志，2016：26（1）：50-54.

5. 陶海，白芳. 泪器病诊治新进展. 北京：人民卫生出版社，2015：73.

第十二节　B 型泪道引流管置入术

B 型泪道引流管置入术是国内张敬先教授发明的一种治疗泪道多部位阻塞的置管手术。使用的是张氏泪道置管器械（包括：泪道探通牵引针、针芯、导丝钩，图 8-12-1）和 B 型泪道引流管（图 8-12-2）。

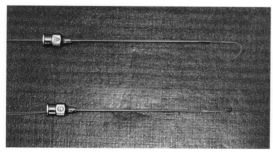

图 8-12-1　张氏泪道探通牵引针，内带可伸缩弯曲的金属导丝

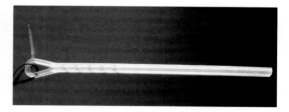

图 8-12-2　张氏 B 型泪道引流管

一、适应证 [1, 2, 3]

1. 有溢泪症状，泪小管或泪总管某处或多处狭窄或阻塞，及合并鼻泪管阻塞和（或）慢性泪囊炎者。

2．泪小管炎合并鼻泪管阻塞和慢性泪囊炎，久治不愈，泪小管切开后可同时行 B 型泪道引流管置入术。

二、禁忌证 [4]

1．眼局部禁忌证　先天性泪道缺失、青光眼急性发作期和近绝对期，眼部急性炎症期。

2．全身禁忌证　严重的心脑血管疾病，精神疾病和其他影响手术进行与效果的全身病。

三、术前准备

1．全身检查，排除全身禁忌证，控制血糖、血压。

2．眼局部及泪道系统检查，排除眼局部禁忌证，并明确泪道阻塞部位及程度。

3．完成术前谈话签字手续，对患者进行术前健康教育和指导。

四、麻醉

成年人采取眼表面麻醉加局部麻醉，用 1% 利多卡因注射液泪囊及泪小管区域局部浸润麻醉，并用 1% 麻黄碱丁卡因液棉签填塞手术眼侧的下鼻道。

小儿及手术欠合作患者采取全身麻醉。

五、操作方法及程序

1．病人仰卧位，手术区皮肤常规消毒铺巾。

2．用庆大霉素地塞米松混合稀释液充分冲洗泪道，复核术前诊断。

3．用泪点扩张器充分扩张相应的泪点泪小管，用泪道探通导引针探通泪道。将导引针针柄上的"9"字朝向正前方，一手固定针体不动，一手运送针芯下行，针芯可自行伸出鼻腔。

4．将泪道扩张引流管的牵引线穿入针芯的双股钛丝之间，向上提拉针芯至不能拉动时，就连同针体一起提拉，直到将泪道引流管的牵引线拉出泪点约 5.0mm，难以再拉动引流管，表明引流管已经到达预定置入位置，停止牵拉。

5．在鼻前孔捏住泪道引流管下端再将其拉出鼻腔，挤压擦拭干净管腔内外血迹，再拉牵引线将引流管第二次置入到预定位置。

6．冲洗泪道，胶布固定泪小管引流管牵引线，次日复诊时再做处理，包术眼，术毕。

六、术后处理 [5,6]

1．引流管留置期　手术次日必须复诊，剪除引流管上端的牵引线（方法：按摩泪囊区令泪小管引流管伸展自行调节到舒适位置，将泪小管引流管连同在管内的牵引线一并剪断，断面须稍低于睑结膜平面），之后每周复诊 1 次。

2．复诊　裂隙灯显微镜检查眼表、泪点和从鼻前庭观察泪道引流管下段，结合触诊与泪道冲洗等，明确引流管在泪道中的位置，并将泪道内残余积血和分泌物冲洗干净。

3．取出引流管　引流管留置约 3 个月。取管方法：用止血钳夹持住引流管下端轻轻拉出。取管困难时，用两把止血钳向上倒换夹持引流管位置，令止血钳尽可能接近鼻泪管下口，缓慢用力拔出。取管前、后以及次日都要冲洗清洁泪道。

4．引流管取出后继续复诊 2 周左右，每周 1～2 次。

七、注意事项 [7, 8]

1. 掌握手术适应证、禁忌证，与患者沟通，说明有不成功的可能。

2. 注意选择和应用适合于每个病人的疾病需要的引流管、置管工具和置管方法，必要时可结合使用泪道激光、泪道内镜一起治疗。

（叶　琳　张敬先）

参 考 文 献

1. 张敬先，邓宏伟，颜波，等. 新型泪道逆行置管术治疗鼻泪道阻塞. 中华眼科杂志，2007，43（9）：806-809.

2. 辛欣，谭文静，尹红，等. U 型硬膜外导管联合 Y 型硅胶管植入术治疗全程泪道阻塞. 中国当代医药，2009，16（1）：5-6.

3. 时戎，何湘溶. 全泪道置管术手术方法设计及临床观察. 眼外伤职业眼病杂志，1999，12（6）：837-838.

4. 宁桂丽，汤建平. 折叠硅胶管和球头硅胶管在鼻泪道逆行置管术的临床应用比较. 眼外伤职业眼病杂志，2009，31（1）：49-50.

5. 刘中华，李厚秀. 泪道逆行置硅胶管术的疗效观察. 中国中医眼科杂志，2007，23（5）：87-88.

6. 张方顺，赵军，杨序. 双圆头侧孔鼻泪道吻合支撑管的临床应用. 中华眼科杂志，2004，40（1）：58.

7. 张敬先，项楠，邓宏伟，重视微创技术治疗泪道阻塞性疾病. 眼科，2008，27（2）：79-81.

8. 黄家钦，周光荣，杨建中，等. 带固定装置的泪道置管在泪道疾病中的应用. 广东医学院学报，2009，27（1）：48-50.

第十三节　人工鼻泪管并双泪小管置入式人工泪管置入术

人工鼻泪管并双泪小管置入式人工泪管置入术，又称"线套牵引式"人工鼻泪管并双泪小管置管术，是国内陶海教授最先开展的泪道置管术，故也称为 Tao II 型泪道置管法 [1, 2]。主要通过使用带有记忆合金导丝的泪道探通导引针和 3-0 丝线做成的线套来完成。置入的是专利设计的分体式人工泪管（陶海教授设计，山东润视公司生产，图 8-13-1）。这种分体式人工泪管包括：RT 人工鼻泪管和 RT 双泪小管置入式人工泪管，这两种管可以针对泪道阻塞的部位不同分开单独使用，也可以合并使用 [3]。合并使用则行人工鼻泪管并双泪小管置入式人工泪管置入术，其优点是可以同时治疗泪囊前泪道（包括：泪点、泪小管、泪总管）阻塞或重度狭窄伴合并鼻泪管的阻塞或重度狭窄（图 8-13-2）。

一、适应证

1. 泪小管、泪总管阻塞或重度狭窄合并鼻泪管阻塞或重度狭窄，伴或不伴慢性泪囊炎。

2. 泪点闭锁或重度狭窄合并鼻泪管阻塞或重度狭窄，伴或不伴慢性泪囊炎。

3. 泪小管断裂、泪总管断裂合并泪囊和鼻泪管外伤破裂。

二、禁忌证

1. 泪囊及鼻泪管恶性肿瘤，鼻泪管骨性闭锁或重度骨性狭窄无法置入人工鼻泪管者。

2. 重度萎缩性鼻炎，鼻黏膜糜烂、结痂明细者。

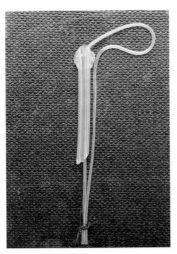

图 8-13-1 陶海教授研制的分体式人工泪管置入后形状示意图(包括: RT 人工鼻泪管合并 RT 双泪小管置入式人工泪管)

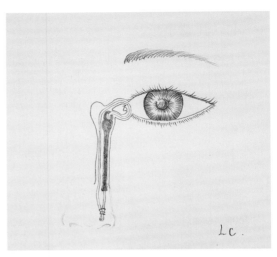

图 8-13-2 人工鼻泪管并双泪小管置管术示意图

3．患有影响手术的全身性疾病，如心脑血管疾病。

4．相对禁忌证 外伤泪囊毁损重度或泪囊重度萎缩者，重度肥厚性鼻炎下鼻道重度狭窄者。

三、术前准备

术前对泪道进行仔细、全面的检查，包括：询问病史，裂隙灯显微镜检查，泪道探查冲洗，泪道 CT 造影三维重建检查。鼻腔内镜检查，排除严重鼻炎、鼻窦炎，鼻腔和鼻泪管下口肿物等疾患。准备好置管器械，具体同 Tao I 置管法。

四、麻醉

成人一般采用局部麻醉，包括：滑车下神经、筛前神经、眶下神经鼻侧支阻滞麻醉，鼻泪管下口表面麻醉（用萘甲唑啉以及含 1∶100 000 肾上腺素的 1% 丁卡因）局部浸润麻醉，眼表面麻醉（1% 丁卡因眼液点术眼，5 分钟 1 次，共 3 次）；对疼痛耐受性差的成人也可以采用全身麻醉。

儿童采用全身麻醉。

五、操作方法及程序

1．用探通导引针插入上泪点，经过泪小管、泪囊、鼻泪管入鼻腔，将记忆导丝直接从鼻泪管下口引出鼻孔，将硅胶泪道扩张条的牵引线穿入导丝反折处，从上拉导丝，至扩张条牵引线出泪点，上拉牵引线至扩张条的顶端到达泪囊顶部，留置扩张条 3 分钟充分扩张鼻泪管。

2．用 3-0 丝线在泪点侧穿过硅胶扩张条牵引线反折处，从鼻孔侧拉出扩张条和牵引线的同时将 3-0 丝线反折的线套从鼻孔拉出。把人工鼻泪管的牵引线和双泪小管置入式人工泪管的一端（未放在人工鼻泪管里的一端）穿过线套，从泪点侧上拉 3-0 丝线，将人工鼻泪管的牵引线和双泪小管置入式人工泪管的一端拉出上泪点。

3. 探通导引针插入下泪点，经过下泪小管、泪囊、鼻泪管入鼻腔，将记忆导丝直接从鼻泪管下口引出鼻孔，用 3-0 丝线穿过导丝中间，反折做成的线套经下泪小管拉出至下泪点外备用。

4. 上拉人工鼻泪管牵引线将人工鼻泪管的头端拉至泪囊里，把从上泪点拉出的人工泪管一端穿入下泪点穿出的线套，从鼻孔侧牵拉 3-0 丝线，将人工泪管的一端经下泪点、泪小管、泪总管、泪囊和鼻泪管拉入鼻腔，将双小管置入式人工泪管的两侧端和人工鼻泪管下端的牵引线汇合后用 5-0 丝线打结固定，剪除多余的硅胶人工泪管和牵引线，末端置于鼻前庭，剪断并拔除泪点侧的人工鼻泪管牵引线。

研究结果显示 30%～40% 的患者在手术中记忆导丝能自行从鼻孔穿出，不需要用导丝钩到鼻腔里钩取，不能自行穿出鼻孔的用导丝钩从鼻腔里取也比较容易，几乎可以不依赖鼻内镜。术后人工泪管不易被患者从内眦部不慎牵拉脱出。这种方法适应证广，可以治疗泪道的多部位阻塞[4]，损伤小，出血少，患者痛苦小，安全、实用。

六、术后处理

1. 术后 2～3 周常规点抗生素滴眼液；呋喃西林麻黄碱滴鼻液和复方薄荷油滴鼻剂滴鼻，每天 3～4 次，1～2 周；必要时全身抗生素治疗预防感染 3 天。

2. 术后第 1 个月，每周复查冲洗泪道；第 2 个月，每两周复查；第 3 个月，每 3～4 周复查；其后每月复查。

3. 术后 3～6 个月取除人工泪管，根据患者溢泪恢复情况和泪道通畅情况，必要时可提前或者延迟取管。

七、注意事项

1. 嘱患者做"闭嘴 - 捏鼻 - 轻吸气"动作，促进泪液引流，每天 2～3 组，每组 3 次。

2. 打喷嚏或擤鼻涕时，要把手按于内眦部，以防气流及鼻腔分泌物上窜。

3. 一旦发现管丢失、滑脱或脱出，应立即就诊。

4. 注意擦泪、洗脸的方向：要由外向内，防止人工泪管从内眦角被揉出导致脱落、断裂。

5. 定时复查，若出现分泌物明显增多时，冲洗泪道有人工鼻泪管阻塞或者不全阻塞的情况，可以从泪点侧轻上拉双泪小管置入式人工泪管，再从鼻孔侧轻下拉双泪小管置入式人工泪管的末端，上下拉动数次后再冲泪道，可以达到疏通人工鼻泪管的效果。

6. 取管时，将人工鼻泪管连同双泪小管置入式人工泪管完整取出，不能有遗留。

（王　朋　陶　海）

参 考 文 献

1. 陶海，白芳. 泪器病诊治新进展. 北京：人民卫生出版社，2015：73.

2. 陶海，王朋，韩毳，等. 经皮肤一针吻合并双泪小管置管法修复上下泪小管同时断裂. 中华眼外伤职业眼病杂志，2012，34（11）：805-807.

3. 王朋，陶海，白芳. 泪道置管术治疗泪道阻塞性疾病的研究现状. 2016：26（1）：50-54.

4. 吕红玲，晏世刚，唐永哲，等. 泪道内窥镜下泪道疏通联合全泪道置管治疗泪道系统多点阻塞的临床观察. 临床眼科杂志，2013，21（4）：354-358.

第十四节 泪道激光成形术

激光泪道成形术（laser dacryoplasty，LDP）是用光导纤维将激光传导入泪道管腔内，利用激光的爆破效应的能量将泪道内的阻塞部位打通，使泪道恢复通畅的手术。泪道激光成形术所使用的激光光束具有直径小、能量密度高、穿透力适当等特点，加之其组织热效应低，因此对周围组织损伤小，有手术后恢复快、复发率低等优点[1]。目前临床上应用于泪道阻塞治疗的激光主要有 Nd：YAG 激光、KTP 激光和半导体激光等。其中 KTP 激光是固体晶体激光，能量可以达到 10W，能量充足，然而缺点是热效应会伴随瘢痕反应[2]。半导体激光是近年来用于泪道的新型微型激光器（图 8-14-1）。它机器体积小、性能稳定、组织穿透力强，但对比较坚硬的组织进行气化时需要增加功率[3]。

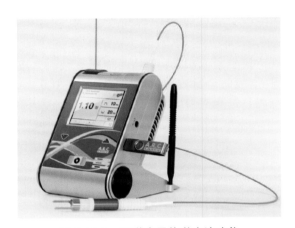

图 8-14-1　泪道半导体激光治疗仪

一、适应证

1. 泪小管、泪总管阻塞。
2. 鼻泪管非骨性阻塞。

二、禁忌证

1. 泪囊及其周围组织的急性炎症。
2. 泪道各部位的原发或转移性肿瘤。
3. 先天性骨性鼻泪管发育不良或外伤导致的鼻泪管骨性阻塞。
4. 患有严重心脑血管疾病及影响手术的全身疾病者。

三、术前准备

专科检查：包括：病史，裂隙灯显微镜检查，泪河高度检查，泪道探查冲洗，鼻腔内镜检查、泪道 X 线造影或泪道 CT 造影等。

四、麻醉

成人一般采取局部麻醉,包括:滑车下神经麻醉、筛前神经麻醉、眶上神经阻滞麻醉和局部浸润麻醉,眼表麻醉等,也可采用全身麻醉。

儿童采用全身麻醉。

五、操作方法及程序[4-6]

1. 体位 患者取仰卧位于手术台上。

2. 泪点扩张 泪点扩张器扩张泪点以便激光套针能够进入泪点及泪小管。

3. 冲洗泪道 使用泪道探针冲洗泪道,冲洗净泪道内的脓液,并再次确定泪道阻塞的部位。若用 2% 利多卡因注射液冲洗,可以使整个泪道达到表面麻醉的效果。

4. 激光治疗 用泪道激光套管针探入泪道至阻塞处,套管针内插入激光光导纤维,发射激光并顺应泪道解剖方向轻轻推进套针,直至阻塞处通畅(有落空感),取出激光光导纤维。

5. 用少量含抗生素的冲洗液冲洗泪道,根据患者咽部有无液体流入判断是否产生泪道假道,或者用鼻内镜经下鼻道观察鼻泪管下口,查看激光套管针是否在鼻泪管内以排除假道形成,拔出激光套管针。

6. 结膜囊内涂抗生素眼膏,无菌纱布包术眼。

六、术后处理

1. 术后 2～3 周局部使用抗生素及糖皮质激素滴眼液,必要时全身使用抗生素。

2. 术后 3 天用抗生素及糖皮质注射液冲洗泪道,每日 1 次。

3. 术后 1 个月内每周复查冲洗泪道 1 次,术后 2～3 个月内每 2 周复诊冲洗泪道,观察泪道通畅情况。

七、注意事项

1. 泪道激光手术操作过程中注意使用低工作功率激光以避免周围组织的热损伤。

2. 激光手术过程中操作轻柔,顺应泪道解剖方向轻轻向前推进激光套针和激光纤维,以避免假道形成。

3. 近年来随着经泪小管内镜的广泛应用,使泪道激光成形术在可视状态下进行,可有效避免假道形成。

4. 需要注意的是,临床上单纯泪道激光成形术主要只针对阻塞段很短的膜性泪道阻塞,如果阻塞段较长,需要根据泪道阻塞的部位不同,选择联合相适应的人工泪管置入术,方能取得较好疗效。

(杨 华 杨晓钊 柳 川 陶 海)

参 考 文 献

1. 周丽娟,龚建华. 不同手术方法治疗鼻泪管阻塞继发泪囊炎的临床研究. 国际眼科杂志,2016;12(16):2335-2337.

2. 韦伯. 泪道手术图谱. 陶海,侯世科,译. 北京:北京科学技术出版社,2010:108.

3. 李凤鸣,谢立信. 中华眼科学. 第 3 版. 北京:人民卫生出版社,2014:987-988.

4. Hans-Werner Meyer-Rüsenberg, Karl-Heinz Emmerich. Modern Lacrimal Duct Surgery From the Ophthalmological Perspective, Dtsch Arztebl Int. 2010;107(14):254-258.

5. 吴洁. 临床常见角膜眼表疾病手术图解. 西安:陕西科学技术出版社,2013:229-231.

6. 刘祖国. 眼表疾病学. 北京:人民卫生出版社,2004:283.

第十五节 泪囊鼻腔吻合术

泪囊鼻腔吻合术,通常是指外路泪囊鼻腔吻合术(external dacryocystorhinostomy, EX-DCR),即经皮肤切口入路的泪囊鼻腔吻合术,是治疗慢性泪囊炎的传统的方法。1904 年,由意大利 Addeo Toti 医生首先提出,该手术由皮肤切口入路在泪囊与邻近的鼻腔之间建立新的泪液引流通道,以代替阻塞的鼻泪管来引流泪液[1]。经过多年的实践与改进,该手术又有多种改良的术式,在临床应用广泛且疗效确切,一直被认为是治疗鼻泪管阻塞和慢性泪囊炎的最经典手术方法[2]。

一、适应证 [1,3,4]

1. 各种原因引起的鼻泪管阻塞或重度狭窄者,包括先天性鼻泪管阻塞经鼻泪管探通或置管治疗失败者。

2. 原发性获得性鼻泪管阻塞,继发性鼻泪管阻塞,例如泪石症、鼻内手术、鼻炎或鼻窦疾病以及面中部外伤所致者。

3. 鼻泪管阻塞或重度狭窄并慢性泪囊炎者。

4. 外伤性鼻泪管阻塞或重度狭窄并慢性泪囊炎。

5. 急性泪囊炎经抗生素治疗急性炎症控制者。

对于可疑泪囊结石或肿物、泪囊憩室、严重面中部外伤、泪囊及鼻泪管附近骨性结构异常的复杂病例,宜首选外路泪囊鼻腔吻合术。

二、禁忌证

1. 泪囊前泪道严重阻塞,需行结膜泪囊鼻腔吻合者。

2. 术前泪囊造影提示泪囊重度萎缩的患者,泪囊腔最大直径<5mm。

3. 患严重鼻中隔偏曲鼻腔狭窄、鼻息肉、重度萎缩性鼻炎、化脓性鼻窦炎等的鼻部疾病(这类患者若需要行此手术,需先行专科治疗)。

4. 患有出血性疾病,如血友病、血小板减少症及凝血异常者。

5. 年老体弱,患有严重的全身疾病,不能耐受手术者。

6. 皮肤瘢痕体质患者。

三、术前准备

1. 对患者全身状况进行评估,包括:询问病史,女性患者应避开月经期。测血压,胸部 X 线片,心电图检查。抽血查血糖、血常规、血小板、出凝血时间等。

2. 术前对泪道进行仔细、全面的检查,包括裂隙灯显微镜检查,泪道探查、冲洗,泪道

X线造影或泪道CT造影三维重建检查。

3. 鼻内镜检查，排除严重鼻中隔偏曲和萎缩性鼻炎等鼻部疾患，必要时请鼻科医生会诊。

4. 长期使用抗凝血药物患者需经相应专科医师会诊，一般需停用药1周后再行手术。

四、麻醉

成人一般采用局部麻醉。包括：

1. 术眼表面麻醉（0.05%丙美卡因眼液或1%丁卡因眼液点术眼3次）；

2. 滑车下神经、筛前神经、眶下神经鼻侧支阻滞麻醉及切口局部浸润麻醉；

3. 鼻腔黏膜表面麻醉，用含有0.1%肾上腺素和利多卡因等量混合液蘸湿的纱条填塞中鼻甲前端及中鼻道鼻黏膜。

小儿患者及不能耐受局麻下手术的成人患者采用全身麻醉。

五、操作方法及程序

1. 抽取亚甲蓝注射液0.5ml，泪道冲洗针从泪点进入经过泪小管注入泪囊，染色泪囊黏膜面便于术中识别，用生理盐水5ml反复冲洗泪道内的脓液和残余亚甲蓝。

2. 距离内眦皮肤5mm，内眦韧带水平中线开始顺皮纹弧形向外下方切开皮肤约12mm，钝性分离皮下组织暴露内眦韧带，并剪断中下1/2内眦韧带（图8-15-1），沿着泪前嵴稍偏向鼻侧的骨面，切开骨膜，分离骨膜暴露泪囊窝内侧骨壁。分离范围上至内眦韧带水平中线，下至鼻泪管入口。

3. 制作骨孔　用蚊式钳在泪囊窝后下部骨质最薄处穿破，成一直径约3mm的小孔，再分别用小号和中号咬骨钳进入骨孔上下前后咬切泪骨和上颌骨额突（图8-15-2），造成一椭圆形骨孔，上界平内眦韧带水平中线，后界超过泪后嵴3mm，前界超过泪前嵴2mm，下界至鼻泪管上口，骨孔上下径约15mm，前后径约12mm（图8-15-3）。

4. 泪囊和鼻腔黏膜瓣吻合　泪囊内插入泪道探针作为标记，做鼻黏膜及相应的位置泪囊黏膜切口，行泪囊黏膜瓣和鼻腔黏膜瓣的缝合，有多种改良吻合方法。

（1）前后两瓣吻合法[5]：全层切开泪囊，长约10mm，切口上下两端垂直切口方向剪开泪囊黏膜，使泪囊形成一"工"字形切口，并分为前后两瓣，同样方法切开鼻黏膜，呈"工"字形切口，成前后两瓣。用3×6或4×8小弯针3-0～5-0丝线将泪囊及鼻黏膜后瓣对位缝合2～3针，将准备好的塑料或橡胶空心引流管以3-0丝线缝合于泪囊盲端，丝线穿出内眦上方皮肤垫以棉枕固定，引流管用于支撑重新建立的泪囊及鼻黏膜形成的腔隙，引流管有若干引流孔，以便于血液引流。冲洗泪道，观察冲洗液是否引流顺利，将泪囊及鼻黏膜前瓣对位缝合2～3针。

（2）单纯前瓣吻合法[6, 7]：泪囊及鼻黏膜"]"形切开，这样泪囊及鼻黏膜前瓣较大，单纯缝合前瓣，后部的黏膜瓣自然贴附于骨壁，此法可以使泪囊腔最大限度张开。

（3）完全不缝合法（Kasper法）[5]，此法做一个20mm的骨孔，把骨孔处鼻黏膜完全去除，泪囊前壁及内壁交界处"]"形切开，形成一个较大的后瓣，将后瓣推向骨孔后缘进入鼻腔，与鼻黏膜自然贴附。

（4）改良鼻黏膜"U"型瓣吻合法：秦浩芳等[8]提出将骨窗处的鼻黏膜切成向前翻转的"U"型瓣，将泪囊内壁切作"工"字形瓣，前瓣小，后瓣大，泪囊后瓣向后翻转平铺于骨窗下

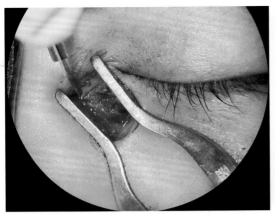

图 8-15-1　钝性剥离暴露并剪断中下二分之一内眦韧带

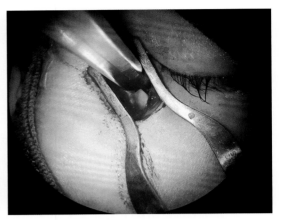

图 8-15-2　用咬骨钳咬切骨质

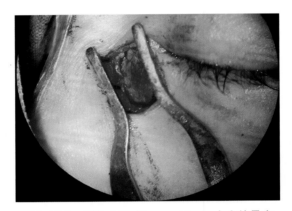

图 8-15-3　制作大约 15mm×12mm 大小的骨窗

界上，鼻黏膜瓣向前翻转与泪囊前瓣缝合 2～3 针，改良的泪囊鼻腔吻合术吻合口较大，引流好，术后吻合口粘连、闭塞及瘢痕发生率低。

以上方法在缝合泪囊黏膜和鼻黏膜瓣以后，需分层缝合皮下组织和皮肤切口 3～4 针。

（5）陶海教授采用的"经皮肤悬吊前瓣吻合法"（图 8-15-4A，图 8-15-4B）[9]：做鼻黏膜"工"切口，在相应的位置做泪囊黏膜"工"切口。吻合道内置一根橡皮引流条至鼻腔，引流条顶端用一褥式缝合线穿过泪囊顶部，经皮下至眉弓内侧皮肤穿出，结扎于一小棉垫上。将泪囊黏膜后瓣和鼻黏膜后瓣切缘对合好用可吸收止血海绵压迫固定即可，无须缝合。用 5/0 丝线在距颞侧切口缘 2mm 皮肤面进针，经皮下组织、泪囊黏膜前瓣、鼻黏膜前瓣、皮下组织、从切口的鼻侧距切口缘 2mm 的皮肤面出针（图 8-15-4A 和图 8-15-4B），垂直褥式缝合，同法缝合共 3 针（图 8-15-5）。在吻合泪囊黏膜前瓣和鼻黏膜前瓣并将其悬吊在吻合道的前壁的同时，完成褥式缝合皮肤切口。剪除鼻孔外多余引流条。

此术式拆线后，切口内无任何缝线存留，避免了缝线存留可能引起的缝线所致的不良反应[10]，避免了缝线肉芽肿导致吻合道狭窄甚至阻塞的发生，避免了前瓣的塌陷导致的吻合道再狭窄或阻塞，简化了手术操作，降低了复发率[9]。

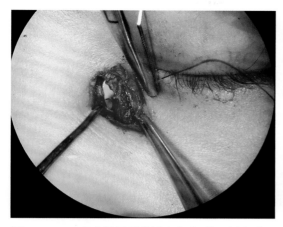
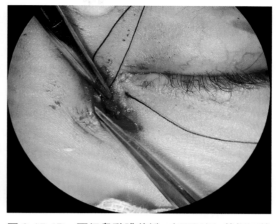

图 8-15-4A　经皮肤悬吊前瓣吻合法：从颞侧皮肤面进针，经皮下组织、泪囊黏膜前瓣

图 8-15-4B　再经鼻黏膜前瓣、皮下组织、从切口的鼻侧皮肤面出针

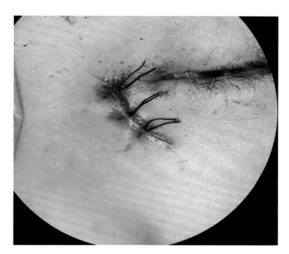

图 8-15-5　垂直褥式缝合，共缝合 3 针

5. 对齐切口缘，敷料遮盖，绷带加压包扎。

六、术后处理

1. 术后酌情全身给予抗生素及止血剂，局部抗生素滴眼液点眼。

2. 术后 7 天拆除皮肤缝线，并拔除引流条，冲洗泪道。

3. 术后 1 个月复查，鼻内镜下清除鼻腔分泌物及鼻腔内的止血海绵等；同时做泪道置管者，术后约 3 个月取出人工泪管。

七、注意事项

1. **术中、术后出血**　术前应用止血剂，术中出血可能是伤及内眦静脉，可以采用内眦静脉压迫或结扎止血，骨面渗血可以肾上腺素纱条压迫、电凝或者骨蜡止血，鼻黏膜出血及中鼻甲、鼻中隔损伤等出血，可再次以肾上腺素纱条进行鼻腔填塞止血。术后出血多数由于患者活动度过大或打喷嚏后切口渗血。如少量渗血，嘱患者半卧位休息，避免用力打喷嚏、擤鼻、咳嗽，无其他特殊处理。如出血量较大，需行鼻腔填塞止血，必要时可请鼻科医生会诊协助处理。

2. **小泪囊** 需同时行鼻黏膜瓣转位泪囊再造术或者行筛泡黏膜瓣转位泪囊再造术。

3. **泪囊穿破** 切开皮肤后应按解剖层次进行分离，先找到内眦韧带与泪前嵴作为泪囊的解剖定位，沿泪前嵴前面切开骨膜，在骨膜下分离至泪囊窝，这样骨膜可以保护泪囊不受损伤，如不慎穿破泪囊，较小的不需处理，较大的穿破口需要可吸收缝线缝合修补。

4. **鼻黏膜穿破** 较小的穿破口不需特殊处理，较大的穿破口需要可吸收缝线缝合修补。

5. **泪囊与鼻黏膜瓣膜切缘距离过远** 切开泪囊及鼻黏膜前应该观察确认二者是否存在过远的情况，如骨孔太靠前则先向后扩大。如泪囊及鼻黏膜已经切开，则可以再分离泪囊外侧组织，或者去除部分骨质分离延长鼻黏膜瓣，减少牵拉张力，缝合时泪囊瓣和鼻黏膜瓣张力不能太大，否则容易出现撕裂。

6. **筛泡穿破** 造骨孔时位置靠后或者筛泡解剖位置靠前，均可能发生筛泡损伤甚至穿破，此时易误以为进入鼻腔，此时应确认是在鼻腔或者筛泡内，以免误将泪囊与筛泡黏膜吻合。

7. **吻合道阻塞** 术后1周出现的流泪症状往往是鼻黏膜水肿所致，可以鼻腔滴麻黄碱滴鼻剂收缩鼻黏膜，减轻阻塞。术后2~3周出现的泪道不通，常是由于肉芽增生阻塞所致。其他少见的原因有：骨孔过小或位置不当。术中骨孔直径应大于10mm，泪囊及鼻黏膜吻合时应对位缝合，同时防止黏膜瓣过长导致的堆积粘连。对于有瘢痕增生倾向者，可以术中应用丝裂霉素来减少瘢痕造成吻合口阻塞[11]。

（徐文双　周希彬　陶　海）

参 考 文 献

1. Savino G，Battendieri R，Traina S，et al. External vs. endonasal dacryocystorhinostomy: has the current view changed? Acta Otorhinolaryngol Ital 2014，34（1）：29-35.

2. 雷方. 泪囊鼻腔吻合术的体会——Toti手术百年纪念. 眼外伤职业眼病杂志，2004，26（7）：18-19.

3. 陶海. 泪道病学：诊断、治疗和手术. 北京：北京科学技术出版社，2017.

4. Zaidi FH，Symanski S，Olver JM. A clinical trial of endoscopic vs external dacryocystorhinostomy for partial nasolacrimal duct obstruction. Eye 2011，25（9）：1219-1224.

5. 宋琛. 手术学全集. 北京：人民军医出版社，1987，245-247.

6. 胡亚丽，杨永福，刘莎莉. 鼻腔泪囊单瓣吻合术治疗慢性泪囊炎. 眼外伤职业眼病杂志，2003，25（4）：280-281.

7. 崔极哲，金善爱，隋桂岩，等. 单纯前叶吻合法泪囊鼻腔吻合术治疗慢性泪囊炎. 吉林医学，2004（12）：42-43.

8. 秦浩芳，董利群. 改良的泪囊鼻腔吻合术临床观察. 眼外伤职业眼病杂志（附眼科手术），2010，32（04）：278-280.

9. 陶海，罗启相. 经皮肤悬吊前瓣式泪囊鼻腔吻合术75例. 眼外伤职业眼病杂志，1998；20（6）：628-629.

10. 褚文丽，周希彬，王菲，等. 泪囊鼻腔吻合术10年后切口缝线致炎性肉芽肿一例. 中华眼外伤职业眼病杂志，2018，40（9）：719-720.

11. Kamal S, Ali MJ, Naik MN. Circumostial injection of mitomycin C (COS-MMC) in external and endoscopic dacryocystorhinostomy: efficacy, safety profile, and outcomes. Ophthalmic plastic and reconstructive surgery 2014, 30 (2): 187-190.

第十六节　经泪小管内镜泪道成形术

经泪小管内镜泪道成形术 (transcanalicular endoscopic dacryoplasty) 是应用纤细的内镜从泪点泪小管入路完成疏通泪道阻塞的部位,使之恢复成正常形态的一类泪道微创手术。主要包括经泪小管内镜泪道激光成形术 (laser dacryoplasty)、泪道微钻成形术 (microdrill dacryoplasty) 和泪道环切成形术 (Nan-Cannula dacryoplasty)。与传统的泪道成形术相比,这种手术可以在内镜直视下操作,精准度明显提高,损伤小,治愈率高,患者痛苦小,恢复快[1-4]。

一、适应证

1. 上下泪小管阻塞或重度狭窄。
2. 泪总管阻塞或重度狭窄。
3. 鼻泪管阻塞或重度狭窄,伴或不伴慢性泪囊炎。
4. 部分复发性泪道阻塞。

二、禁忌证

1. 先天性无泪点或外伤等原因导致泪点缺失或严重毁损患者。
2. 眼睑、结膜和泪道急性炎症。
3. 外伤导致的泪道断裂或骨性鼻泪管阻塞。
4. 严重的精神疾病,或者心脑血管及其他影响手术的全身病。
5. 泪小管阻塞范围较广,且泪点到阻塞部位之间正常泪小管节段长度小于 4mm 者,由于操作空间局限使聚焦困难,无法完成泪小管内镜下操作,是相对禁忌证。
6. 鼻部病变,如:鼻腔肿瘤、鼻息肉、严重鼻炎下鼻甲明显肥大者是相对禁忌证。

三、术前准备

1. 评估患者全身状况,包括:询问病史,女性患者应避开月经期。测血压,胸部 X 线片,心电图检查。抽血查血常规、凝血功能、性病两项、肝炎六项、肝肾功能等。
2. 术前对泪道进行仔细、全面的检查,包括裂隙灯显微镜检查,泪道探查、冲洗,泪道 X 线造影或泪道 CT 造影三维重建检查。
3. 鼻内镜检查,排除严重鼻中隔偏曲和萎缩性鼻炎等鼻部疾患,必要时请鼻科医生会诊。
4. 长期使用抗凝药物患者需经相应专科医师会诊,一般需停用药 1 周后再行手术。

四、麻醉

成人患者一般采用局部麻醉,包括:①结膜囊表面麻醉;②鼻黏膜表面麻醉:含 1%～2% 丁卡因、及血管收缩剂 (如麻黄碱、肾上腺素) 的棉片放置下鼻道 3～5 分钟后取出;③筛前、眶下神经鼻侧支阻滞麻醉。

儿童及不能耐受局麻下手术的成人采用全身麻醉。

五、操作方法及程序 [7-10]

泪道内镜包括探头、冷光源、摄像系统、显示器、图像工作站等重要部件。外径为 1.1mm 的内镜探头内含有三个通道，分别为照明摄像、灌注及工作通道（图 8-16-1 和图 8-16-2）。工作通道约 400nm，可以通过直径为 300nm 的激光纤维或微型电钻。Nan-Cannula 环切探头，外径 1.15mm 其套管探头边缘是锐利的环切刀刃，当光纤伸出与刀刃平齐时形成光滑半球面，进入泪道时可以获得清晰图像并对泪道组织无损伤，而将光纤适当后退进入探头内时则头端成为锋利的环切刀，可以在直视下方便地快速地切削病变组织，得到相对光滑的组织创面，同时没有热损伤及附加损伤。

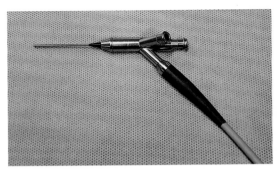

图 8-16-1 泪道内镜探头（三通道一体式）

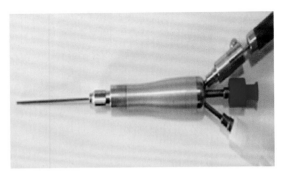

图 8-16-2 泪道内镜探头（三通道分体式）

1. 内镜准备　内镜系统清洗、连接好后，于体外调整好清晰度及方位，选择直径为 1.1mm 的三通道探头，冲洗并检查各通道的通畅情况。

2. 泪道检查　麻醉完成后，以泪点扩张器扩张上或下泪点后行常规泪道冲洗，清洗泪道并了解泪道一般情况。将内镜探头按照泪道探通的方法轻柔缓慢插入泪点，顺着上或下泪小管的方向进入泪道，接触到泪囊内侧骨壁后旋转插入鼻泪管并进入鼻腔，期间维持生理盐水灌注以保持图像清晰。直视下动态观察全程泪道黏膜情况、阻塞性质及部位、分泌物及膜形成状况，同时通过图像工作站录像、照相采集储存信息。

3. 确定阻塞性质及部位，选择手术方案　调整探头位置至图像清晰，在直视下准确定位，根据阻塞部位性质、程度选择不同的治疗方法。

（1）内镜下激光泪道成形术

1）适用于泪小管、泪总管、鼻泪管阻塞，尤其是完全性泪道阻塞。也适用于部分吻合术失败吻合口阻塞再通术。

2）操作方法：将激光光纤插入工作通道在图像监视下将激光光纤伸出探头并紧密接触阻塞部位，调整适当激光参数进行激射，根据阻塞程度可以重复激射直至阻塞解除（图 8-16-3 和图 8-16-4），冲洗通畅。

（2）内镜下微钻泪道成形术

1）适用于泪道重度狭窄或阻塞，尤其在鼻泪管不完全性阻塞伴有膜性漂浮物时尤其适用，另外可用于部分吻合术失败后膜性再阻塞患者的治疗。泪道探通阻力小、阻塞节段短的泪小管阻塞、泪总管阻塞、鼻泪管阻塞患者行泪道内镜下微钻泪道成形联合置管术疗效好。

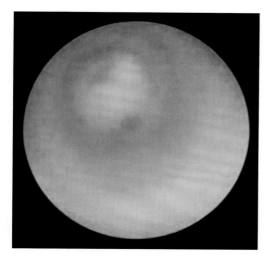

图 8-16-3　泪小管膜性阻塞

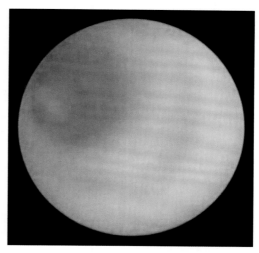

图 8-16-4　泪小管激光成形术后

2）操作方法：将直径为 300nm 的微型电动钻头安装于内镜的工作通道，同上述步骤进入泪道，在内镜直视下对准病变部位进行钻切，一般转速为 600r/min，直至阻塞解除（图 8-16-5）。在进行鼻泪管钻切时可轻微上下移动探头，顺时针或逆时针往返数次钻除病变组织，可以有效地去除漂浮于泪道的病变组织。而在用于泪小管及泪总管阻塞时应固定好眼睑、保持完全直视并图像清晰的情况下，间断接通微钻小心地进行点钻，以免由于电钻的惯性运动损伤泪道组织。当泪道钻通后，轻柔间断冲洗泪道，以防压力过大致使泪道周围组织肿胀。

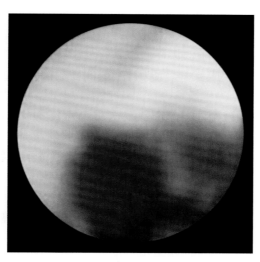

图 8-16-5　泪小管微钻成形术后

（3）泪道内镜下泪道环切成形术

1）尤其适用于泪小管、泪总管阻塞。亦可用于鼻泪管阻塞。

2）操作方法：将光纤插入 Nan-Cannula 的环切探头，伸出光纤使之与刀刃平齐形成光滑的半球面，直视下缓慢进入泪道，此时可以获得清晰图像并不损伤泪道组织，当发现泪小管阻塞部位时，将光纤适当后退到探头内，此时其前端成为锋利的环切刀，在直视下轻微的往复及旋转环切头,可以顺利准确地切除病变组织。轻柔间断冲洗泪道,再次检查全程泪道,完成手术,缓慢退出内镜探头。

4. 泪道置管 泪道阻塞的部位和范围不同选择不同的人工泪管。对泪小管和(或)泪总管阻塞或重度狭窄患者,选用双泪小管置入式人工泪管;对鼻泪管阻塞或重度狭窄患者,选用人工鼻泪管;对泪小管和(或)泪总管阻塞或重度狭窄合并鼻泪管阻塞或重度狭窄的患者,选用 RT 双泪小管置入式人工泪管并 RT 人工鼻泪管,或张氏泪道引流管 B 型。相应的置管的方法见置管术章节。

5. 术毕,术眼涂抗生素眼膏并加包盖。

六、术后处理 [5, 6, 11, 12]

1. 术眼局部点抗生素和糖皮质激素滴眼液(如:妥布霉素地塞米松滴眼液)4 周,第 1 周每天 4 次,第二周每天 3 次。

2. 术侧鼻腔点滴或喷用血管收缩剂,每天 2 次共 1 周。

3. 术后随访:术后第 1 天、1 周,2 周,3 周,1 个月,2 个月,3 个月,6 个月和 1 年定期复诊,1 个月内用含抗生素(一般选用庆大霉素)和糖皮质激素(一般选用地塞米松)的液体行泪道冲洗。

4. 一般术后 1～3 月取管。若泪道阻塞范围较广,术后仍有较明显的溢泪症状,必要时可以适当延长带管时间。

七、注意事项 [13, 14]

1. 泪道内镜泪道微创手术并不适用于所有泪道病变的治疗,无论何种手术方式,泪道阻塞都有复发可能。注意术前要实事求是地与患者及其家属交流,说明此手术微创、安全、有效,但也存在手术风险和复发的可能。

2. 为了获得清晰的图像,应保持缓慢、持续或间断的灌注,如果遇到阻力则需暂停灌注,仔细寻找原因后再进行下一步操作。

3. 目前用于泪道内镜的激光种类有 Fox 激光、Er∶YAG、980 半导体、Ho∶YAG、Nd∶YAG、KTP∶YAG 等。内镜内激光时应选择直径为 300nm 的光纤。激光时应在直视下进行,避免盲目操作,并在保持持续灌注的同时进行激射,以冲走由于激光所产生的热量或气泡,得到清晰图像。如果光纤上有焦化的组织时应及时退出并加以清除,以免再次激射时损伤镜头。

4. 泪小管的膜性完全性阻塞选用激光或环切效果较好,而对于泪囊和鼻泪管内漂浮的膜性物,用微钻效果更好,应在检查泪道时做好准备,根据不同病变性质及部位个性化制订治疗方案。

5. 激光热效应使手术创面水肿、渗出、粘连,加上激光治疗通道小,术后炎性分泌物引流不畅,容易导致泪道再次阻塞,术后留置硅胶管支撑泪道是防止创面粘连有效的方法。

6. 多次治疗无效时可行泪囊鼻腔吻合术、鼻内镜下泪囊鼻腔造口术,尤其是复发性慢性泪囊炎患者。

7. 对于泪小管阻塞范围较广,且泪点到阻塞部位之间正常泪小管节段长度小于 4mm 者,通过事先的疏通部分泪小管阻塞段,使之有足够的操作空间来完成泪小管内镜下操作,可以试做泪道内镜手术,但需要注意若出现假道,则需要停止操作。

8. 注意插入泪道内镜之前要充分扩张上、下泪点及泪小管。除了下泪小管本身的成形术必须经过下泪点插入泪道内镜探头，一般尽量经过上泪点插入进行操作，以保护下泪点和下泪小管的结构和功能。

9. 鼻部病变如：鼻腔肿瘤、鼻息肉、严重鼻炎下鼻甲明显肥大者，需要事先前请耳鼻喉科医师会诊治疗以后再择期做手术。

（叶 琳）

参 考 文 献

1. Emmerich KH，Ungerechts R，Meyer Rusenberg HW. Possibilities and limits of minimal invasive lacrimal surgery. Orbit. 2000，19（2）：67-71.

2. Maier M，Schmidt T，Schmidt M. Endoscopically controlled surgery with the micro-drill and intubation of the lacrimal ducts. Ophthalmologe，2000，97（12）：870-873.

3. Muellner K，Bodner E，Mannor GE，et al. Endolacrimal laser assisted lacrimal surgery. Br J Ophthalmol. 2000，84（1）：16-18.

4. Haefliger IO，Piffaretti JM. Lacrimal drainage system endoscopic examination and surgery through the lacrimal punctum. Klin Monatsbl Augenheikd，2001，218（5）：384-387.

5. 项楠，胡维琨，张虹，等. 泪道内镜在泪道疾病诊治中的应用. 中华眼科杂志，2008，44：943-945.

6. Nan Xiang，Weikun Hu，et al. Diagnosis and therapy of lacrimal system diseases by micro lacrimal endoscope. Frontiers of Medicine in China，2009，3（1）：113-117.

7. Emmerich KH. Ungerechts R. Meyer-Rüsenberg HW. Microendoscopic tear duct surgery. Ophthalmologe. 2009，106：194-204.

8. Bloching MB. Prescher J. Treatment of lacrimal stenosis：Causes，diagnostics，and surgical procedures. Ophthalmologe. 2009，106：217-222.

9. Javate RM. Pamintuan FG. Cruz RT. Efficacy of Endoscopic Lacrimal Duct Recanalization Using Microendoscope. Ophthal Plast Reconstr Surg. 2010，26（5）：330-333.

10. Emmerich KH. Emmerich GM. Steinkogler FJ. Ungerechts R. Meyer-Rüsenberg G. Meyer-Rüsenberg HW. How did Lacrimal Endoscopy Influence Lacrimal Surgery? Klin Monatsbl Augenheilkd. 2010，227：559-563.

11. 杨代慧，张晓俊，柯秀峰，等. 泪道内窥镜下环钻术治疗复发性上泪道阻塞的临床研究. 中华眼科杂志，2010，46：166-170.

12. Meyer-Rüsenberg HW，Emmerich KH. Modern lacrimal duct surgery from the ophthalmological perspective. Dtsch Arztebl Int. 2010；107（14）：254-258.

13. 胡继发，周太平，谢智文，等. Nd：YAG 激光泪道成形术联合丝裂霉素 C 治疗泪道阻塞疗效评价. 中国激光医学杂志，2010；19（3）：166-168.

14. 张启珍，徐传赏，罗顺利. Nd：YAG 激光联合泪道置管术治疗泪道阻塞. 眼科新进展，2006；26（12）：940-941.

第十七节　泪道球囊管扩张术

泪道球囊管扩张术（baloon dacryocystoplasty，DCP）是一种泪道微创手术。它使用一种经特殊设计的球囊管，来扩张泪道的不同部位，具有广泛的适应证 [1]。于 20 世纪 80 年代末开始应用于治疗泪道阻塞[2]。最初是在透视引导下使用血管成形术的导管来治疗成人溢泪[3]。Becker[4]等专门针对儿童患者设计了导管,置入方式与泪道探通类似。导管顶部有一个球囊,其膨胀产生的静压力对远端鼻泪管的扩张作用显著大于泪道探通。研究表明,泪道球囊管扩张术在先天性泪道阻塞治疗中具有明显优势,而对于成人泪道阻塞治疗效果并不理想,成功率较低且复发率较高[5, 6]。

一、适应证

1. 鼻泪管阻塞经过多次泪道探通治疗无效者。
2. 鼻泪管阻塞经过泪道置管手术治疗无效者。
3. 大于 12 个月的儿童鼻泪管阻塞。

二、禁忌证

1. 先天性骨性鼻泪管阻塞或狭窄。
2. 泪小管阻塞或者重度狭窄。
3. 泪点闭塞。
4. 相对禁忌证:小于 12 个月的儿童泪道阻塞。

三、术前准备

(一)所需要的仪器和材料准备

泪道球囊管扩张术是建立在完善的鼻内镜手术系统的基础上的,基本的球囊扩张仪器包括以下几种。

1. 2、3、5、9mm 球囊管。
2. 加压注射器。
3. 泪道探针。
4. 泪点扩张器。
5. Dandy 神经拉钩。
6. 泪道置管系统和取管工具。

球囊管经特殊设计,一端是可充压的球囊,另一端是带有 luer 接头的充压装置。2mm 球囊管指的是充压状态下球囊的外直径为 2mm,这种球囊的长度为 13mm。同样,3mm 球囊管充压后的外直径是 3mm,但长度为 15mm。5mm 球囊管和 9mm 球囊管的外直径分别是 5 和 9mm,长度都是 8mm。9mm 球囊管韧性更强,且导管和球囊成 120°。2mm 和 3mm 的导管上有 10mm 和 15mm 的黑色刻度线,这两个重要的标记指示导管进入泪道的深度。

充压装置配有一个显示大气压的仪表。仪表的近端可通过一根带有 luer 接头的软管连接球囊的导管,可调控压力;远端是固定器和旋钮。固定器指向左即处于非固定状态,指向右即固定状态。仪表被固定后,顺时针旋转旋钮,使仪器内压力增加,球囊膨胀;相反,逆时针旋转,降低气压,球囊收缩。还有术前和术中检查鼻腔的鼻内镜是必不可少的。

(二)患者的准备

术前准备包括用 0.05% 的羟甲唑啉溶液冲洗下泪小管,或者在术前将浸有羟甲唑啉滴鼻液(或者呋喃西林麻黄碱滴鼻液)的棉片放置于下鼻道 5 分钟,收缩鼻黏膜。

四、麻醉

成人患者采用表面麻醉加局部注射麻醉,儿童患者采用全身麻醉。

五、操作方法及程序

(1)扩张泪点,进行常规泪道探查,探针自下泪小管探入泪道,确保检查到所有的阻塞部位,并冲洗泪道。

(2)取出球囊套管后,用黏弹剂或1%羧甲基纤维素滴剂润滑,就像泪道探查一样轻柔地插入泪道,进入下段鼻泪管(图8-17-1)。

(3)球囊管管芯与充压装置经luer接头连接,手术助手按顺时针缓慢旋转旋钮使球囊膨胀扩张狭窄的鼻泪管(图8-17-2)。

(4)将球囊内压力逐渐增加到8个大气压,持续90秒。鼻腔内持续观察充压的球囊。然后,逆时针旋转充压装置旋钮,球囊收缩。当球囊缩小后,球囊位置不变,再次加压至8个大气压,持续60秒。球囊再次收缩,回退导管至10mm刻度线接近泪点水平,或者在Hasner瓣口看到球囊顶端。于该部位完成两次充压和收缩的周期。

(5)轻柔地将导管自泪道完全撤出,随后将导管和充压装置之间的连接也断开。用生理盐水或有荧光剂着色的盐水冲洗泪道。冲洗液流动顺畅,并有大量液体流入鼻腔表示手术成功。

(6)解除固定器后,排空充压装置内的盐水。

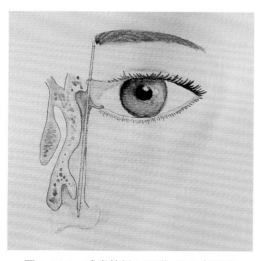

图8-17-1 球囊管插入泪道,进入鼻泪管

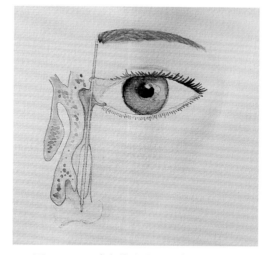

图8-17-2 球囊管膨胀扩张鼻泪管下段

六、术后处理

1.术后给予抗菌消炎,局部给抗生素和糖皮质激素滴眼液。合并泪囊炎且感染较严重者,给口服或者静脉滴注抗生素,全身抗感染治疗。

2.术后6周和3个月检查患者的泪道情况,根据泪河高度、症状缓解度、随机染色消失试验评判手术效果。按手术效果分类：若无溢泪症状，且泪道冲洗通畅，则手术效果为优；若仍有轻微的症状，且染色消失试验轻微延迟，则手术效果为良；若仍留有中度症状，或染料延迟清除，则手术效果为一般；若无任何改善，则为治疗无效。

七、注意事项

1. 泪道球囊管扩张术是目前为止治疗先天性鼻泪管阻塞非常有效的手术方式。研究表明泪道球囊管扩张术是简单、安全、无创的，可作为一个治疗选择。但球囊管扩张术相比于单纯泪道探通术和泪道置管术，需使用更昂贵的医疗仪器和材料，并且儿童患者需要在全身麻醉下进行，所以治疗成本增加。

2. 由于儿童上、下泪小管进入泪囊的角度不同，上泪小管夹角较下泪小管更小，插入球囊管相对容易，尤其低龄儿童更为明显。对泪小管存在狭窄的病例，球囊管的探针较难导入，建议先用 6 号探针逐渐向 9 号探针过渡探通。经上泪小管行球囊管扩张后，要考虑到部分患儿可能同时合并下泪小管的粘连和狭窄，因此球囊管扩张完毕后，需要再行下泪小管的疏通，才能提高手术成功率。

3. 手术并发症主要包括鼻腔出血、眼睑结膜水肿，泪点轻裂伤，需要妥善处理。

（郑 莎 陶 海）

参 考 文 献

1. 亚当•丁. 泪道病学. 陶海，主译. 北京：北京科学技术出版社，2017. 169-177.

2. 陶海，白芳. 泪器病诊治新进展. 北京：人民卫生出版社，2015：72-73.

3. Livio Presutti，Francesco Mattioli 主编. 陶海，周希彬主译. 内窥镜泪道手术学，北京：北京科学技术出版社，2017：71-72.

4. Becker BB，Berry FD，Koller H（1996）Ballon catheter dilation for treatment of congenital nasolacrimal duct obstruction. Am J Ophthalmol 121：304-309.

5. 于刚，胡曼，吴倩，等. 球囊管扩张术治疗儿童先天性泪道阻塞的临床观察. 中华眼科杂志，2011，47：698-702.

6. Silbert DI，Matta NS. Outcomes of 9mm ballon-assisted endoscopic dacryocystorhinostomy：retrospective review of 97 cases. Orbit. 2010，29：25-28.

第十八节　泪小管吻合术

泪小管吻合术（canalicular anastomosis）是针对泪小管断裂损伤的一种泪小管修复手术，是在显微镜下寻找到泪小管断端，将人工泪管置入泪道后缝合断端，以期达到泪小管解剖学和生理功能的恢复[1,2]。Kersten[3] 首先报道了应用"一针法"修复断裂的泪小管，简化手术操作，减少了缝线肉芽肿对泪小管愈合的影响。国内陶海教授团队对"一针法"进行了优化，开展的"经皮肤一针吻合法"，则可使泪小管两断端的管壁对位更加准确，拆线后不留任何线头于伤口，避免了缝线肉芽肿影响泪小管的愈合[4]。本节主要介绍"经皮肤一针吻合法"修复泪小管断裂。

一、适应证

1. 新鲜的眼睑内眦侧损伤所伴随的泪小管断裂，伤后 3 天以内未经眼睑伤口清创缝合，能找到两侧断裂端者。

2. 眼睑内眦侧损伤所伴随的泪小管断裂，伤后已及时行眼睑伤口缝合，但未能行泪小管吻合术，或者曾做过泪小管吻合术，但未成功，在伤后 1 周以内者。最近有文献报道伤后 14 天以内，甚至伤后 21 天以内，只要伤口无明显感染和红肿，打开原伤口仍能找到两侧断裂端者，仍为一期手术的适应证[5]。

3. 伤后超过 3 个月以上的陈旧性泪小管断裂，一期未能行吻合术，或者曾做过吻合术，但未成功，仍有溢泪症状者。

二、禁忌证

1. 眼睑局部有明显化脓性感染或眼睑及泪管缺损严重者。

2. 眼表、泪囊及内眼有急性感染性炎症者。

3. 虽有泪小管陈旧性断裂，但无溢泪症状者。

4. 全身禁忌证　严重外伤威胁生命者；患严重精神疾病，或心脑血管及其他影响手术正常进行的全身性疾病者。

三、术前准备

1. 新鲜外伤，须清洁睑部伤口，彻底清除伤口污物及血痂。

2. 全面询问病史及进行全面检查，如有复合伤时则需请相关科室会诊，共同处理或先处理复合伤，特别是危及生命的外伤须优先处理。

3. 清洁患眼侧鼻腔，下鼻道填充丁卡因和麻黄碱混合液的棉片。

4. 全身体格检查、眼科常规检查及包括泪道探查冲洗，了解泪小管断裂及阻塞情况，必要时行泪道 CT 检查明确是否伴有眶骨和鼻骨的骨折（陈旧性泪道断裂患者行泪道 CT 造影三维重建），鼻内镜检查鼻腔情况。

5. 根据病情设计手术方案，并完成术前谈话，患者及家属知情同意并签字。

6. 对患者及家属进行术前健康教育及指导。

四、麻醉

1. **全身麻醉**　儿童及不能配合较长时间局麻手术者。

2. **局部麻醉**　成年人以及能配合手术者，可选用局部麻醉。精神紧张者可给予镇痛、镇静剂。一般采用 2% 利多卡因和 0.75% 丁哌卡因等量混合液，并根据患者情况加入适量的 1:1000 肾上腺素减少局部出血。一般需要以下几种麻醉相结合：

（1）滑车下及筛前神经阻滞麻醉。

（2）眶下神经鼻侧支阻滞麻醉。

（3）伤口周围浸润麻醉。

（4）下鼻道和下鼻甲部放置 1% 丁卡因（或其他表面麻醉剂）、1:1000 肾上腺素浸润的脑棉片表面麻醉及收缩下鼻甲和鼻腔黏膜，以便人工泪管由下鼻道引出。

五、操作方法及程序

操作方法及程序以下泪小管断裂为例。

（一）新鲜泪小管断裂

1. 患者平卧位，常规消毒、铺巾。

2. 清洁创口　首先使用生理盐水冲洗，清除伤口内异物和污染物，并用 15 号小圆刀片刮除伤口表面分泌物，电凝止血，清理出清洁的创面。如伤口污染严重，可使用过氧化氢溶液滴于创面清除污物，再使用生理盐水冲洗干净。

3. 寻找泪小管鼻侧断端　这是关键步骤，一般采用手术显微镜下查找，方法有多种，包括：显微镜下直接查找法、上泪小管注气或注液辅助法、猪尾巴探针法、切开泪囊逆行探查法等。其中显微镜下直接查找法快速、方便、简捷，即充分暴露创面，根据泪道解剖位置寻找。一般创口较浅的，比较容易查找到；创口较深时，则比较难找到，此时可将患者头偏向鼻侧，调整好术野清晰度，从上泪小管插入泪道探针至泪囊，再轻压探针尾部可以使泪囊部周围组织由深部隆起，在其周围容易找到泪小管鼻侧断端，断端呈淡红色的环形喇叭口。

4. 人工泪管的置入和固定　泪小管吻合通常须置入人工泪管并放置 3 个月以上，其有效的支撑才能保障吻合口通畅而不发生狭窄或阻塞。

（1）人工泪管的选择：可以选择 Ritleng 管、Crawford 管、RT 双泪小管置入式人工泪管、RS 管等。

（2）置管方法

1）Crawford 双泪小管置管法：扩张下泪点后，插入探针经泪小管颞侧断端、鼻侧断端，进入泪囊、鼻泪管，由下鼻道经鼻腔引出；另一端经上泪点进入探入下鼻道由鼻腔引出；去掉探针，两端汇合后打结，并使用丝线固定后放入鼻前庭。此法人工泪管无明显暴露、亦无不适症状，是较理想的方法。但 Crawford 置管法操作比较困难，特别是钩取探针时，损伤大，患者痛苦大。

2）"线套牵引式双泪小管置管法"（Tao Ⅰ型置管法），可以达到同样的治疗效果，并明显提高置管成功率，明显减轻患者痛苦。具体操作方法：使用张氏泪道探通导引针自下泪点进入，经过泪小管颞侧断端，再进入鼻侧断端，至泪囊内侧壁后改变方向，向下沿着鼻泪管方向进入鼻腔，将针芯向下推从鼻孔暴露，将 3/0 牵引线扣入针芯，逆行将牵引线拉出下泪点，将双泪小管置入式人工泪管一端扣入牵引线牵入泪道，从鼻孔穿出；从上泪点水平插入泪道探通导引针，至泪囊内侧壁后改变方向，向下沿着鼻泪管方向进入鼻腔；将针芯向下推，从鼻孔暴露，将牵引线扣入针芯，将针芯及牵引线从上泪点抽出，将人工泪管的另一端扣入上泪小管的牵引线后从鼻孔拉出，将硅胶人工泪管的两侧端汇合后用 3-0 丝线打结，在鼻孔处剪去多余部分，末端藏于鼻前庭。

3）双泪小管置管法，若使用的是 Ritleng 管、Crawford 管、RT 双泪小管置入式人工泪管，术中缝合时可以从鼻孔侧用力拉紧人工泪管的两端，来辅助对合泪小管两断端和眼睑的伤口，使眼睑伤口及泪小管断端缝合对位准确度提高。

4）单小管置管法：仅受伤的泪小管置入硅胶人工泪管，插入至泪囊和鼻泪管后，另一端以 5-0 丝线缝合固定于下睑皮肤表面。此方法是以往常规的置管方法，缺点是术中不能用力拉紧对合泪小管两断端，眼睑及泪小管缝合对位准确度较差，且术后固定不牢固、易脱出、管外露影响外观。可以选择置入 Crawford 单泪小管置入式人工泪管,这种管有泪点固定装置,但临床效果也不够理想。

5．泪小管吻合方法

(1)缝合方式:应根据局部张力情况确定。4mm 内无张力者,可使用 8-0 可吸收缝线穿管壁缝合,线结打在管外,松紧度适宜。4mm 以上有张力断端,使用 6-0 可吸收缝线管周缝合,应拉紧使断端对合。

(2)缝合方法:有多种缝合法可以选择,如:有 1 针、2 针、3 针、4 针缝合法。传统的 1 针缝合法是在前壁或者上壁管周或管壁缝合,一般适合于张力较小者,若用于张力较大者需要管周做减张力缝合 1~2 针;2 针缝合是在断端上下或前后管周缝合,拉拢对合泪小管;3 针和 4 针缝合适用于无张力管壁直接对合缝合。一般采用预置缝线方式,布线后打结,观察断端应对合良好。若采用 Tao 氏"经皮肤一针缝合法"[4],则用 5-0 丝线自泪小管颞侧断端距伤口缘 2mm 处垂直进针,入泪小管管腔,沿人工泪管和泪管管壁之间的间隙从伤口缘出针,再从泪小管鼻侧断端沿人工泪管和泪小管管壁之间的缝隙入针,穿过泪小管管壁和皮肤,距伤口缘约 2mm 处出针,同时垂直褥式缝合皮肤,在皮肤外打结(图 8-18-1)。

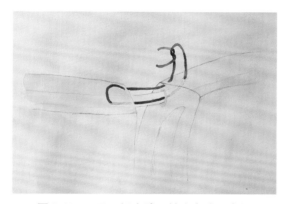

图 8-18-1　Tao 经皮肤一针吻合法示意图

它操作较简单,经济适用,且适用于眼睑裂伤严重,伤口张力较大的患者(图 8-18-2 和图 8-18-3)。7 天拆除缝线后管腔和管周不残留任何缝线,可避免因为缝线引起的肉芽肿阻塞泪小管。

(3)减张缝线:如遇创口两侧张力较大,则使用 5-0 丝线在周围肌肉组织做 2 针减张缝线,拉紧减张缝线后,再收紧预置的管周缝线。

6．眼睑和结膜缝合　首先检查和缝合内眦韧带;其次是缝合睑板结膜层,如需多针缝合,采用预置缝线方式;适当缝合管周肌肉层;最后缝合皮肤和皮下组织。肌肉组织可采用 6-0 或者 8-0 可吸收缝线,内眦韧带和皮肤缝合采用 5-0 或 6-0 丝线。

7．患眼涂红霉素眼膏后纱布遮盖,绷带加压包扎。

(二)陈旧性泪小管断裂

1．**原伤口切开探查吻合泪小管断端**　自下泪点进针探查泪小管阻塞瘢痕处,由睑缘垂直切开,去除瘢痕组织暴露颞侧断端,显微镜下逐渐剥离暴露,并找到泪小管鼻侧断端。置管及吻合方法同新鲜泪小管断裂修复。这种方法只能适用于少数患者。

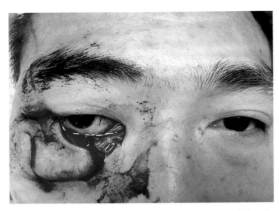

图 8-18-2 患者被钢筋戳伤后致下睑全层裂伤,伤势较重,伤口张力较大

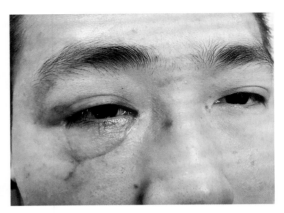

图 8-18-3 采用"经皮肤一针吻合法"修复泪小管,褥式缝合皮肤,术后 3 个月泪小管吻合良好,泪道冲洗通畅,眼睑伤口愈合好

2. 微小切口泪囊切开逆行探查泪小管断端

(1)在距离患眼内眦 5mm 处与泪前嵴平行的方向,从内眦韧带水平中线平齐处沿皮纹往外下方做 8mm 长的弧形切口,钝性扩大切口延长至 12mm。

(2)暴露并剪断中下 1/2 内眦韧带,沿着泪前嵴稍偏向鼻侧的骨面,切开骨膜,分离骨膜暴露泪囊内侧壁。"L"形垂直切开泪囊内侧壁 5～6mm,暴露泪囊外侧壁,见泪总管入口,用猪尾巴管从泪总管入口处旋转插入,在原伤口处切除瘢痕组织即可暴露泪小管鼻侧断端。

(3)置入双泪小管置入式人工泪管,方法同新鲜泪管断裂吻合术。用 8-0 可吸收缝线间断缝合泪囊切口 3 针。

(4)泪小管吻合手术方法同新鲜泪小管断裂吻合术。用 5-0 丝线褥式缝合泪囊区皮肤切口 3 针。

(5)患眼涂红霉素眼膏后纱布遮盖,绷带加压包扎。

六、术后处理

1. 术后 3 天局部加压包扎,期间全身抗生素治疗。

2. 术后第 4 天打开包扎敷料,局部抗生素滴眼液,一日 4 次,抗生素眼膏,每晚一次。

3. 术后 7 天拆除皮肤缝线,9～10 天拆除经皮肤的吻合缝线。

4. 术后至少 1 个月后才试探查冲洗泪道,以后 4～6 周复诊冲洗泪道一次。观察泪道支撑管的位置,以及泪点的情况。

5. 观察人工泪管的固定情况,必要时再次固定。对于意外脱管患者,应及时再次置管。

6. 一般人工泪管放置 3～6 个月后取出,必要时适当延长放置时间。取管后定期复查,一般是取管后 1 周、4 周复查,观察有无溢泪以及冲洗泪道通畅情况。

七、注意事项

1. 寻找泪小管断端过程要细致耐心,熟悉泪小管解剖,根据解剖位置寻找泪小管断端。

2. 置管操作时要顺其自然,注意保护泪点,尽量避免造成泪点撕裂和泪小管损伤。

3. 对于伤口张力较大的患者，还应经皮肤和睑结膜面对断端周围软组织进行缝合以减轻张力。

4. 合并眼球破裂伤或颅骨骨折等损伤时，应先处理合并伤。

5. 吻合泪小管时，不可有脂肪或其他组织嵌顿在吻合口内，同时要注意眼睑整形的问题，尽量恢复内眦结构以保持外观和功能的恢复。

6. 伤口污染严重者，应彻底清创，尽量清除坏死组织以利于伤口愈合。

7. 伤后时间超过14天者一般于3个月后行泪小管二期吻合手术。

（杨　华　杨晓钊　王　菲　陶　海）

参 考 文 献

1. Herzum H, Holle P, Hintschich C. Eyelid injuries: epidemiological aspects. Ophthalmologe. 2001，98（11）：1079-1082.

2. 郑政，马华锋，刘丹宁. 泪小管断裂经泪囊切开泪道重建术的应用. 创伤外科杂志，2018，20（6）：416-418.

3. Kersten RC, Kulwin DR, "one-stitch" cannalicular repair: asimplified approach for canalicular laceration. Ophthalmology，1996，103（5）：785-789.

4. 陶海，王伟，王朋，等. "经皮肤一针吻合法"修复泪小管断裂的临床研究. 眼外伤职业眼病杂志，2007，29（12）：959-961.

5. 陶海. 泪小管断裂的一期修复时机探讨. 中国中西医结合学会眼科专业委员会第十四届学术年会暨海峡两岸眼科学术交流会论文汇编，2015. 173. http://www.doc88.com/p-2746926412236.html

第十九节　泪小管泪囊吻合术

泪小管泪囊吻合术（canaliculocystostomy）是一种将泪小管鼻侧端开口与泪囊外侧壁切口之间进行吻合形成泪液引流通道，恢复泪液引流功能的手术。

一、适应证 [1-6]

1. 上下泪小管同时断裂，泪小管鼻侧段和泪总管缺失，存留的颞侧段泪小管长度大于4mm，泪囊尚正常。

2. 上下泪小管鼻侧段完全阻塞，泪点到泪小管阻塞部位的长度大于6mm者，尤其是泪小管阻塞经过激光成形和置管手术以后仍不能治愈的患者。

二、禁忌证

1. 先天无泪囊、泪囊萎缩、泪囊肿瘤及外伤泪囊毁损严重者。

2. 患有影响手术的全身性疾病，如心血管病、肺功能障碍与出血性疾病者。

3. 相对禁忌证　合并鼻泪管阻塞、泪囊炎、鼻腔严重狭窄畸形或鼻腔肿瘤者。

三、术前准备

术前对泪道进行仔细、全面的检查，包括：询问病史，裂隙灯显微镜检查，泪液分泌试验，泪道探查冲洗，泪道X线造影检查，必要时做泪道CT造影检查和逆行插管泪道CT造影检查。

四、麻醉

成人一般采用局部麻醉，包括：滑车下神经、筛前神经阻滞麻醉和局部浸润麻醉，眼表面麻醉（1%丁卡因眼液点术眼3次）；也可以采用全身麻醉。

儿童采用全身麻醉。

五、操作方法及程序

（一）泪小管断裂后的泪小管泪囊吻合方法及程序

1. 对于上下泪小管均断裂，经过仔细探查，明确鼻侧上下泪小管残段均已经被毁损，无法找到上下泪小管鼻侧断端的患者，可行泪小管泪囊吻合术。

2. 找到上下泪小管颞侧断端以后，适当扩大皮肤伤口，暴露内眦韧带，找到泪前嵴。在内眦韧带下方泪前嵴外侧就是泪囊部位。剪开泪筋膜暴露泪囊前外侧壁，在泪囊的外侧壁做一长约3mm的全层纵形切口（和泪囊-鼻泪管方向平行），从泪囊切口注入约1ml生理盐水，若患者诉鼻腔有液体流入，则证实鼻泪管通畅。

3. 分别将双泪小管置入式人工泪管的两端经过上下泪点经泪小管颞侧断端、泪囊纵向切口，进入泪囊，贴近眉弓旋转90°，再从鼻泪管进入鼻腔，人工泪管两侧端在鼻腔汇合，缝线打结固定。置管的方法术者可以根据经验选择Crawford置管法、Ritleng置管法和Tao Ⅰ置管法。

4. 用8-0可吸收缝线将泪小管鼻侧断端和泪囊切口的切缘进行间断缝合2~3针，使两者紧密对合。用5-0丝线分层缝合皮肤切口，剪除鼻腔外多余的人工泪管。

5. 结膜囊内涂抗生素眼药膏，敷料遮盖包扎术眼。

（二）泪小管阻塞段切除后的泪小管泪囊吻合方法及程序

1. 作皮肤切口，由内眦角内侧5mm、内眦韧带水平中线处开始沿泪前嵴向下外延长做1.2cm弧形切口。钝性分离皮下组织和眼轮匝肌至泪前嵴。

2. 撑开皮肤切口，剪开泪筋膜，暴露泪囊前壁和外侧壁。在泪囊前壁做一长约8mm的全层纵形切口（和泪囊-鼻泪管方向平行）。从泪囊切口注入约1ml生理盐水，若患者诉鼻腔有液体流入，则证实为鼻泪管通畅。拉开泪囊切口，暴露泪囊外侧壁泪总管入口位置，用猪尾巴探针经泪总管入口逆行探查泪小管的阻塞部位，明确泪小管近鼻侧段全阻塞且无法疏通，从此处纵向切开泪囊黏膜层（和泪囊-鼻泪管方向平行），切口长约3mm，钝性剥离黏膜下组织，从泪点插入泪道探针经泪小管从泪总管和泪囊方向探查暴露出上下泪小管的阻塞段，切除上下泪小管阻塞段[3]（图8-19-1），再暴露出泪小管的颞侧端开口。

3. 分别将双泪小管置入式人工泪管的两侧段从上下泪点置入，经过上下泪小管颞侧端开口，泪囊侧壁切口进入泪囊，贴近眉弓旋转90°，再从鼻泪管进入鼻腔，人工泪管两侧段在鼻腔汇合，缝线打结固定。置管的方法术者可以根据经验选择Crawford置管法、Ritleng置管法和Tao Ⅰ置管法。

4. 修剪泪囊外侧切口的黏膜下组织，将泪囊外侧壁切口的切缘和泪小管鼻侧端开口拉拢对合，用8-0可吸收缝线间断缝合2~3针，使两者紧密对合。再用8-0可吸收缝间断缝线合泪囊前壁切口3~4针，封闭泪囊前壁切口。用5-0丝线分层缝合皮肤切口，剪除鼻腔外多余的人工泪管。

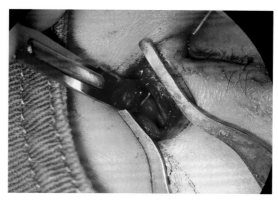

图 8-19-1　用泪道探针经泪小管插入向泪囊方向暴露出泪小管阻塞段，从泪囊内切除泪小管阻塞段

5. 结膜囊内涂抗生素眼药膏，敷料遮盖包扎术眼。

六、术后处理

术后抗菌消炎治疗，术后第 7 天皮肤拆线，术后 4 周试冲泪道，术后 12 周取出人工泪管，取管后 1 周再次冲洗泪道。

七、注意事项

1. 鼻泪管阻塞、泪囊炎、鼻腔严重狭窄畸形或鼻腔肿瘤者为相对禁忌证，所患的合并症需要提前进行治疗，恢复后方可行泪小管泪囊吻合手术。当然，部分患者也可同时联合行相应的手术，比如：上下泪小管阻塞术中探查到鼻泪管阻塞和慢性泪囊炎，可同时行泪囊鼻腔吻合术，即泪小管泪囊鼻腔吻合术（canaliculocystorhinostomy）[7, 8]。

2. 注意嘱咐患者勿牵拉人工泪管，避免发生管移位、脱落。如人工泪管提前脱落，则可能吻合口闭锁，手术无效，需再手术。

3. 若术后泪小管通畅性较差，可适当延长带管时间，但需要注意，延迟取管也可能因人工泪管摩擦刺激而发生吻合口肉芽组织形成、粘连或再阻塞。

（郑 莎 陶 海）

参 考 文 献

1. Steinkogler FJ1. Canaliculocystostomy combining microsurgery and fibrin sealing of the anastomosis. Ophthalmic Surg. 1992 Jul; 23（7）: 485-488.

2. 孔巧，沈肇萌，成璞. 泪小管泪囊吻合术 12 例临床体会. 中国眼耳鼻喉科杂志, 2007, 7（1）: 49.

3. 王东初，牛晨阳，余蜀清. 从泪囊内行泪小管阻塞切除术初步报告. 实用眼科杂志, 1987; 5（6）: 249-351.

4. 朱凤岐，张雅娟. 自泪囊内行泪小管阻塞段切除术. 临床眼科杂志, 2000; 8（3）: 197-198.

5. 刘家琦，李凤鸣. 实用眼科学, 第 3 版. 北京: 人民卫生出版社, 2017.652-653.

6. 李绍珍. 眼科手术学. 第 2 版. 北京: 人民卫生出版社, 2008.209.

7. Vestn Oftalmol. Sultanov MIu. Conservative method of canaliculocystostomy and modifications of canaliculocystorhinostomy and canaliculorhinostomy. 1980（5）: 56-59.

8. Bobrov DA，Zhukov SK，Slezkina IG. Application of the Ritleng intubation lacrimal system for the surgical treatment of combined lesions of lacrimal passages. Vestn Otorinolaringol. 2010；（2）：55-57.

第二十节　结膜泪囊鼻腔吻合术

结膜泪囊鼻腔吻合术（conjunctivodacryocystorhinostomy，CDCR）是比较复杂的泪道手术之一，主要针对泪囊前泪道（包括泪点、泪小管和泪总管）的严重阻塞或者缺失的患者，通过建立一个连通内眦结膜 - 泪囊 - 鼻腔之间的通道，达到引流泪液的目的。

一、适应证

结膜泪囊鼻腔吻合术的适应证是各种原因导致的泪小管广泛阻塞，外伤或者手术导致的泪小管严重毁损，或先天泪点泪小管缺失（图 8-20-1），泪小管近端管腔开放的长度小于 4mm，同时伴有鼻泪管阻塞者。泪小管广泛性阻塞、毁损或缺失的原因有多种[1]，包括：

1. 机械性外伤，多见于车祸、动物咬伤。

2. 结膜和泪囊部的急慢性炎症。

3. 肿瘤切除术后的缺损，以内眦部基底细胞癌，泪囊部乳头状鳞癌多见，偶见睫状体色素瘤及其他眼部鼻部肿瘤放疗后。

4. 先天性泪道发育异常，上下泪点泪小管先天缺失。

5. 化学和物理烧伤。

6. 药物性，可见于点用 5- 氟尿嘧啶、碘苷后。

7. 特发性，原因不明。

8. 其他，如剥脱性皮炎后。

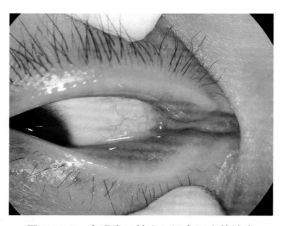

图 8-20-1　右眼先天性上下泪点泪小管缺失

二、禁忌证

1. 同时患严重鼻中隔偏曲、鼻息肉、萎缩性鼻炎、鼻窦炎等的鼻部疾病患者（这类患者若需要行此手术，需先行专科治疗）。

2. 年轻患者和老年患者[1]　年轻患者（小于 20 岁，也有文献报告小于 12 岁[2]），小儿患者需要延期手术。老年患者（大于 70 岁，也有文献报告 80 岁以上[2]），高龄患者只有当溢泪症状很重时才考虑行 CDCR 手术。

3. 患有影响手术的全身性疾病，如心血管病与出血性疾病者。

4. 先天无泪囊、泪囊毁损严重及泪囊萎缩者为相对禁忌证。对于能做出足够长度的结膜瓣的患者可以做特殊的术式，即结膜鼻腔黏膜吻合手术来治疗；对不能做出足够长度的结膜瓣的患者可通过建立有黏膜层衬里的新泪道的特殊术式来治疗。

三、术前准备

术前对泪道进行仔细、全面的检查，包括：询问病史，裂隙灯显微镜检查，Shirmer Ⅰ试验，泪道探查、冲洗，泪道逆行插管造影 X 线检查或泪囊穿刺泪道造影法，必要时做泪道 CT 检查。鼻腔检查，排除严重鼻中隔偏曲和萎缩性鼻炎等鼻部疾患。

四、麻醉

成人一般采用局部麻醉，包括：滑车下神经、筛前神经、眶下神经鼻侧支阻滞麻醉，鼻腔壁黏膜表面麻醉（用萘甲唑啉以及含 1:100 000 肾上腺素的 1% 丁卡因）和局部浸润麻醉，眼表面麻醉（1% 丁卡因眼液点术眼 3 次）；也可以采用全身麻醉。

儿童采用全身麻醉。

五、操作方法及程序

1. **切开皮肤暴露泪囊和泪囊窝**　在距内眦 5mm 处作一长 15mm 的皮肤切口；钝性逐层分离皮下组织至骨膜，切开并掀起骨膜暴露泪囊窝部鼻骨；为了暴露充分，必要时可剪断部分或者全部内眦韧带。将泪囊上 2/3 自泪囊窝游离。泪囊内注入生理盐水，证实同时伴有鼻泪管阻塞。泪囊顶部缝一牵引缝线，将泪囊上部拉出泪囊窝。

2. **制作骨孔**　在泪囊窝中下部鼻骨上作一直径为 15～20mm 大的骨孔。

3. **做泪囊和鼻黏膜瓣并吻合后瓣**　在泪囊内侧壁下部和对应的鼻黏膜分别做"工"形切口，做成前后黏膜瓣；将泪囊黏膜后瓣和鼻黏膜后瓣对合在一起，用 8/0 可吸收线缝合 3 针。也可以不缝合，而采用可吸收止血海绵和橡皮引流条将其压迫固定在一起。

4. **结膜切口和皮下隧道制作**　从泪阜下部的穹隆下穹隆结膜切开结膜长 5～6mm。用线状刀或双刃刀自结膜切口，向泪囊中下 1/3 的方向刺入，做一斜形隧道，直到泪囊窝，用血管钳扩大隧道至泪囊不受挤压的情况下，能顺利通过为宜。将游离的泪囊通过牵引缝线将其引入隧道，自结膜切口露出顶部。

5. **切开泪囊顶部和结膜切口吻合并置泪道旁路义管**　泪囊顶部做一长 3～4mm 的切口，用 8/0 可吸收缝合线或尼龙线间断缝合泪囊顶部和结膜创缘 4～5 针。缝合后的泪囊既不能过于紧张，也不能有扭曲和皱褶。缝合后泪囊紧张者可以进一步游离泪囊或将球结膜做一减张切口或减张分离。将直径 3mm 的硅胶旁路义管置入结膜泪囊鼻腔吻合道入鼻腔（图 8-20-2），硅胶管上端缝一丝线，固定于面颊部，术后硅胶管留置 4～6 周[3]。根据患者溢泪改善情况，必要时需要延长置管时间（图 8-20-3）。

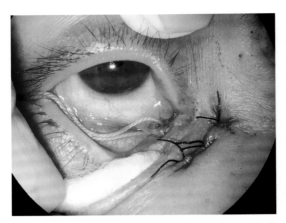

图 8-20-2　硅胶旁路义管置入结膜泪囊鼻腔吻合道

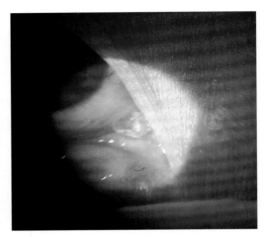

图 8-20-3　右眼结膜泪囊吻合并旁路义管置入术后 9 周

也有文献报道，可不做泪囊的上部的游离及泪囊顶部和结膜创缘的吻合，而是切除泪阜，用 Wheeler 或 Graefe 尖刀以 45° 角从泪阜到鼻腔做一贯穿通道，扩张穿通道，直接在穿通道内插入硅胶管或 Jones 管作为支架，再用 6-0 丝线或 Prolene 线缝合固定即可[1]。

6. **吻合前瓣**　将鼻黏膜前瓣和泪囊黏膜前瓣对齐，用 8-0 可吸收缝线或尼龙线缝合 3 针。使切断的内眦韧带复位，若内眦韧带先前已被全部剪断，则需缝合复位。缝合软组织切口：可以做皮下组织和皮肤逐层间断单纯缝合；也可以皮下组织做间断单纯缝合，皮肤切口做皮内缝合，以减少手术瘢痕形成。

还可以采用经皮肤悬吊前瓣式缝合法在缝合皮下组织和皮肤切口的同时吻合鼻黏膜前瓣和泪囊黏膜前瓣[4]。具体操作方法：用 5-0 丝线从皮肤切口边缘进针，经过皮下组织、泪囊黏膜前瓣、鼻腔黏膜前瓣、对侧皮下组织，从对侧皮肤切口边缘出针，垂直褥式缝合，打结。这种方法，简化了手术操作，能有效防止吻合道内前瓣的塌陷，术后 7 天拆线，吻合口内不残留线头，避免了线头引起的肉芽组织增生。

附：其他特殊术式

1. 采用结膜瓣与鼻黏膜瓣的端端吻合，两侧边包裹 Jones 管壁，即 CR（conjunctivorhino-stomy，CR）术[5,6]，这种方法主要适用于先天无泪囊、泪囊毁损严重或泪囊萎缩的患者，往往因为结膜瓣长度有限而操作困难。对于这些类型的患者也可以通过建立有黏膜层衬里的新泪道来完成手术，有以下几种选择。

2. 应用全层颊黏膜、唇黏膜、游离皮片或大隐静脉移植贴附支架管壁外侧[7,8]。切取全层颊黏膜、唇黏膜、游离皮片或大隐静脉等自体组织中的一种，将黏膜片或皮片卷曲成管状，用 8-0 可吸收缝线缝合创缘，将套有硅胶管或 Jones 管的自体组织卷成的管或隐静脉经结膜切口和隧道插入，在经过鼻腔吻合道插入鼻腔数毫米，上端和结膜吻合，下端位于鼻甲的前面，游离于鼻腔。但近年来，有文献报道，这种采用游离的自体组织移植再造泪道的方法，手术以后局部瘢痕增殖较明显，远期效果不甚理想[9]。

3. 采用双带蒂的鼻腔黏膜瓣做新泪道的衬里，在骨孔的下方、内侧、外侧鼻黏膜要用带弯曲尾部的钝圆刮匙从骨头上分离出。分离的瓣通过骨窗并被分成两部分，以上方为基底的上内侧黏膜瓣来重建通道的后壁，以外侧为基底的下外侧鼻黏膜瓣来重建通道的前壁，黏膜瓣准确缝合到相对的结膜切口的前后唇，中间放置用宽 1.5cm 长 5cm 半硬性硅胶片做成的支架，硅胶片于手术几天后拔出[10]。

4．带支架的结膜瓣和鼻黏膜瓣做新泪道的衬里，骨孔完成后，切开结膜并做一皮下通道，U 形切口作一后侧壁为基底部的 1cm×2cm 大小的鼻腔黏膜瓣。黏膜瓣向上旋转用来重建新通道的后上壁。为了完全连接新通道，以内侧为基底的结膜瓣是从内侧结膜分离而来。将其向下转位用来修复管壁的前下壁。或者，结膜瓣从下部睑结膜分离而来，宽 5mm，水平方向长 15mm。将两个瓣膜都绕着一根直径约为 2mm 的硅胶管缝合并使黏膜层朝里。在鼻内镜下精确放入管后，分层缝合皮肤。根据愈合情况，硅胶管于术后 3～6 周拔出。对于再狭窄和瘢痕严重的特殊病例拔管时间适当推后[11]。

5．结膜和含鼻中隔软骨的黏膜瓣　这种手术可以提供一个有完整黏膜为衬里，并附有软骨为支持的新的鼻泪通道。为了重建前上壁，从下睑结膜取了一块结膜瓣。这块矩形的以内侧为基底的结膜瓣大约长 15mm，宽 5mm。当皮下隧道做成后，皮瓣向下转位下至所造鼻孔处。其前壁的重建由带蒂的软骨性鼻中隔黏膜瓣完成。鼻内镜下在鼻中隔远端取下含软骨的黏膜瓣。取下软骨时，对侧的中隔软骨膜和黏膜需小心保留。用 15 号刀片削薄软骨，黏膜瓣（宽 1cm，长 3～4cm）向上转位，用 8-0 可吸收线缝合于结膜切口后缘。因此，软骨位于很关键的骨孔处，起到支撑新泪道的后下壁作用。最后，两块黏膜瓣的外侧边缘很接近，结膜黏膜瓣缝合于鼻腔外侧壁的以下部为基底的黏膜瓣。插入软硅胶管短期支撑新通道，约 10 天后拔除[9]。

为了避免因为皮肤切口而影响外观，可以做经鼻内镜下泪囊鼻腔造口自体组织移植泪道再造，优点是不做皮肤切口，患者容易接受，但操作比较复杂，需熟练的鼻内镜操作技术[12]。

六、术后处理

1．术后 2～3 周常规点抗生素滴眼液，呋喃西林麻黄碱滴鼻液和复方薄荷油滴鼻剂滴鼻，每天 3～4 次，必要时全身抗生素治疗预防感染 1 周。少用或不用眼药膏，以免阻塞硅胶管或 Jones 管。

2．作为术后常规观察的一部分，要求病人捏住对侧鼻孔后吸入滴于内眦部的生理盐水，若生理盐水迅速流过管腔，表明 Jones 管功能正常，否则需用 23 号泪道冲洗针冲洗去除任何可能留存于管内的积血、组织碎片或黏液。

3．术后 5～7 天拆除皮肤缝线，2～3 周拆除硅胶管或 Jones 管的固定缝线。

4．通常术后 3 个月，在新通道完全上皮化后，鼻中隔黏膜瓣根部将被彻底离断。

5．仔细、充分的分离确保所有的操作都尽量少地损伤角膜、巩膜，避免手术继发的眼球运动受限。

七、注意事项

1．硅胶管或者 Jones 管置入的缺点包括：管移位、脱出、肉芽组织形成、粘连、鼻和结膜刺激，要嘱患者定期复查，注意维护。若有管脱出，需及时重新置入（图 8-20-4）。

2．若处理泪囊黏膜后瓣和鼻黏膜后瓣时，不缝合，而采用一橡皮引流条将其压迫固定

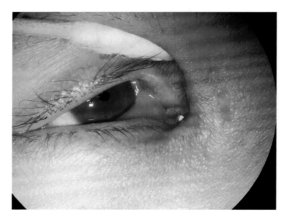

图 8-20-4　结膜泪囊鼻腔吻合术后 10 周，泪道旁路
义管脱出后又及时重置入，局部组织水肿

在一起的方法，引流条的上端可用缝线经泪囊顶，从皮肤面穿出结扎于一小棉条固定，术后 7 天拆除皮肤缝线之前拆除。

3. 每天清洗管腔，防止黏液阻塞。若这一操作不能实施，则要求病人做"闭嘴 - 捏鼻 - 轻吸气"动作，促进泪液引流，每天 2～3 次，管口的黏液用棉棒拭去。

4. 打喷嚏或擤鼻涕时，要把手按于内眦部，以防管脱出和鼻腔分泌物及气流上窜。

5. 只有戴游泳镜时才可以游泳，禁止跳水。

6. 一旦发现管丢失、滑脱或无导泪功能，应立即就诊。第一年，每 3 个月随诊；第二年，每 6 个月随诊；以后 6～12 个月随诊。检查应包括：估计管的解剖位置，管腔是否通畅。至于鼻端管口的位置，需用鼻内镜检。

7. 对于拔管时机，众说不一。有人建议术后 2 年拔管，可以提高患者的舒适感。一般 Jones 管应保留至少 2～4 年，待管壁上皮化后再拔管。然而，有病例在成功维持 7 年之后 Jones 管脱落的 5 天内，便发现泪道已经闭锁，所以一般的观点认为 Jones 管应永久保留。有人采用泪阜结膜及半月皱襞结膜手术，认为 3～6 个月拔管是可行的。

8. 鼻中隔处的供给缺损处则不作处理，待二期愈合。鼻腔填塞 1 天，减少出血。

9. 防止管脱出：管脱出常与用手揉眼，打喷嚏或擤鼻涕时未保护管有关。及时发现者，最好在 24 小时内，可在局麻下重新置管；处理不及时，管道倾向于闭合，此时则需再次手术创建新通道。

10. 防止导管移位：管移位主要是因为管的长短量不准有关，这与术后组织充血水肿消退，管腔松弛或组织收缩致管腔变化，或缝线松弛不无关系。管长易上移，管短易下移。也有因管口与泪湖基底没有充分衔接吻合，而造成再次溢泪。

11. 防止管腔阻塞　管腔阻塞主要原因为肉芽肿、异物、睑球粘连，对于肉芽肿可剪除或烧灼处理。

12. 一旦发现导管滑落、移位或无导泪功能要及时复查。

对于再造泪道的各种术后并发症，应用带蒂黏膜瓣为衬里的再造并临时支架法要优于游离黏膜瓣移植法。这主要是前者能达到一期愈合，并减少肉芽组织和瘢痕形成，减少骨孔区的骨性增生。国外文献报道应用结膜瓣联合有永久自身支架作用的含软骨的鼻中隔黏膜瓣的技术是最有效的手术方法,但国内这方面的经验尚少。尽管有的文献报道这种手术的成功率多数在 90% 以上,术后的导泪效果已经过众多临床医生的长期随访已经明确,但也有文献报道手术成功率仅在 40%,且鉴于术后会出现的诸多问题,这种手术的方法及所用的置管材料还需要进一步研究改进。

（陶　海）

参 考 文 献

1. 秦毅,闵燕. 结膜泪囊鼻腔吻合术. 国外医学眼科分册,2001,25(6):350-352.
2. Weber RK,Keerl R,Schaefer SD,et al. Atlas of lacrimal surgery. Berlin Heidelberg Germany:Springer Berlin Heidelberg,2007:20-23.
3. 孙承禄. 泪道病的外科治疗. 天津:天津科学技术出版社,1982:108-140.
4. 陶海,罗启相. 经皮肤悬吊前瓣式泪囊鼻腔吻合术 75 例. 眼外伤职业眼病杂志,1998;20(6):628-629.
5. Arden RL et al. Otolary Head Neck Surg,1990;102(2):150.
6. 张月娣,王永令. 结膜泪囊鼻腔吻合术 134 眼临床报告. 上海第二医科大学学报,1993(3):233-234.
7. Campbell CT III et al. Ophthalmic Surg,1983;14:647.
8. Rosen N et al. Am J Ophthalmol,1994;117(5):636.
9. 王侠,李健宁,马勇光,等. 游离皮片移植再造鼻泪管. 北京医科大学学报,1998;30(3):267-269.
10. Weber RK,Keerl R,Schaefer SD,et al. Atlas of lacrimal surgery. Berlin Heidelberg Germany:Springer Berlin Heidelberg,2007:20-23.
11. Murube del Castillo J,Martinez Baradas A,Hernandez King J,et al. Dacryo-fornix-rhinostomy with two flaps. Eur J Ophthalmo 1992,12:73-78.
12. 陶海,吴海洋,侯世科,等. 经鼻内窥镜下泪囊鼻腔造口自体组织移植泪道再造术的临床初步报告. 国际眼科杂志,2008,(3):545-549.

第二十一节　泪囊摘除术

泪囊摘除术(dacryocystectomy,DCT)是将泪囊完整摘除,达到治疗目的的一种手术,1742 年首次被 Woolhouse 描述。泪囊鼻腔吻合手术出现前,泪囊摘除术是治疗慢性泪囊炎、泪道皮肤瘘管等的标准术式[1]。但泪囊摘除术会使泪道引流功能受损,术后可能出现终生溢泪[2],会严重影响患者的生活。随着微创泪道手术的开展,泪囊摘除手术的适应证被从严控制,临床应用也日渐减少,但仍有少数患者需要做泪囊摘除术。

一、适应证

1. 年龄较大、身体状况较差、不能承受损伤较大且耗时较长的手术的慢性泪囊炎患者[3,4]。
2. 泪囊恶性肿瘤患者,或者良性肿瘤严重侵犯泪囊,已无法保留泪囊者[5,6]。
3. 因黏膜性类天疱疮、系统性红斑狼疮、黏膜皮肤利什曼病、韦格纳肉芽肿等全身性疾病引起严重的鼻腔病变伴泪囊炎者[5-7]。
4. 慢性泪囊炎合并长期严重的干眼[6]。
5. 老年泪囊炎患者,合并有其他眼病如急性闭角型青光眼、严重的角膜炎、晚期白内障等,需要紧急手术治疗,其泪道手术目的是促进快速恢复视功能。

6. 慢性泪囊炎伴严重萎缩性鼻炎[8]。

二、禁忌证

1. **眼局部禁忌证**　眼睑、泪囊、结膜或内眼急性炎症者。

2. **全身禁忌证**　严重外伤威胁生命者;患严重精神疾病,或心脑血管及其他影响手术正常进行的全身性疾病者。

三、术前准备

1. 全身体格检查,眼科常规检查及包括泪道探查冲洗、泪道造影、鼻内镜等的泪道系统检查,明确符合手术适应证,无手术禁忌证。

2. 根据病情设计手术方案。

3. 完成术前谈话,患者及家属知情同意并签字。

4. 对患者及家属进行术前健康教育及指导。

四、麻醉

1. 成人一般采取局部麻醉,包括:滑车下神经、眶下神经鼻侧支、眼表面麻醉。

2. 儿童或无法耐受局麻患者采用全身麻醉。

五、操作方法及程序

（一）单纯泪囊摘除术（图 8-21-1）

1. 在距离患眼内眦 3～4mm 处与泪前嵴平行的方向[5],从内眦韧带水平中线平齐处沿皮纹往外下方做约 10mm 长切口。

2. 暴露并剪断内眦韧带中下 1/2 部,沿着泪前嵴稍偏向鼻侧的骨面,切开骨膜,分离骨膜暴露泪囊窝内侧骨壁。沿泪前嵴在内眦韧带下剪开泪囊浅筋膜,至鼻泪管上端,用镊子提起浅泪筋膜切口边缘,用骨膜分离器向两侧分离泪筋膜和泪囊外侧壁,上至泪囊顶部,下到鼻泪管上口,向后至泪后嵴将泪筋膜与泪囊分开。拉开泪筋膜,将泪囊自泪囊窝骨壁分离开,使泪囊鼻侧除顶部与鼻泪管处全部与泪囊窝分离。

3. 用血管钳夹住泪总管,在远离泪囊处剪断,用镊子提起泪囊剪断顶部联系,并深入鼻泪管上口处剪下泪囊。检查摘出的泪囊是否完整,如有泪囊组织残留于泪囊窝,应完全剥离。用锐刮匙将鼻泪管上段的黏膜刮除,并探通鼻泪管,以利引流。

4. 泪囊摘除后,借助 Ellman-Surgitron 针或泪小管探针烧灼泪小管、泪总管及鼻泪管残段管腔,使之变成白色[5]。

5. 以 6-0 可吸收线间断缝合泪筋膜,用 5-0 丝线褥式缝合皮肤及皮下组织 3 针。

6. 患眼涂红霉素眼膏后纱布遮盖,绷带加压包扎。

（二）扩大的泪囊摘除术

是在完整摘除泪囊的基础上,扩大切除组织范围,将泪囊周围组织结构,包括泪总管、泪小管、泪点,甚至鼻泪管、骨性泪囊窝、上颌骨额突、筛骨以及周围软组织等一并切除。主要适用于已经浸润到周围组织的泪囊肿瘤。同时切除泪总管、泪小管及泪点的泪囊摘除术,

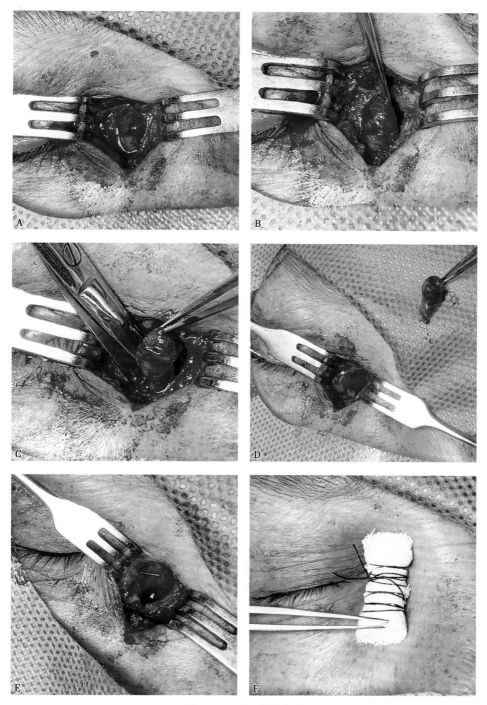

图 8-21-1　泪囊摘除术

A：切开皮肤及内眦韧带后分离暴露泪囊；B：剥离泪囊，剪断泪总管；C：鼻泪管入口处剪断泪囊；
D：泪囊完整摘除；E：泪囊窝无泪囊组织残留；F：缝合皮肤，小棉枕加压包扎（以上图片均由张爽
医生提供）

可以预防残余泪道再发泪道化脓性炎症。

（三）经鼻内镜泪囊摘除术 [8]

鼻内镜下在中鼻甲附着点前下方的鼻外侧壁（应用骨动力系统打磨）咬切鼻黏膜和骨壁，形成骨洞，暴露泪囊内侧壁中下部对应处的骨膜，剥离骨膜暴露泪囊。将 Bowman 探针插入泪囊将泪囊支起，利用角膜刀切开泪囊前壁，骨膜剥离子剥离泪囊侧壁，在靠近泪总管处完整切除泪囊。这种术式需要去除骨质，操作较复杂，主要适应于长期严重的干眼合并慢性泪囊炎，但不愿意做外路泪囊摘除手术的患者；其次，对于外路泪囊鼻腔吻合手术失败后，已经有现成的骨孔可做经鼻手术入路的患者也可以选择。

六、术后处理

1. 术后 3 天局部加压包扎，期间全身抗生素治疗。

2. 术后第 4 天打开包扎敷料，停用全身抗生素，局部抗生素滴眼液如喹诺酮类，一日 4 次，抗生素眼膏，每晚一次。

3. 经皮肤入路的泪囊摘除术患者，术后 7 天拆除皮肤缝线。

七、注意事项

需要注意泪囊摘除术后可能会有如下手术并发症需要及时处理。

1. **术中大出血** 可能是术前未评估好血压情况及全身情况 [5]，也可能是手术切口不正确，过于偏向鼻侧，或切口过深，易伤及内眦动、静脉而造成。

2. **泪囊残留** 术后再次出现溢泪和溢脓症状，多因术中泪囊窝内泪囊黏膜残留，常见的原因有：①出血较多，术野不清晰或者血肿，寻找或者分离泪囊困难；②皮肤切开后没有先确认泪前嵴和内眦韧带，分离时解剖层次混乱不清，错将其他组织误以为泪囊而摘除或泪囊切除不完整，再次出现炎症表现。

3. **眶隔穿破** 泪囊筋膜与眶隔联系紧密，在分离泪囊外侧壁时易造成穿破眶隔，尤其是分离泪总管时易剪穿眶隔，使眶内脂肪脱出。

泪囊摘除术可完整切除泪囊病变，并且有操作简单、损伤小、不侵及鼻黏膜，出血少等优点，但术后患者大多数患者会出现终生溢泪，痛苦也不小，所以，在决定选择做泪囊摘除术前医生和患者都一定要仔细考虑，慎重选择。近年来，临床医生在泪道阻塞性疾病治疗方面不断地探索，涌现出了很多新的治疗方法，如激光泪道成形术、泪道置管术及内镜下多种泪道微创手术等 [9]，手术损伤已经可以明显减小，治愈率明显提高，所以，除少数非泪囊摘除手术不能到达治疗目的患者，一般不再做泪囊摘除手术。

（徐文双　王　菲　陶　海）

参 考 文 献

1. Stokes DP, Flanagan JC. Dacryocystectomy for tumors of the lacrimal sac. Ophthal Surg. 1977, 8: 85-90.

2. 马黛奇. 泪囊鼻腔吻合术治疗慢性泪囊炎（附 60 例报告）. 山西医药杂志, 1986,（06）: 359-360.

3. 李田, 华雪萍, 王新丹, 等. 改良泪囊摘除手术的疗效观察. 国际眼科杂志, 2013,（11）: 2346-2348.

4. Meireles MN, Viveiros MM, Meneghin RL, et al. Dacryocystectomy as a treatment of chronic dacryocystitis in the elderly. Orbit. 2017; 36（6）: 419-421.

5. Ali MJ. Dacryocystectomy: Goals, Indications, Techniques and Complications. Ophthal Plast Reconstr Surg, 2014; 30: 512-516.

6. Woodcock M, Mollan SP, Harrison D, et al. Mitomycin C in the treatment of a Schneiderian (inverted) papilloma of the lacrimal sac. International ophthalmology, 2010, 30(3): 303-305.

7. Matayoshi S, Baak AV, Cozac A, et al. Dacryocystectomy: indications and results. Orbit, 2004, 23(3): 169-173.

8. Pari N, Shams, Dinesh, et al. An endoscopic endonasal approach to dacryocystectomy. Orbit(Amsterdam, Netherlands), 2013, 32(2): 134-136.

9. 陶海,马志中,侯世科,等. 泪道阻塞性疾病的治疗研究进展. 国际眼科杂志, 2009, 9(03): 551-554.

第二十二节　经鼻内镜泪囊鼻腔吻合术

经鼻内镜泪囊鼻腔吻合术(transnasal endoscopic dacryocystorhinostomy, enDCR),又称为经鼻内镜泪囊鼻腔造口术,是在内镜下经鼻腔建立泪囊和鼻腔之间的泪液引流通道的一种手术。是一种不同于传统经面部皮肤切口入路的泪囊鼻腔吻合术的新术式,不需要鼻旁做皮肤切口,故不会遗留面部瘢痕。由于无面部瘢痕,手术并发症少,同时可矫正影响泪液引流的鼻腔疾病或解剖异常,临床效果良好,较传统术式有明显的优点,正在逐渐取代传统的经面部皮肤切口泪囊鼻腔吻合术。

一、适应证

1. 先天鼻泪管骨性阻塞或者缺如。

2. 先天泪囊羊水囊肿,经过按摩和泪道探通治疗无效者,或者泪囊羊水囊肿伴感染者。泪囊羊水囊肿是因为鼻泪管下口处 Hasner 瓣膜未开放,同时泪总管处 Rosenmuller 瓣膜也未开放,所以在泪囊 - 鼻泪管形成囊肿。如果继发内眼角红肿痛,说明继发急性泪囊炎,需要把急性炎症控制以后手术。

3. 鼻泪管阻塞伴慢性泪囊炎者。

4. 鼻泪管阻塞合并泪总管阻塞形成的泪囊黏液囊肿。

5. 急性泪囊炎患者、慢性泪囊炎急性发作、急性泪囊炎伴眶蜂窝织炎(图 8-22-1),需待急性炎症控制,脓肿局限后。

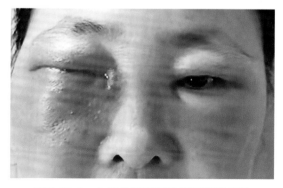

图 8-22-1　右侧急性泪囊炎伴眶蜂窝织炎

6. **外伤性慢性泪囊炎**　外伤性急性泪囊炎或者慢性泪囊炎急性发作，需待急性炎症控制，脓肿局限以后。

7. **复发性泪囊炎**　泪囊鼻腔吻合手术后吻合道阻塞的复发性泪囊炎、泪道激光手术后复发性鼻泪管阻塞和泪囊炎，泪道置管手术后复发性鼻泪管阻塞和泪囊炎。

8. **医源性泪道损伤**　泪道阻塞置管术后置入物残留于泪道中者；上颌窦或鼻腔手术损伤鼻泪管，导致鼻泪管阻塞继发泪囊炎者。

二、禁忌证

1. 泪囊和鼻泪管恶性肿瘤，伴或不伴泪囊炎患者。这种患者经过鼻内镜下手术难以完整切除肿瘤，也无法完成精确的扩大切除术。

2. 外伤性急性或者慢性泪囊炎，眶骨和鼻骨骨折严重导致泪囊明显移位患者。这种患者多数有外伤后鼻腔狭窄，鼻内镜下操作困难；骨质可能有错位和局部增厚，鼻腔结构紊乱，加之泪囊移位离鼻腔造口处位置远，术中泪囊定位困难，也难以完成在泪囊脓肿的最低点引流。

3. 急性泪囊炎或慢性泪囊炎急性发作，泪囊及其周围脓肿尚未形成并局限者。泪囊有急性炎症时，忌过度的局部压迫和过度的手术操作，以防炎症的蔓延和扩散，泪囊及其脓肿形成并局限之后才有利于最小的操作，取得最好的引流效果，把炎症蔓延和扩散的风险降到最低。

4. 泪囊前泪道严重阻塞、外伤毁损或先天全缺失者。这类患者，对于能做出足够长度的结膜瓣的患者，需要联合做特殊的术式，即经鼻窥镜结膜鼻腔黏膜吻合手术来治疗；对不能做出足够长度的结膜瓣的患者则需要通过建立有自体组织移植的黏膜层衬里的经鼻窥镜泪道再造手术来治疗 [1-3]。

5. 术前泪囊造影提示泪囊重度萎缩，泪囊直径小于 3mm 者，或者先天无泪囊但泪囊前泪道尚正常者，为相对禁忌证。这种患者需要同时联合做经鼻内镜泪囊再造术。

6. 患严重鼻中隔偏曲鼻腔狭窄、鼻息肉、重度萎缩性鼻炎、化脓性鼻窦炎等的鼻部疾病。这类患者若需要行此手术，需先行专科治疗。部分患者可以请耳鼻喉科医师联合同台手术。

7. 全身系统性疾病，严重心脑血管疾病、严重出血性疾病（如：血友病、血小板减少症及凝血异常者）、伴有危及生命的严重外伤、严重精神疾病及其他影响手术正常进行的全身性疾病者。

8. 年老体弱或恶性肿瘤晚期，不能耐受手术者。

三、术前准备

（一）手术基本设备、器械、药品和耗材准备

1. **手术基本设备**　调试好鼻内镜系统（监视器、CCD、冷光源，图 8-22-2）、医用手术显微电钻（图 8-22-3）、高频电刀、手术图像采集系统、升降手术床、全自动麻醉机、快速消毒锅、电动吸引器（图 8-22-4）等。

2. **手术基本器械** [4]　准备好 0°硬性鼻内镜头（图 8-22-5）或 30°硬性内镜镜头、咬骨钳（图 8-22-6）、鼻腔黏膜剥离子、枪状镊、鳄鱼嘴钳、普通眼科直剪、链状刀，吸引器头（图 8-22-7），

车针，7 号手术刀柄、8 号带侧孔泪道探针、12 号注药针头、泪道冲洗针头、泪点扩张器、眼科显微持针器等。

3. **手术基本药品** 呋麻滴鼻液、盐酸丙美卡因滴眼液、盐酸左氧氟沙星滴眼液、布地奈德鼻喷雾剂、2% 盐酸利多卡因注射液、0.75% 盐酸布比卡因注射液、肾上腺素注射液、注射用凝血酶（立止血）、妥布霉素地塞米松眼膏、0.9% 氯化钠注射液等。

4. **手术基本耗材** 脑棉片、一次性使用吸引器连接管、RS 一次性使用泪道引流管、泪囊鼻腔引流支架、MeroGel（美乐胶）、止血膨胀海绵、6-0 可吸收缝线、医用冰袋（用于术后冷敷）等。

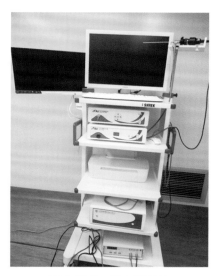

图 8-22-2 鼻内镜系统

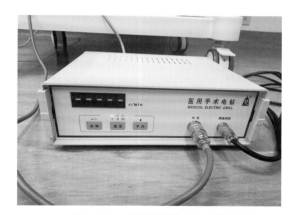

图 8-22-3 医用显微手术电钻

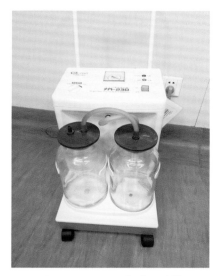

图 8-22-4 医用电动吸引器

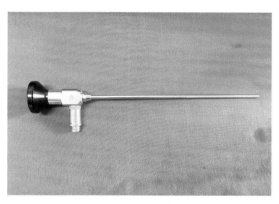

图 8-22-5 0° 硬性鼻内镜头

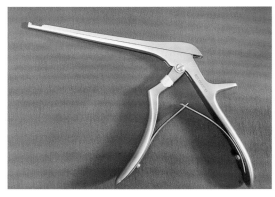

图 8-22-6 咬骨钳

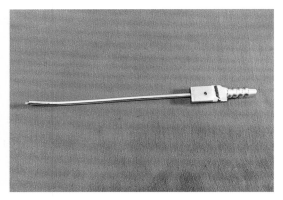

图 8-22-7 吸引器头

（二）患者全身状况的术前评估

1. 认真仔细询问病史 重点寻问泪囊区有无红肿痛及皮下肿物病史，有无麻醉药物和抗菌药物过敏史，有无长期使用抗凝血药物史，女性患者询问月经史，因手术一般需要避开月经期进行。

2. 体格检查 重点是测血压，心肺腹检查，眼科检查常规和泪道专科检查。进行泪道探查冲洗，明确泪道的阻塞部位；裂隙灯显微镜检查泪点的位置、形态、有无泪点撕裂等。

3. 辅助检查 包括：胸部 X 线片、心电图检查，抽血查血糖、血常规、血小板、出凝血时间等。常规进行泪道 X 造影检查，必要时行泪道 CT 造影三维重建检查，了解泪囊的大小和形态和鼻泪管阻塞部位和范围。

4. 常规进行鼻内镜检查，排除严重鼻中隔偏曲、排除鼻息肉、鼻腔占位、和萎缩性鼻炎等鼻部疾患，必要时请鼻科医生会诊。

（三）医患沟通及术前患者的准备

1. 排除手术禁忌证，完成手术前与患者的谈话、签字手续，向患者及家属交代手术前后的注意事项，包括：全麻患者禁食和禁饮的时间，全麻清醒后的进食、水的时间，手术后复诊时间等。确定麻醉方式，如果患者是高度紧张、精神病患者、不能配合手术的儿童，建议在全麻下手术。

2. 手术前一天嘱患者进行个人卫生清理、男士剃胡须；剪术侧鼻毛。

3. 患者高度紧张者，手术前晚睡前可口服苯巴比妥钠片 0.06g。

4. 术前 30 分钟肌注内射用凝血酶（立止血）1k 单位（超过 70 岁及患有脑梗、心梗和高血压的患者慎用）。

四、麻醉

1. 神经阻滞麻醉 2% 盐酸利多卡因滑车下、筛前、眶下神经阻滞麻醉，各 0.5～1ml。

2. 鼻腔黏膜麻醉 2% 利多卡因 0.5～1ml 鼻腔黏膜下浸润麻醉。鼻腔黏膜棉片表面麻醉（肾上腺素 2ml + 等量的盐酸丙美卡因）。

3. 泪点表面麻醉 盐酸丙美卡因滴眼液滴结膜囊 2 次。

4. 泪囊黏膜麻醉 按泪道探通法插入泪道探针，回吸无血，注入肾上腺素 + 等量的盐酸丙美卡因各 0.5ml。

5. 婴幼儿、不能配合手术的患者应用全麻（必须做气管插管）。

五、操作方法及程序 [5, 6]

（一）消毒

1. 助手刷手后右手持钳夹起消毒碗，左手持之开始消毒。

2. 消毒范围：上至发迹，下至颏部，两侧到耳前，不论单双眼均全脸消毒。

3. 若需吸氧，吸氧管360度消毒并达到足够长度。

4. 消毒完成后钳子夹在手术台布的中下1/3部。

5. 最后还要用沾满碘伏的棉签消毒鼻孔。

（二）包头和铺无菌手术巾

1. 双层包头巾患者包头部，需暴露出术眼眉弓上4cm区域，上层巾钳夹固定好。

2. 铺患者眼周无菌手术巾使之呈三角形露出术眼、鼻和口。用巾钳夹住患者双层眼周手术巾三角处以防其滑落。

3. 患者身上再铺两层中单并盖在患者腹上方的器械盘上。

（三）安装无菌手术设备及程序

1. 内镜信息传入线、光导纤维和手术电钻手柄线可临时套医用无菌保护套以使之无菌（注意光纤不能打折，只能盘旋），前者接到摄像系统机器上，后者接到冷光源上。

2. 安上已消过毒的0°或30°内镜镜头，再将光导纤维接到内镜镜头上；

3. 连接吸引器连接管，将上述四条管线聚拢固定于患者所盖的消毒单上。

（四）具体操作步骤

1. 患者仰卧位，下颏抬高15°，用电刀时需暴露患者小腿，将高频电刀的电极板放在小腿下。手术医生站在患者的右侧，助手站在患者的左侧。

2. 取出鼻腔黏膜麻醉棉球。用电刀或镰状刀以钩突为后界下鼻甲后缘附着点为前界，自中鼻甲前缘附着点上方约8mm处做一大致平行于泪颌缝的弧形切口（图8-22-8）。

3. 用长弯头剪刀在起点和终点分别垂直向再剪开鼻黏膜，使之成一向上凸的"半工字形"鼻黏膜瓣，塞脑棉止血，用吸引器头推湿脑棉向下分离翻开半工字形瓣，暴露出其下的上颌骨额突直至泪颌缝（图8-22-9）。

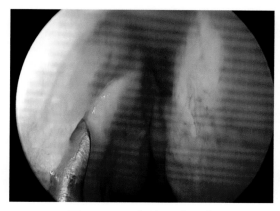

图 8-22-8　弧形切开鼻黏膜

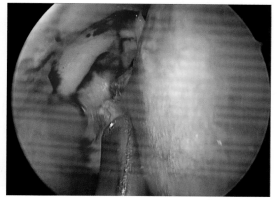

图 8-22-9　暴露泪颌缝

4. 以泪颌缝为标志，用显微手术电钻磨薄鼻腔外侧壁骨质（图 8-22-10），用咬骨钳咬掉磨薄处骨质，造一直径 1cm 大小的骨孔，充分暴露泪囊内侧壁（图 8-22-11）。

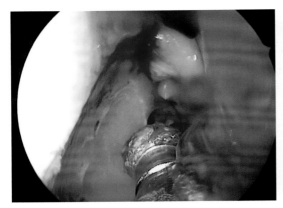 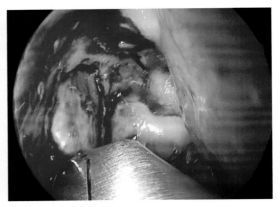

图 8-22-10　用电钻磨薄鼻腔外侧壁骨质　　　　图 8-22-11　用咬骨钳咬切去除鼻腔外侧壁骨质，充分暴露泪囊内侧壁

5. 用探针从泪点进入泪小管，至泪囊，见泪囊侧有探针顶起泪囊壁，可印证是泪囊。

6. 用镰状刀弧形切开泪囊（图 8-22-12），用鼻腔黏膜剪修剪鼻腔黏膜，把鼻黏膜"半工字形瓣"适当剪掉一部分，将泪囊瓣翻向鼻腔黏膜瓣，使两瓣的边缘对合在一起（图 8-22-13）。

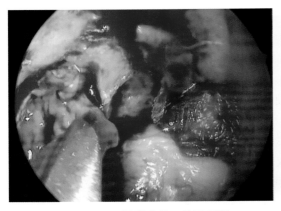 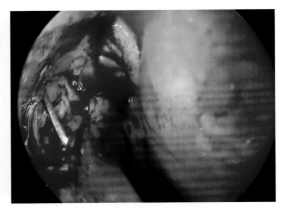

图 8-22-12　用黏膜剪刀剪开泪囊　　　　　　图 8-22-13　对合泪囊瓣与鼻黏膜瓣的切缘

7. 泪囊与鼻腔黏膜瓣对合处可用缝线缝合固定，或用银夹或钛夹夹持固定，也可以不做缝合或夹持处理，而用生物蛋白胶粘合，或者用泪囊造口支架支撑压迫两瓣膜，使之对合贴伏在一起即可。

8. 取出填在后鼻孔处的膨胀海绵，取净脑棉，吸净鼻腔内的积血，检查无活动性出血，冲洗泪道。

9. 术毕用棉球轻塞手术侧鼻孔，防止鼻血流出。术眼涂典必殊眼膏，敷料包盖胶布固定。

六、术后处理

（一）术后常规处理[7]

1. 术后局部应用抗生素眼液点眼治疗，如：盐酸左氧氟沙星眼液 1～2 滴点术眼，4 次 / 日，氧氟沙星眼膏涂术眼，1 次 / 晚，每天换药、裂隙灯显微镜检查，必要时鼻腔内镜检查。术后 3 天，每天用抗生素和糖皮质激素注射液冲洗泪道。

2. 鼻部局部用药：呋麻滴鼻液，滴术鼻，3 次 / 日；复方薄荷油滴鼻液，滴术鼻，3 次 / 日。

3. 全身应用抗生素 3～5 天，可以选择口服，或者静脉注射或者肌肉注射给药，由医生根据炎症控制情况决定。急性泪囊炎和慢性泪囊炎急性发作患者，一般全身用药适当延长。

4. 患者一般术后第 2～3 天可出院。出院时应向患者做好出院交代，叮嘱其按时用药，定期复查。

（二）术后随访

1. 患者出院后，建议复查 3 次：术后 15 天、1 个月、3 个月。术后 1 个月内复查时主要检查鼻腔造口的情况，清理鼻腔内的血痂、止血海绵及分泌物，及时处理吻合道阻塞粘连、肉芽增生和阻塞等。

2. 一般术后 4 周，可以考虑取出引流管（泪囊造孔支架），如果合并泪点和泪小管阻塞或者重度狭窄联合做泪道置管患者，应该检查泪点是否出现撕裂，肉芽增生等情况，必要时带管时间需适当延长。

3. 鼻黏膜和泪囊黏膜吻合处用银夹或钛夹固定的，可以不取出银夹或钛夹，如果患者需要取出的，可以在 3 个月时取出。

七、注意事项

需要注意的是，经鼻内镜泪囊鼻腔吻合术后可能有如下并发症需要及时处理[8]。

1. **吻合口息肉生长** 可以用刮匙刮除，局部涂抗生素和糖皮质激素眼膏（如：妥布霉素地塞米松眼膏）。

2. **吻合口闭锁** 需要切开闭锁的鼻腔黏膜，可在泪道探针的引导下扩大造孔，然后在探针侧孔中导入 1 号丝线，丝线的尾端结扎一个适当的纺锤状棉球，将棉球浸润在丝裂霉素 C，或融化的抗生素眼膏中，再由泪点侧上拉丝线，将棉球拉入致泪囊，在泪点平面剪断丝线，嘱咐患者每天滴抗生素眼液，7 天左右取出棉球。

3. **眶部皮下气肿** 手术后嘱咐患者禁擤鼻，防止继发眼眶皮下气肿。一旦发生眼眶皮下气肿，嘱咐患者做冷敷，必要时需抗感染治疗。

4. **鼻腔出血** 鼻窥镜下电凝止血、填塞止血，必要时请鼻科医生会诊处理。

5. **吻合口处与鼻甲粘连** 鼻窥镜下松解粘连，并蘸有妥布霉素地塞米松眼膏的棉片压迫，隔离粘连区，1 周后取出。

（范金鲁 刘建巨 范 钰 朱 彬 晏艳霜）

参 考 文 献

1. 陶海，马志中，吴海洋，等. 经鼻内窥镜下泪囊鼻腔造口自体组织移植泪道再造术的临床初步报告. 国际眼科杂志，2008，（3）：545-549.

2. Tao H，Wu H，Hou S. Lacrimal duct reconstruction with grafting of great saphenous vein or labial mucosa via endoscopic transnasal dacryocystorhinostomy A group comparison in 18 cases，Journal of Clinical Rehabilitative Tissue Engineering Research 2009，13（44）：8797-8800.

3. Tao H，Ma ZZ，Wu HY，et al. Anatomic Study of the Lacrimal Fossa and Lacrimal Pathway for Bypass Surgery with Autogenous Tissue Grafting. Indian Journal of Ophthalmology；2014，62（4）419-423.

4. 范金鲁，郑颖洁. 鼻窥镜下泪道微创手术学. 北京：科学技术文献出版社，2016：284.

5. 韩德民，周兵. 鼻内窥镜外科学. 北京：人民卫生出版社，2001：151-155.

6. 王荣光，许庚，郭宝煌. 鼻内窥镜手术图解. 北京：解放军出版社，1998：181-186.

7. 陶海，周希彬主译. 内窥镜泪道手术学. 北京：北京科学技术出版社，2017：61.

8. 亚当·丁. 泪道病学. 陶海，主译. 北京：北京科学技术出版社，2017：159.

第九章 泪器病专科护理

第一节 泪器病患者的一般护理

一、泪器病患者门诊护理

门诊护理的基础工作是保持各种检查和治疗器具处于良好状态，对各类仪器设备、器械及耗材按时检查，发现故障及时报修，并及时补充日常耗材。门诊护理工作主要由经过泪器病专科培训的护士担任，主要任务包括开诊前准备和开诊期间的检查和处置工作。前者包括诊疗器具的准备及消毒、安排病人就诊并维持秩序。后者包括协助出诊医师进行常规眼科检查、泪器病专科一般检查和处置（泪道探查冲洗、换药等），以及对于患者的医疗宣教工作。

泪器病门诊日常准备工作：

1. 每晨诊室准备免洗消毒液。

2. 准备及整理出诊用具：检眼镜、裂隙灯、酒精棉球、无菌棉签等。

3. 准备并核对治疗室物品：鼻内镜、内镜镜头消毒架、万福金安消毒液（主要成分为二氯异氰尿酸钠及缓蚀增效剂 HZ704）、一次性泪道冲洗器、泪点扩张器、拆线包、缝合包、显微器械包、持物镊、无菌纱布、棉签、无菌棉球、75% 酒精、碘伏、5ml 及 2ml 规格的一次性注射器等。

4. 开诊前安排就诊秩序，告知患者及家属按顺序就诊。

5. 就诊前做好初诊患者的视力、眼压、验光等常规眼科检查。

二、门诊处置工作规范

主要包括初诊患者泪道冲洗、鼻内镜检查、术后患者的换药及拆线和门诊泪道小手术的护理配合等四部分：

1. 冲洗泪道

（1）初诊患者泪道探查冲洗

1）向患者交代检查目的，询问患者药物过敏史，嘱患者保持安静，不要随意转动眼球，检查过程中有任何不适可举手示意。

2）操作者戴口罩及一次性治疗手套。

3）核对需要做检查的眼别，将奥布卡因眼液或 1% 丁卡因眼液滴入患眼近内眦部结膜囊处，或者将蘸有奥布卡因眼液或 1% 丁卡因眼液的小棉片置于内眦角上下眼睑之间，表面麻醉上下泪点3～5分钟。

4）用冲洗器抽取0.9%氯化钠注射液3ml，嘱患者向上凝视，将冲洗针头垂直于睑缘轻轻插进入下泪点1～2mm后将针头放平，使其平行于睑裂方向，左手放于外眦向颞侧牵拉眼睑，沿泪小管方向轻插入针头，若针头能顺利达到泪囊内侧骨壁，往后轻退针头1～2mm，推注冲洗液体，观察冲洗液是否入咽或反流情况。如果针头触及阻抗时，可轻轻加压力，若不能突破的，后轻退针头1～2mm，推注冲洗液体，观察冲洗液是否入咽或反流情况；若能突破软阻抗，则继续插入，至不能突破或者能到达泪囊内侧骨壁，后轻退针头1～2mm，推注冲洗液体，观察冲洗液是否入咽或反流情况；最后，原路退出冲洗针头。

5）嘱患者向下凝视，以同样方法自上泪点进针行泪道探查冲洗。

6）冲洗结束后，帮助患者擦拭干净眼部反流液体。

7）告知患者泪道冲洗结束，并记录探查冲洗情况，交由出诊医生查看。

8）收拾并清理所用器材，放置在污染器械收纳台。

（2）泪道手术后患者的泪道冲洗：术后患者泪道冲洗属于治疗性操作，准备和麻醉及冲洗后处理操作程序同初诊患者。不同之处在于所用冲洗液不同，需用泪道冲洗器抽取庆大霉素注射液2ml（或妥布霉素注射液）及地塞米松磷酸钠注射液2.5mg，自上泪点进针行泪道冲洗（如患者处于带人工泪管期间，泪道冲洗针应自泪点管壁与人工泪管之间空隙进针），针头触及骨壁或已通过吻合口后轻退针头，边退边推注冲洗药液。需要注意的是，治疗性泪道冲洗的目的有三：一是通过冲洗来了解泪道通畅情况，必要时同时可疏通扩张泪小管；二是把泪道内的储积的脓液或泪液冲洗干净；三是把眼药液直接灌注到泪道的病变部位。所以，冲洗液量要充足，必要时可以先用生理盐水冲洗，脓液冲洗干净以后再灌注药液。

（3）婴幼儿泪道冲洗（≤3岁）：由于婴幼儿泪点小，所以婴幼儿泪道冲洗以在显微镜下操作最好，并由有经验的高年资医师及护士协同进行。

1）向患儿家长交代检查目的，询问患儿药物过敏史，说明并协助家长将患儿摆放至正确体位。

2）安抚患儿及家长，缓解紧张情绪。可选一名情绪较稳定的家长在治疗室帮忙固定患儿，但嘱不要观看操作。

3）操作者佩戴口罩及一次性治疗手套。

4）用泪道冲洗器抽取冲洗液（术前使用生理盐水，术后使用妥布霉素地塞米松滴眼液）3ml，同时准备泪点扩张器、泪道探通针各1个，均放置在无菌治疗盘内，交由医生。

5）核查拟做操作的眼别，将奥布卡因眼液滴入患眼近内眦部结膜囊，表面麻醉上下泪点。

6）帮助固定患儿，告知医生准备完毕，可进行冲洗。

7）冲洗结束后，帮助患儿擦拭干净面部，并协助家长安抚患儿。

8）收拾并清理所用器械，放置在污染器械收纳台。

（4）泪道冲洗注意事项

1）注意反流液体性质，如清液、黏液、血性液体等。

2）记录出现反流时已推注的液体量。

3）记录泪小管的松紧度、光滑度，泪道阻塞部位距泪点距离。

4）婴幼儿患者的固定要尽量稳固，可采用"包布包裹固定法"帮助固定，图9-1-1A和B。

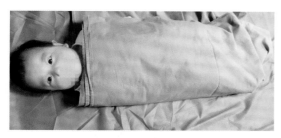

图 9-1-1A 婴幼儿患者"包布包裹固定法"：将患儿放在一包布上，将包布一侧反折

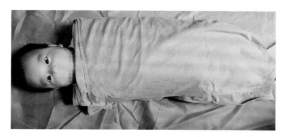

图 9-1-1B 婴幼儿患者"包布包裹固定法"：将包布另一侧反折，两侧交叉，使患儿固定在包裹中

2. 鼻内镜检查 鼻内镜检查内容包括：鼻腔大小、鼻道、鼻甲、鼻黏膜、鼻中隔、鼻泪管下口的情况，以及鼻腔内是否有肿瘤或息肉等，检查目的是协助泪道阻塞的病因诊断和鉴别诊断，同时帮助预评估经鼻窥镜手术的术野暴露情况。

（1）依次打开电脑显示器、主机、摄像系统，进入内镜图文工作站并输入患者信息。

（2）告知患者取仰卧位，说明检查目的，嘱患者保持安静，有不适时可举手示意。

（3）对于手术前的患者，用利多卡因注射液或 1% 丁卡因溶液雾喷双侧鼻腔，表面麻醉。对术后需复查鼻内镜者，一般仅表面麻醉手术侧鼻腔。

（4）准备酒精纱布、碘伏纱布各一块，置于患者右侧，用于擦拭和消毒镜头。

（5）安装 0° 内镜镜头（直径 4mm），调节图像清晰度及白平衡，告知患者张口呼吸。依次检查鼻腔，包括：鼻腔远景、鼻顶、中鼻道、中鼻甲、下鼻道、下鼻甲，并采集贮存图像。更换成 30° 内镜镜头（直径 2.7mm），检查鼻泪管下口。吻合术后患者着重检查吻合口情况。

（6）检查完毕，选取图片，打印结果并书写报告。

（7）取下内镜镜头，置于装有万福金安消毒液的消毒架中浸泡消毒 30 分钟。

3. 术后患者的换药及拆线

（1）换药

1）患者取坐位或仰卧位，告知患者处置目的，嘱患者保持安静，有不适时可举手示意。

2）准备物品：治疗盘内盛无菌治疗碗 2 个、无菌镊子 1 个、碘伏棉签数个、无菌纱布 2 块。

3）操作者佩戴手术帽及口罩，洗手，佩戴无菌手套。

4）观察敷料有无渗液以及渗液量、颜色等，外层绷带和敷料用手取下，更换手套，紧贴创口的一层敷料用镊子揭去，揭除敷料的方向与切口纵向方向平行，以减少疼痛。

5）观察切口愈合情况，用碘伏棉签消毒切口，切口表面涂抹薄层红霉素眼膏，用无菌纱布覆盖切口。

6）清洗擦拭器械并分类处理物品，告知患者换药结束，并向患者宣教切口护理注意事项。

（2）拆线

1）患者取坐位或仰卧位，告知患者处置目的，嘱患者保持安静，有不适时可举手示意。

2）准备物品：治疗盘内盛无菌镊子 1 把、线剪 1 把、碘伏棉签数个、无菌小纱布 1 块。

3）操作者戴手术帽及口罩，洗手，戴无菌手套。

根据患者情况，拆线可分为以下两种：

（1）普通切口拆线：取下切口处的敷料，碘伏棉签消毒后用镊子将线头提起，将埋在皮内的一侧缝线拉出少许并用剪刀剪断,用镊子从缝线另一侧向外向拉出缝线,碘伏棉签消毒擦拭切口后用无菌敷料覆盖。

(2)泪囊鼻腔吻合术后拆线:取下切口处的敷料,碘伏棉签消毒后用镊子将额部棉垫提起自针眼处暴露缝线,用剪刀剪断该处缝线,自鼻孔侧完整拔除引流条及其上端的缝线,碘伏棉签重新消毒切口后,再按照普通切口拆线方法继续拆除皮肤切口缝线。

最后,清洗擦拭器械并分类处理物品,告知患者拆线结束,并向患者宣教拆线后护理注意事项。

4. 门诊泪道小手术的护理配合

(1)利用紫外线消毒手术室1小时。

(2)准备物品:眼科手术包、泪道手术包、无菌手套若干、2ml及5ml规格一次性注射器各2个,利多卡因注射液1支,肾上腺素注射液1支,呋麻滴鼻液1支。

(3)操作者戴帽子口罩,刷手,穿手术衣戴无菌手套,由巡回护士将物品打开放置在手术台。

(4)手术结束后搀扶患者下手术台,并询问患者是否有特殊不适,如有特殊情况告知术者。

(5)清洗擦拭器械并分类处理物品。

三、泪器病患者住院护理

1. 热情接待新入院患者,安置床位,向患者做自我介绍,说明自己将为患者提供的服务及职责,并亲自送到指定床位,主动介绍病房环境、同室病友、住院作息时间、家属探视时间等住院须知事项,使患者有宾至如归的感觉,以增强患者的安全感和对护士的信任[1]。

2. 向患者及家属介绍病区环境、规章制度、主管的医护人员等情况,并及时通知主管医生接诊患者。

3. 遵医嘱分级护理。

4. 入院后测量患者体温、脉搏、呼吸、血压、身高及体重,并做记录。

5. 通知营养室准备膳食。

6. 责任护士收集患者有关健康资料,并负责书写护理记录并及时做好交接班工作。

7. 每日记录大便,便秘者遵医嘱给予缓泻剂,保持大便通畅。

8. 严格执行医嘱,按时滴眼液点眼,使用多种滴眼液时,先点刺激性小的滴眼液,再点刺激性大的滴眼液,两种眼药间隔5~10分钟。

9. 做好卫生宣教,勿用手揉眼睛,置管患者避免剧烈活动。

10. 做好心理护理,对视力差及双眼包扎患者协助日常生活。

11. 平时应随时注意患者的病情变化和出现的异常情况,即刻通知主管医生以便及时处理。

12. 对出院患者,做好出院指导,通知本人或家属办理手续,领取出院带药,并告知使用滴眼液的方法,嘱患者定时复查。

第二节　泪器病专科日常护理操作

一、泪道患者局部用药方法

1. 滴眼液点眼法

（1）对患者的评估

1）患者眼部一般情况，如眼部是否清洁、有无分泌物、眼睑及结膜有无充血、水肿、疼痛。

2）眼部既往用药史，药物过敏史。

3）患者对治疗配合程度，对眼部用药知识的了解情况。

（2）针对泪道患者的点眼药水的方法

1）点药前应先洗手，然后仔细核对患者姓名、眼别、药名；解释滴眼药的目的和注意事项；患者取坐位或仰卧位，操作者应站在患者头侧或对面[2]；用消毒棉签轻轻擦去患者眼部分泌物。

2）操作者按压患者泪囊区皮肤，排出泪囊内储积的脓液和泪液。

3）嘱患者患眼向上看，操作者左手拿棉签轻轻拨开患者下眼睑，暴露下结膜囊。

4）右手持药瓶将药液滴入近内眦结膜囊内，药量为一滴或两滴；用干棉签擦去溢出的药液、眼泪嘱患者轻轻闭眼 1～2min，同时转动眼球，勿再按压迫泪囊区；观察患者有无不适及局部有无反应。

以上点眼药水的方法可以概括成"一洗、二按、三拨、四点"，具体图 9-2-1A 至图 9-2-1D。

（3）注意事项

1）严格执行"三查七对"；如眼部有分泌物或眼膏者，应先用棉签擦去再点眼药；易沉淀的混悬液应在滴前充分摇匀后再用，以免影响疗效；角膜感觉灵敏，药液不可直接滴在角膜上；滴药时，瓶口距眼睑 2～3cm，勿使瓶口碰到眼睑或睫毛，以防瓶内药液被污染；正常结膜囊容量为 0.02ml，滴眼时每次 1～2 滴，不宜太多，以免药液外溢，造成浪费；两种以上的药液时，要间隔 5～10min，不可同时滴入。

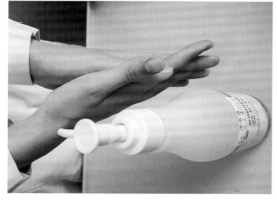

图 9-2-1A　一洗：点眼药之前操作者要用清水或者消毒液洗手

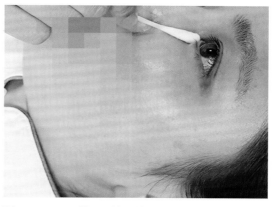

图 9-2-1B　二按：用棉签按压泪囊区排出泪囊内存留的脓液或泪液

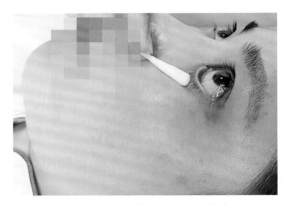

图 9-2-1C　三拨：即拨开下眼睑

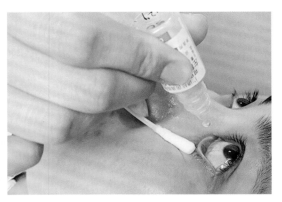

图 9-2-1D　四点：将眼药点入下睑结膜囊

2）泪道病患者的点眼药水的方法与其他眼病患者有差别。对于普通眼病，如结膜炎、角膜炎、虹膜炎等，一般点眼药水的方法是采取"一洗二拨三点四按"的方法：一洗即洗手，二拨即拨开下眼睑，三点即将眼药点入下睑结膜囊内，四按即用棉签按压泪囊区皮肤 3～5 分钟，一方面可防止眼药水通过泪道流入鼻腔，可以延长药物作用时间，达到最好的治疗效果，另一方面可避免某些药物（如阿托品眼液等）流入鼻腔可引起口干、皮肤潮红等不良反应。但泪道病患者点眼药水，应该使药液顺利进入泪道，作用于病变部位，达到治疗目的，所以，泪道病人的正确的点眼药水的方法应该是"一洗二按三拨四点"，且需要注意的是，点完眼液之后，不能再按压泪囊区。

2. 眼膏涂眼法　因眼药膏内的药物是随着软膏在结膜囊慢慢融化而发挥作用的，所以一般眼膏的药效较持久，药物浓度也较高。多于晚间或者午间睡眠前应用，这样眼膏既有充分时间被融化，又不影响患者工作和生活，同时也可减少用药次数。

具体方法如下：

（1）涂眼膏前应先洗手，然后仔细核对患者姓名、眼别、药名；解释涂眼膏的目的和注意事项。

（2）用无菌棉签清除眼部分泌物。

（3）检查玻璃棒是否光滑、有无破损；用玻璃棒一端蘸取少量眼膏。

（4）操作者左手拿棉签轻轻拨开患者下眼睑，嘱患者眼向上看，暴露下结膜囊，将蘸有眼膏的一端平放入眼下穹隆部；观察用药后有无不良反应。

注意事项：

（1）做好解释工作，取得患者配合。

（2）严格查对制度，杜绝差错发生。

（3）动作轻柔，避免擦伤患者眼部。

（4）一次眼膏用量约 1～2 颗大米粒大小，不宜过少或过多。

（5）不可将睫毛连同玻璃棒卷入结膜囊，以免刺激角膜。

（6）避免交叉感染。

（7）结膜泪囊鼻腔吻合并泪道旁路义管置入术后患者不宜用油脂性黏稠眼膏，如：红霉素眼膏。

二、先天鼻泪管阻塞的婴幼儿泪囊区按摩法

先天性鼻泪管阻塞继发泪囊炎是常见眼病和多发病，有效的泪囊区按摩对患儿的康复有重要的作用。

1. 针对先天性鼻泪管阻塞患儿的泪囊区按摩的具体操作方法如下两种：

（1）拇指按摩法：操作者用拇指指尖靠指腹部在内眦区皮肤先按住泪总管区域，防止泪囊内液体从泪总管反流；然后，向泪囊窝的内下方按压，按至鼻骨转而向下方鼻泪管方向用力按压，图 9-2-2 和图 9-2-3。按压要有一定力度，使泪囊内储积的液体从鼻泪管方向冲压，若为鼻泪管下端膜性泪道阻塞则有望突破膜性阻塞。有效按压每日早晚各 1 组，每组按压 3 次。按压结束后，滴入抗生素滴眼液[3]。

（2）棉签按摩法：操作者用棉签前 10mm 段贴皮肤面下外斜 45°置于泪囊区皮肤，棉签的顶端和泪囊的顶部区域对应，棉签距离顶端 5～6mm 的部位和泪总管区域对应。先压迫按

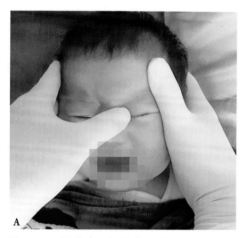
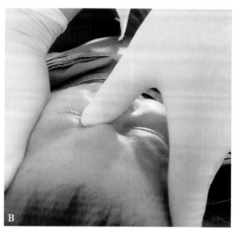

图 9-2-2　操作者用拇指指尖靠指腹部在内眦区皮肤先按住泪总管区域，防止泪囊内液体从泪总管反流，A 为正前方观，B 为前上方观

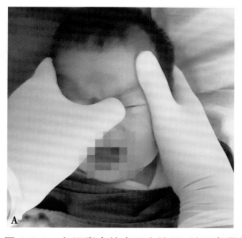
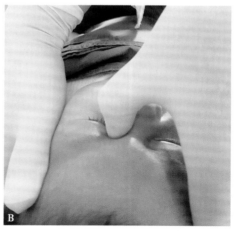

图 9-2-3　向泪囊窝的内下方按压，按至鼻骨转而向下方鼻泪管方向用力按压，A 为正前方观，B 为前上方观

住泪总管区域，以此为中心，向内下方旋转棉签压迫泪囊区，从泪囊顶部 - 中部 - 泪囊鼻泪管交界部，旋转度数为 90°，使泪囊内储积的脓液和泪液从鼻泪管方向冲压，若为鼻泪管下端膜性泪道阻塞则有望突破膜性阻塞。有效按压每日早晚各 1 组，每组按压 3 次。

2．注意事项 为了保护患儿娇嫩的皮肤，操作者在按摩前需注意指甲要修剪至最短并磨平，尽量用指腹按摩，以防指甲擦伤患儿皮肤。按摩时用力要适当，不能过大，也不宜过小。并根据小儿鼻泪道的解剖结构，教会患儿家长掌握按摩的精准部位、适中力度和按摩手法，积极配合治疗。并嘱患儿定期复查，有内眼角皮肤红肿痛发作时，不能再按摩，需及时复查。

三、睑板腺按摩法

睑板腺功能障碍是睑板腺的慢性、非特异性炎症，以睑板腺导管的阻塞或睑板腺分泌物异常为特征，是蒸发过强性干眼的主要原因。睑板腺按摩是治疗睑板腺功能障碍的主要方法，能有效地疏通睑板腺导管、解除导管开口阻塞，从而改善患者症状、稳定泪膜[4]。针对睑板腺功能障碍和干眼症的睑板腺按摩的具体操作方法如下：

（1）睑缘清洁：翻转上下眼睑，采用消毒棉蘸取少量温生理盐水进行睫毛根部清洁，彻底清除睑缘分泌物及痂皮。

（2）热敷眼部：将毛巾放入约 43℃热水中，拧干，折叠成小方块热敷眼部，持续 15min，或者将热水转入水杯中，利用热气熏蒸。

（3）腺口阻塞物的挑排：患者取平卧位，将 1 滴或 2 滴 1% 盐酸丁卡因滴入结膜囊中，1 次 /5min，共 3 次，眼睑翻转，确保睑缘暴露，采用 4 号半针头针尖平行于睑缘挑开睑板腺口处阻塞物。

（4）眼睑按摩，棉签清洁睑缘，将眼睑垫板或棉签从睑缘远端顺睑板腺向睑板腺开口进行按摩，力度要适当，以能挤压出分泌物为宜。结束操作后，再次清洁睑缘，在睑板腺开口处给予妥布霉素地塞米松眼膏涂抹。

患者平时可以进行简单的自我睑板腺按摩，方法如下：

在睑缘清洁和热敷后，以右眼为例，右手食指、中指和无名指将上下眼睑向颞侧拉平，左手食指自眼睑根部沿睑板腺向睑缘按摩，由上睑由上而下按摩，下睑由下而上按摩（图 9-2-4A、图 9-2-4B），也可由内而外按摩。按摩上眼睑时眼球下转，按摩下眼睑时眼球上转。

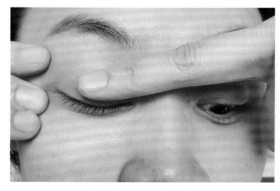

图 9-2-4A 按摩右眼时，右手食指、中指和无名指将上眼睑向颞侧拉平，左手示指由上而下按摩上眼睑

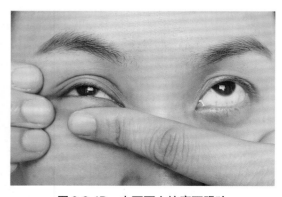

图 9-2-4B 由下而上按摩下眼睑

四、湿热敷法

热敷是眼科常用的一种温热疗法,它可促进炎症的消散和局限,缓解疼痛,促进伤口愈合,但因局部血管扩张,使血流量增加,会增加出血倾向,青光眼和有出血倾向的禁用。热敷会使局部温度升高,有利于细菌繁殖和分泌物增多加重眼病,故细菌性结膜炎也禁用。针对干眼症的湿热敷具体操作方法如下:

(1)核对患者姓名,并向患者解释目的和过程,取得患者配合。

(2)用一块干净小毛巾,折叠成7～8cm宽,放于50～60℃的热水内浸泡,但用前敷物温度要适当,最高温度不能超过50℃,用敷钳取出敷巾,拧至不滴水,抖开,放在手腕内侧试温,以不烫手为宜,敷于患眼,图9-2-5A和图9-2-5B。

(3)持续热敷10～15min,每2～3min更换一次敷巾,并注意观察局部皮肤状况。一般每日热敷至少2～3次。

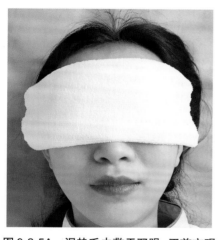

图9-2-5A　湿热毛巾敷于双眼,正前方观

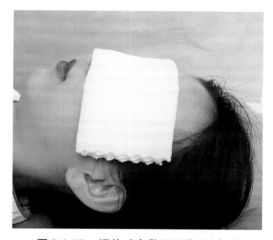

图9-2-5B　湿热毛巾敷于双眼,侧方观

注意事项:

(1)患处所用敷料应煮沸消毒,用后应即时清洗消毒放置备用。

(2)用蘸有凡士林的棉签在患眼眼睑及其附近眶部皮肤上涂一薄层凡士林以保护皮肤。

(3)敷料的外面最好覆盖一层干净的厚棉垫,便于患处保湿、保温。

(4)每次热敷完毕盖上眼垫后,最好能留在室内半小时后再外出,以免骤然受凉而感冒。

第三节　常见泪器病手术的围手术期护理

常见泪器手术包括泪道置管术、泪小管吻合术、外路泪囊鼻腔吻合术、经鼻内镜泪囊鼻腔造口术、泪腺肿瘤切除术、泪腺脱垂矫正术等。加强泪器病手术围手术期的护理,做好手术后延续性维护的健康指导,对提高手术效果有很好的作用。

一、常见泪器病手术术前护理准备

1. 术前访视 术前1天访视患者,查阅患者术前检查结果,再次评估患者全身情况,同时与医生核对眼别及术式。了解患者有无手术禁忌证,如有腹泻、咳嗽、发热及女患者月经期,及时向医生反应,以便对患者进行必要的治疗和考虑改期手术。

2. 术前心理疏导 主动与患者交谈,取得患者信任,从而了解患者的心理状态,进行必要的心理支持和疏导。耐心解释患者的疑问,从而解除患者的焦虑与恐惧心理,使其积极配合治疗,以最佳的心态迎接手术。小儿以及无法耐受局麻手术者应采用全麻方式进行手术。大部分患者则均在局麻下进行手术,术中处于清醒状态,易产生紧张、恐惧心理。术前应详细向患者及家属介绍手术方式和安全性,以消除患者紧张情绪。

3. 术前卫生宣教

(1)向患者说明术中配合要点,如避免随意扭动头部或晃动肢体,有心慌、胸闷等任何不适时需及时告知医生。

(2)举例讲解术中注意事项,如吻合术中需对泪骨及上颌骨额突进行打磨,会有轻度不适,为正常现象;若术中要咳嗽、打喷嚏时,及时告诉医生暂停手术或用舌尖顶住上颚、或深呼吸;术中冲洗泪道时会有液体进入咽部,可及时下咽,避免大声说话,以免液体呛入气管。

4. 术前患者准备

(1)完善各项术前检查:术前常规检查项目:血、尿常规、肝肾功能、凝血功能、传染病四项、心电图、胸部X线片等,以排除手术禁忌证。

(2)注意保暖,预防感冒;有高血压病、糖尿病者控制血压和血糖在正常范围。

(3)术前患眼每日滴抗生素滴眼液,连续2~3日,预防或控制感染。

(4)手术前一日遵医嘱做好术前准备,如备皮,冲洗泪道、剪鼻毛,并做好个人卫生,剪指(趾)甲、沐浴、更衣,男患者剃须。

(5)饮食护理:全麻手术术前8小时需要禁食水。如果是局麻手术,患者饮食上不受限制,但术前一餐,应减少进食量,不宜过饱,防止术中呕吐。

(6)术前晚及术晨观察生命体征的情况,并做记录,如有异常及时通知医生。

(7)术日晨起用生理盐水冲洗结膜囊,敷料遮盖术眼,女患者的长发应梳成辫子,取下义齿、手表、首饰等。

(8)手术当天按医嘱执行术前用药。

(9)针对泪道置管术或泪小管断裂吻合术患者,讲明现代的泪道置管和泪小管断裂吻合术是创伤较小的显微手术,从而消除患者的顾虑、恐惧,使患者能主动地配合。

(10)针对外路泪囊鼻腔吻合术的患者,患者对内眦角皮肤要留手术瘢痕,可能无足够的思想准备,担心颜面部留瘢痕影响美观和手术效果以及预后情况,患者往往会出现烦躁、紧张、焦虑,恐惧等不良情绪。解释手术过程,取得患者理解,减少紧张情绪,使其配合手术。

(11)针对经鼻窥镜泪囊鼻腔造口术的患者,要向患者及家属讲解有关经鼻内镜手术的知识及疾病预后,让他们了解这种手术具有面部不留瘢痕及创伤小及恢复快等优越性,取得其信任,增强患者对手术的信心,积极配合手术[5]。

5. 手术间准备 术前1小时开启手术室层流系统,调节室内温度23~24℃,湿度50%~60%。

二、常见泪器病手术的术中护理配合

（一）人工泪管置入术

1. 患者入室后准备

（1）核对患者信息：查阅患者病历，核对姓名、身高、体重、眼别、药物过敏史，与术者核对术式。

（2）体位安置：协助患者去枕取平卧，固定双上肢，全身情况欠佳或高龄患者给予心电监护，必要时给予吸氧。调整无影灯位置对准术眼手术区。

（3）眼表麻醉：盐酸奥布卡因眼液或者 1% 丁卡因眼液点眼，5 分钟 1 次，共 3 次，进行眼表麻醉。

2. 器械和物品准备

（1）眼科普通器械：镊子 4 把（无齿镊 2 把、齿镊 2 把）、眼用弯剪 1 把、眼用直剪 1 把、蚊式血管钳 4 把、直血管钳 2 把。

（2）置管器械：泪道探通牵引针 2 件、泪点扩张器 1 件、巩膜咬切器 1 件、激光探针 1 件、导丝钩 1 件、"猪尾"探针 1 套、泪道探针（由小到大阶梯套装）1 套、人工泪管（根据情况选择类型）。

（3）其他仪器及耗材：3-0 外科缝合线 1 包、5ml 规格的注射器 1 支、2ml 规格的注射器 1 支、小药杯 1 个。根据手术医生准备无菌手套型号与数量。

3. 药物准备　2% 盐酸利多卡因注射液 1 支、0.1% 盐酸肾上腺素注射液 1 支、0.4% 硫酸庆大霉素注射液 1 支、5mg 地塞米松磷酸钠注射液 1 支、红霉素眼膏 1 支。

4. 术中配合

（1）抽取药品

1）局麻药品：5ml 规格的注射器抽吸 2% 盐酸利多卡因注射液 5ml＋0.1% 盐酸肾上腺素注射液 0.05ml 摇匀备用。

2）泪道冲洗药物：2ml 规格的注射器抽吸 0.4% 硫酸庆大霉素注射液 1ml＋5mg 地塞米松磷酸钠注射液 0.5ml 摇匀混合备用。

3）其他：小药杯中放置 6～8 块无菌小纱布并取 75% 酒精浸润，供术中消毒。将约 0.5g 红霉素眼膏置于无菌小纱布中心，用于润滑置管器械。

（2）配合医生完成消毒、铺巾、穿手术衣、戴无菌手套。

（3）局麻药物局部阻滞筛前神经、滑车下神经、眶下神经鼻侧支。

（4）协助观察患者生命体征变化，随时听取医生指令。

5. 术毕配合

（1）术毕给予抗生素眼膏（如：红霉素眼膏）涂抹术眼结膜囊后用纱布遮盖。

（2）术后器械处理：所用器械用流动水预清洗，预清洗后送供应室按规范流程清洗、消毒。

（3）告知巡回护士手术方式，术中用药、出血量、术中生命体征等情况，协助巡回护士安置好患者，推车将患者送返病房。

（二）泪道内镜下泪道激光成形及人工泪管置入术

入室后准备同前描述。

1. 器械和物品准备

（1）眼科普通器械：镊子 4 把（无齿镊 2 把、齿镊 2 把）、眼用弯剪 1 把、眼用直剪 1 把、蚊式血管钳 4 把、直血管钳 2 把。

（2）置管器械：泪道探通牵引针 2 件、泪点扩张器 1 件、巩膜咬切器 1 件、激光探针 1 件、导丝钩 1 件、"猪尾"探针 2 件、阶梯探针 1 套、人工泪管（根据情况选择类型）。

（3）其他仪器及耗材：泪道内镜成像系统 1 套、YAG 激光设备 1 套、环氧乙烷灭菌后的激光光纤及泪道内镜镜头、3-0 外科缝合线 1 包、5ml 规格的注射器 1 支、2ml 规格的注射器 1 支、20ml 规格的注射器 1 支、输液器 1 包、小药杯 1 个。根据手术医生准备无菌手套型号与数量。

2. 药物准备 2% 盐酸利多卡因注射液 1 支、0.1% 盐酸肾上腺素注射液 1 支、0.4% 硫酸庆大霉素注射液 1 支、5mg 地塞米松磷酸钠注射液 1 支、红霉素眼膏 1 支。

3. 术中配合

（1）抽取药品

1）局麻药品：5ml 规格的注射器抽吸 2% 盐酸利多卡因注射液 5ml＋0.1% 盐酸肾上腺素注射液 0.05ml 摇匀备用。

2）泪道冲洗药物：2ml 规格的注射器抽吸 0.4% 硫酸庆大霉素注射液 1ml＋5mg 地塞米松磷酸钠注射液 0.5ml 摇匀混合备用。

3）其他：小药杯中放置 6～8 块无菌小纱布并取 75% 酒精浸润，供术中消毒。将约 0.5g 红霉素眼膏置于无菌小纱布中心，用于润滑置管器械。

（2）配合医生完成消毒、铺巾、穿手术衣、戴无菌手套。

（3）裁剪输液器仅留长约 20cm 的输液管，一端连接 20ml 规格的注射器，抽吸 20ml 无菌生理盐水后将另一端连接内镜的激光通道，推注冲洗液 2ml 冲洗，再连接至内镜侧通道推注冲洗液 2ml 冲洗后备用。

（4）巡回护士打开激光治疗仪开关，调整到合适的激光输出能量（Fox 激光治疗仪能量是 3.5W），备用。

（5）局麻药物局部阻滞筛前神经、滑车下神经、眶下神经鼻侧支。

（6）协助观察患者生命体征变化，随时听取医生指令。

4. 术毕配合

（1）术毕给予抗生素眼膏（例如：红霉素眼膏）涂抹术眼结膜囊后用纱布遮盖。

（2）术后器械处理：所用器械用流动水预清洗，预清洗后送供应室按规范流程清洗、消毒；吸引器按要求清洗、消毒；检查各仪器设备是否处于完好备用状态。

（3）告知巡回护士手术方式，术中用药、出血量、术中生命体征等情况，协助巡回护士安置好患者，推车将患者送返病房。

（三）外路泪囊鼻腔吻合术

入室后准备同前描述。

1. 器械和物品准备

（1）眼科普通器械：镊子 4 把（无齿镊 2 把、齿镊 2 把）、眼用弯剪 1 把、眼用直剪 1 把、蚊式血管钳 4 把、直血管钳 2 把。

（2）泪囊鼻腔吻合包器械：咬骨钳 2 把、骨膜剥离子 1 件、脑压板 1 件、枪状镊 1 把、泪囊牵开器1件。

（3）置管器械：泪点扩张器1件、巩膜咬切器1把、人工泪管（根据情况选择类型）。

（4）显微器械：显微剪、显微镊、显微持针器各1把。

（5）其他耗材：11号刀片1个、12号刀片1个、可吸收止血海绵2包、3/0外科缝合线1包、5/0丝线1包、10×28大角针、吸引器＋通条、双极电凝1个、5ml规格的注射器2支、2ml规格的注射器3支、鼻纱条若干、小药杯2个。根据手术医生准备无菌手套型号与数量。

2. 药物准备 2%盐酸利多卡因注射液2支、0.1%盐酸肾上腺素注射液3支、0.4%硫酸庆大霉素注射液1支、5mg地塞米松磷酸钠注射液1支、亚甲蓝注射液1支、红霉素眼膏1支。

3. 术中配合

（1）抽取药品

1）局麻药品：5ml规格的注射器抽吸2%盐酸利多卡因注射液5ml＋0.1%盐酸肾上腺素注射液0.05ml摇匀备用。

2）浸润鼻纱条药品：5ml规格的注射器抽吸2%盐酸利多卡因注射液3ml＋0.1%盐酸肾上腺素注射液3ml混合液蘸湿鼻纱条置于无菌小药杯中，备填塞鼻腔用。

3）泪道冲洗药物：2ml规格的注射器抽吸0.4%硫酸庆大霉素注射液1ml＋5mg地塞米松磷酸钠注射液0.5ml摇匀混合备用。

4）染色液：2ml规格的注射器抽吸亚甲蓝注射液0.3ml。

备用：备用药物：2ml规格的注射器抽吸0.1%盐酸肾上腺素注射液1ml。

5）其他：小药杯中放置6～8块无菌小纱布并取75%酒精浸润，供术中消毒。将红霉素眼膏置于无菌小纱布中心，用于润滑置管器械。

（2）配合医生完成消毒、铺巾、穿手术衣、戴无菌手套。

（3）铺巾后从上下泪小管注射亚甲蓝注射液着染泪囊，生理盐水冲洗干净残余亚甲蓝，酒精再次消毒眼周皮肤。局麻药物局部阻滞筛前神经、滑车下神经、眶下神经鼻侧支。局部浸润拟做切口处的皮肤。将上述药物浸润后的纱条塞入中鼻道表面麻醉拟做吻合口处鼻黏膜。

（4）术中引流条制备：取无菌手套一只用剪刀沿着手套边缘整齐裁剪，剪至中央处改形直径约2cm半圆形。3-0外科缝合线穿入大角针，缝制在半圆形一侧中间并打结固定，对侧手套边缘同样使用大角针穿线打结固定，备用。

（5）协助观察患者生命体征变化，随时听取医生指令。

4. 术毕配合

（1）术毕给予75%酒精浸润的纱布擦拭眼周皮肤，清除血渍，向患者术眼一侧鼻腔塞入无菌棉球一颗，红霉素眼膏涂抹术眼后用纱布遮盖，绷带加压包扎术眼。

（2）术后器械处理：所用器械用流动水预清洗，预清洗后送供应室按规范流程清洗、消毒；吸引器按要求清洗、消毒；检查各仪器设备是否处于完好备用状态。

（3）告知巡回护士手术方式，术中用药、出血量、术中生命体征等情况，协助巡回护士安置好患者，推车将患者送返病房。

（四）鼻内镜下泪囊鼻腔造口术

入室后准备同前述。

1. 器械和物品准备

（1）眼科普通器械：镊子 4 把（无齿镊 2 把、齿镊 2 把）、眼用弯剪 1 把、眼用直剪 1 把、蚊式血管钳 4 把、直血管钳 2 把。

（2）泪囊鼻腔造口器械：电视鼻内镜系统、环氧乙烷灭菌后的 0°和 30°斜的内镜镜头直径为 4mm 和 2.7mm 各一个，黏膜直钳 1 把、左撇剪 1 把、右撇剪 1 把、咬骨钳 2 把、骨膜剥离子 1 件、枪状镊 1 把。

（3）置管器械：泪点扩张器 1 件、巩膜咬切器 1 把、人工泪管（根据情况选择类型）。

（4）其他耗材：12 号刀片 1 个、可吸收止血海绵 2 包、3/0 外科缝合线 1 包、吸引器 + 通条、无菌线套 2 包、双极电凝 1 个、5ml 规格的注射器 2 支、2ml 规格的注射器 3 支、鼻纱条若干、小药杯 2 个。根据手术医生准备无菌手套型号与数量。

2. 药物准备 2% 盐酸利多卡因注射液 2 支、0.1% 盐酸肾上腺素注射液 3 支、0.4% 硫酸庆大霉素注射液 1 支、5mg 地塞米松磷酸钠注射液 1 支、亚甲蓝注射液 1 支、红霉素眼膏 1 支。

3. 鼻内镜准备 连接窥镜光纤并安装 0°或 30°斜的鼻内镜镜头，调节图像清晰度及白平衡，自上而下分别打开显示器、摄像系统、冷光源开关。

4. 术中配合

（1）抽取药品

1）局麻药品：5ml 规格的注射器抽吸 2% 盐酸利多卡因注射液 5ml + 0.1% 盐酸肾上腺素注射液 0.05ml，摇匀备用。

2）鼻纱条浸润药品：5ml 规格的注射器抽吸 2% 盐酸利多卡因注射液 3ml + 0.1% 盐酸肾上腺素注射液 3ml 混合液蘸湿鼻纱条置于无菌小药杯中，备用。

3）泪道冲洗药物：2ml 规格的注射器抽吸 0.4% 硫酸庆大霉素注射液 1ml + 5mg 地塞米松磷酸钠注射液 0.5ml 摇匀混合备用。

4）染色剂和备用药：2ml 规格的注射器抽吸亚甲蓝注射液 0.3ml 备染色泪道黏膜用；2ml 规格的注射器抽吸 0.1% 盐酸肾上腺素注射液 1ml 备用。

5）其他：小药杯中放置 6～8 块无菌小纱布并取 75% 酒精浸润，供术中消毒。将约 0.5g 红霉素眼膏置于无菌小纱布中心，用于润滑置管器械。

（2）配合医生完成消毒、铺巾、穿手术衣、戴无菌手套。

（3）铺巾后从上下泪小管注射亚甲蓝注射液着染泪囊黏膜，生理盐水冲洗干净残余亚甲蓝，酒精再次消毒眼周皮肤。局麻药物局部阻滞筛前神经、滑车下神经、眶下神经鼻侧支。将上述药物浸润后的纱条塞入中鼻道表面麻醉拟做吻合口处鼻黏膜。

（4）协助观察患者生命体征变化，随时听取医生指令。

5. 术毕配合

（1）术毕给予 75% 酒精浸润的纱布擦拭眼周皮肤，清除血渍，向患者术侧鼻腔塞入无菌棉球一颗，红霉素眼膏涂抹术眼后用纱布遮盖。

（2）术后器械处理：所用器械用流动水预清洗，预清洗后送供应室按规范流程清洗、消毒；吸引器按要求清洗、消毒；检查各仪器设备是否处于完好备用状态。

（3）告知巡回护士手术方式、术中用药、出血量、术中生命体征等情况，协助巡回护士安置好患者，推车将患者送返病房。

三、常见泪器病手术术后护理

1. 术后严密监测病人生命体征，特别是血压变化，如有异常及时通知医生。

2. 注意饮食营养，术后 1～3 天给予半流食饮食，不吃过硬的食物。3 天后可多进食易消化、纤维多的食物，如新鲜蔬菜、水果，禁烟酒，忌辛辣刺激性食物。嘱患者手术当天勿进食过热及刺激性饮食，以免加重出血，以温凉饮食为佳；全身麻醉的患者术后需禁食水 6 小时，待麻醉恢复后方可进食。

3. 局麻患者手术当天取半卧位，有利于伤口渗血和积液的引流。全身麻醉的患者术后去枕平卧 6 小时，待生命体征平稳后可床上活动或下床上厕所。保持大便通畅，勿用力解大便，便秘者遵医嘱给予缓泻剂。

4. 病情观察指导　注意观察术眼敷料有无渗液、渗血及疼痛情况；术眼有无红、肿、脓性分泌物；观察鼻腔内引流液的情况，如发现鼻腔内引流液为鲜红色、出血量多时，应立即报告主管医生；嘱患者术后勿牵拉鼻腔里的引流条；若泪道置管术或其他泪道手术联合人工泪管置入术患者，要观察人工泪管的位置，嘱咐患者术后避免揉眼，以防人工泪管从内眦角脱出。如有人工泪管脱出及时报告医生处理。避免用力的抠鼻，避免用力咳嗽、打喷嚏，避免低头取物，预防感冒、咳嗽。高血压患者术后仍需控制好血压，防止术后出血。术后 1 周内常规伤口换药，泪道冲洗，随后定期随诊，观察期一般为 3～6 个月。

5. 术后用药　激光泪道成形术联合人工泪管置入术及经鼻内镜下泪囊鼻腔造口术联合人工泪管置入术，术后次日起抗生素类滴眼液点眼 4 次 / 日，睡前涂氧氟沙星眼膏。术侧鼻腔滴呋麻滴鼻液及复方薄荷油滴鼻液 3 次 / 日，术后连续冲洗泪道 3 天。滴眼液点眼前认真洗手，滴药时眼药瓶不要接触眼球[6]。泪囊鼻腔吻合术术后加压包扎 3 天，次日起术侧鼻腔滴呋麻滴鼻液及复方薄荷油滴鼻液 3 次 / 日，第 4 天打开包扎，必要时冲洗泪道，加用局部点抗生素滴眼液 4 次 / 日，睡前涂氧氟沙星眼膏。感染严重者，术后可静脉滴注抗生素，2 次 / 日，共 3～5 天，必要时可延长用药时间。泪小管吻合及泪小管切开术后等术后常规点眼，术后一个月内不冲洗泪道。

6. 出院指导　出院前 1～2 天由责任护士教会患者正确点眼方法。嘱患者注意用眼卫生，保持眼部清洁，按时滴眼液点眼。说明术后定期复诊的重要性和必要性，嘱患者出院后定期门诊复查。

泪道置管患者，嘱咐患者要避免将内眼角硅胶管拔出。如有硅胶管少量脱出可自行用棉签轻轻推回，如脱出较多，自行复位不成功，则要及时到医院就诊，不可过多往外拉出硅胶管，更不能自行剪断硅胶管。鼻腔内硅胶人工泪管可能会脱出鼻孔外，不必惊慌，自己用棉签轻轻推回鼻腔即可。

泪道手术后患者要注意擤鼻时要用手指按压住内眼角下方皮肤，防止气流上窜和泪液及鼻涕逆流。做"闭嘴 - 捏鼻 - 轻吸气"动作，每天 3 组，每组 3～5 次，以促使泪液流入鼻腔。

本章所述的泪器病专科护理操作的程序和方法，是经过查阅国内外文献并结合我们解放军总医院第三医学中心眼科泪器病中心的临床实践总结出来的，供同道们参考。各医院泪器病科在实际的护理工作中，应结合自身特点，总结适合自身的护理操作程序和方法。

（冯慧萍　郭伟玲　张灵风　王文静　王　菲）

参 考 文 献

1. 刘家琦. 实用眼科学. 北京：人民卫生出版社，1984：808-823.

2. 王瑛，邢晓娟，冯慧萍. 眼科护理细节管理. 科学出版社，2017：27-32.

3. 秦建丽，程争平. 改良泪囊挤压按摩法治疗先天性鼻泪管阻塞疗效分析. 慢性病学杂志，2010，12（9）：1011.

4. 黄景银. 睑板腺功能障碍患者行睑板腺按摩的操作、护理方法及效果观察. 中国继续医学教育，2015，7（19）：242-243.

5. 谭淑兰. 泪小管断裂吻合术的护理. 当代护士，2009，7（专科版）：37.

6. 丁路红. 鼻内窥镜下泪囊鼻腔造口术围手术期护理. 按摩与康复医学，2010.12（下）：125.